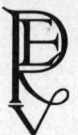

Zu diesem Buch

«Mir fehlt der Vergleich. Weil ich es noch nie geschafft habe, mit einem Mann so darüber zu reden, daß ich jetzt Schlüsse ziehen könnte, wie das bei anderen so ist, mit der Sexualität...», sagen viele Männer. Gibt es Probleme mit dem Sex, wendet man sich an die «Experten», konsultiert Ärzte, Therapeuten oder kauft sich eines jener zahlreichen Bücher, die eine erfüllte Sexualität versprechen.

Dieses Buch ist kein Ratgeber. Es soll vielmehr Anregung und Denkanstöße liefern für Männer, sich mit ihrer Sexualität zu beschäftigen und sich dabei auch mit anderen Männern auszutauschen.

Die einzelnen Artikel beleuchten unterschiedliche Aspekte männlicher Sexualität.

Keiner der Autoren beschäftigt sich im stillen Kämmerlein mit dem Thema, sondern alle haben ganz konkret mit Männern und deren Sexualität zu tun: als Berater, Ärzte, Therapeuten oder als Gesellschaftswissenschaftler.

Hinweise auf die Autoren finden sich auf Seite 251 f.

Haydar Karatepe,
Christian Stahl (Hg.)

MÄNNERSEXUALITÄT

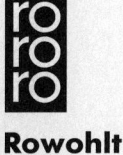

Rowohlt

Originalausgabe
Veröffentlicht im Rowohlt Taschenbuch Verlag GmbH,
Reinbek bei Hamburg, Mai 1993
Copyright © 1993 by Rowohlt Taschenbuch Verlag GmbH,
Reinbek bei Hamburg
Lektorat: Jürgen Volbeding
Umschlaggestaltung: Thomas Henning
Satz Sabon (Linotronic 500)
Gesamtherstellung Clausen & Bosse, Leck
Printed in Germany
1690-ISBN 3 499 18281 5

Inhalt

Einleitung

Das Buch handelt von zwei Dingen: Männern und Sex.

Sex ist von jeher ein Thema, und Männlichkeit – in der Krise oder im Umbruch – ist zumindest in den letzten Jahren immer stärker ins öffentliche Blickfeld gerückt.

Doch die Verbindung von beidem, die Sexualität *von* Männern, ist so etwas wie ein blinder oder zumindest dunkler Fleck geblieben. Lesenswerte Bücher darüber sind nach wie vor an einer Hand abzuzählen.

Ähnlich vernachlässigt sind offene Gespräche über Sexualität unter Männern. Sie reden zwar oft darüber, aber nur in Form von Zoten und Prahlereien.

«Mir fehlt der Vergleich. Weil ich es noch nie geschafft habe, mit einem Mann so darüber zu reden, daß ich jetzt Schlüsse ziehen könnte, wie das bei anderen so ist, mit der Sexualität.»

Keinen Vergleich zu haben, wie es dieser Mann in einem Interview beschrieben hat, verunsichert. Man kann das eigene Verhalten nicht einordnen, der Maßstab fehlt. Bin ich normal? Haben andere auch Probleme im Bett? Bin ich ein Versager? Oder ein Macho?

Vielleicht ist Sexualität (inzwischen) eine besonders empfindliche Stelle männlicher Identität, die mann nur sehr ungern zeigt und damit preisgibt. Nicht offen darüber zu reden, verfestigt aber den Status quo, verhindert eine Auseinandersetzung mit männlichen Mustern und Rollen.

Als Mann auf die Veränderung der sexuellen Rahmenbedingungen in den letzten Jahrzehnten zu reagieren – in welcher Weise auch immer – ist aber unvermeidlich.

Ausgelöst wurde der Wandel von zwei gesellschaftlichen Phänomenen: der sexuellen Revolution und der Frauenbewegung.

Mit etwas Naivität könnte man glauben, die sexuelle Revolution hätte uns von allen alten Ängsten, Zwängen und Gewissensbissen befreit und uns in ein erotisches Schlaraffenland entlassen. Endlich Genuß ohne Reue. Der Sexus ist erwachsen und unabhängig geworden. Weder Ehe noch Liebe sind Bedingung, um Sex zu erleben. Ungewollte Schwangerschaften lassen sich zuverlässig verhindern. Der Gedanke, daß Lust und Sex eine Sünde sein könnte, wie das Christentum jahrhundertelang vorgebetet und eingebleut hatte, erscheint endlich so absurd, wie es schon immer gewesen ist. Statt dessen lehrt uns die moderne Wissenschaft, daß für körperliche und geistige Gesundheit ein erfülltes Geschlechtsleben zuträglich, wenn nicht Voraussetzung ist. Manche Therapeuten schwören gar auf den «richtigen» Orgasmus als Weg zum Glück.

Das Nackte und Erotische muß sich jetzt auch nicht mehr verstekken. Offen ist alles zu sehen. Auf Titelblättern, Bildschirmen, Lein- und Plakatwänden, in der Sauna und am FKK-Strand. Über alles wird diskutiert, nichts bleibt ungesagt. Ganze Industriezweige zerbrechen sich die klugen Köpfe, wie sie uns die sexuellen Wünsche von den Augen ablesen und erfüllen können.

Dieses positive Bild hält allerdings nur einer oberflächlichen Betrachtung stand. Nicht nur, daß seit einigen Jahren die «Lustseuche» Aids ihren Schatten auf unser Liebesleben geworfen hat. Auch die negativen Begleiterscheinungen der sexuellen Liberalisierung sind nicht zu übersehen – ganz abgesehen von der Frage, ob das große Wort «Revolution» überhaupt angemessen war.

Gesellschaftlich wird Sexualität zwar nicht mehr oder zumindest in viel geringerem Maße tabuisiert. Heimlichkeit und Heuchelei haben abgenommen. Diese Entwicklung hat zu einem beträchtlichen Teil aber damit zu tun, daß man in der Sexualität ein noch brachliegendes Profitpotential entdeckt hat. Sex mußte sich den allseits herrschenden Gesetzen von Konsum und Warenproduktion unterwerfen und wurde marktwirtschaftlich nutzbar gemacht.

Sexuelle Reize sind zum einen ein sehr effektives Vehikel in der Werbung, um jeden produzierten Schwachsinn vom Schokoriegel bis zum Autoreifen an den Mann zu bringen. Sex ist aber auch selbst zu einer Ware geworden, mit der Milliarden umgesetzt werden. Die Konsumenten sind fast ausschließlich Männer. Pornovideos und Magazine, Peep-Shows, Telefonsex, Prostitution und Hilfsmittel aller Art, von nutzlosen Geilheitstropfen über sogenannte Potenzstärkungsmittel bis zu diversen Sexpuppen.

Eine Entmenschlichung ist dabei nicht zu übersehen. Sex findet entweder mit Pseudopersonen statt – Puppen, Filmfiguren, Nachbildungen, Maschinen –, oder das Gegenüber wird zumindest reduziert auf das Benutzbare, auf körperliche Maße und Attribute.

Eng damit im Zusammenhang steht auch der Glaube, Lust und Erotik seien machbar, jederzeit herstellbar und hingen nur ab von geilen Zutaten und technisch-sexuellem Können.

Die größten Anstöße und zugleich die größte Erschütterung hat die Diskussion um männliche Sexualität aber durch die Frauenbewegung erfahren. Man könnte sogar sagen, daß männliche Sexualität als öffentliches Thema überhaupt erst durch die Kritik der Feministinnen entstanden ist und somit von Anfang an ein «ungeliebtes Kind» war.

Benard und Schlaffer bringen das Bild des Mannes in der feministischen Literatur folgendermaßen auf den Punkt:

«Persönlichkeit: stumpf. Sexualverhalten: grob, einfallslos. Sensibilität: null. Änderungsaussichten: gering.»

Und auch dort, wo zumindest eingestanden wird, daß es gewisse Unterschiede im Sexualverhalten gibt, scheint es doch eine Wahl zwischen verschiedenen Übeln zu bleiben:

«Entweder hast du einen, der sich gedankenlos und rasch bedient und keine Sekunde darüber nachdenkt, ob das wohl auch für die Partnerin in Ordnung war. Oder du hast einen, der lieb und kuschelig ist, aber noch im prägenitalen Stadium sozusagen, einen, mit dem du schmusen kannst, aber sonst nichts, bei dem du dir irgendwann einmal vorkommst wie die treue Mutter. Oder aber die dritte Sorte: der, der sich private Inszenierungen aus ‹Geschichte der O.›, bloß weniger literarisch, nachstellt. Schließlich der vierte, der mit Wechselbädern aus Erotik und Kälte, Empfindsamkeit und Gemeinheit die Partnerin verwirrt und fertigmacht.» (Benard/Schlaffer: Viel erlebt und nichts begriffen)

Der Mann wurde in Bausch und Bogen in Frage gestellt. Die feministische Kritik ging – auch wegen ihrer polemischen und heftigen Form – im wahrsten Sinne des Wortes unter die Gürtellinie. Deshalb ist es auch nicht verwunderlich, daß mit der Entwicklung einer neuen und eigenen sexuellen Identität der Frauen – indem sie entdeckten, was sie im Bett wollen und vor allem, was sie nicht wollen – Unsicherheit und Verwirrung auf seiten der Männer entstanden ist. Das gewachsene weibliche Selbstbewußtsein forderte endlich Erfüllung der sexuellen Verheißungen und stieß nicht selten auf männliches Unvermögen oder Unverständnis. Erica Jong läßt ihre Heldin in «Angst vorm Fliegen» resümieren:

«Was konnte bitterer sein, als eine emanzipierte Frau Auge in Auge mit einem schlaffen Schwanz? Die schwerwiegendsten Probleme in der Geschichte der Menschheit verblaßten neben zwei Kernpunkten: die ewige Frau und der ewig schlaffe Schwanz.»

Eine denkbare männliche Reaktion ist die Flucht in die Traumwelt der Pornographie, wo Frauen so sind, wie Männer sie sich wünschen: immer bereit, gefügig und grenzenlos geil, ohne aber je fordernd-dominant und damit gefährlich zu werden.

Oder Männer entziehen sich dem verstärkten Druck durch die neuen Ansprüche ihrer Partnerinnen mittels einer unbewußten Verweigerung, indem sie einfach nicht mehr so funktionieren, wie sie sollten. Diese sogenannten sexuellen Funktionsstörungen – allen voran vorzeitiger Samenerguß und Erektionsprobleme – haben in den letzten Jahren deutlich zugenommen – zumindest was ihre offizielle Erfassung betrifft.

Ist sexuelle Erfüllung also unerreichbarer, sind die Probleme zahlreicher, ist das Verständnis zwischen Männern und Frauen geringer denn je? Auch wenn die Frage unbeantwortet bleiben muß, ob die Menschen früher nun glücklicher oder weniger glücklich mit ihrem Geschlechtsleben gewesen sind, ist doch offensichtlich, daß heutzutage zumindest die Glückserwartung und der Anspruch an die Sexualität viel höher sind. «Er» soll funktionieren, und der Sex muß phantasievoll, erotisch, abwechslungsreich, zärtlich, leidenschaftlich und zugleich spontan sein.

Die Idee für dieses Buch ist auf einem der jährlich stattfindenden bundesweiten Männertreffen entstanden. Die Autoren sind überwiegend Männer, die schon seit längerem in einem der Männerzentren und -beratungsstellen in den Großstädten der Bundesrepublik arbeiten. Jedenfalls keine Theoretiker, die sich im stillen Kämmerlein mit männlicher Sexualität befassen, sondern mit Männern und deren Sexualität konkret zu tun haben: als Berater, Therapeuten, Forscher. Deshalb sind in die Beiträge auch Probleme und Sichtweisen vieler Männer aus zahlreichen Gesprächen eingeflossen.

Die einzelnen Beiträge sind aufgrund der beruflichen Hintergründe,

Arbeitsfelder, persönlichen Erfahrungen und stilistischen Möglichkeiten der Autoren sehr unterschiedlich. Wir haben als Herausgeber auch bewußt keine Vorgaben über einen uns vorschwebenden Blickwinkel gemacht. Vielmehr hatten die Autoren die Freiheit, sich mit dem Thema auf ihre Art auseinanderzusetzen, Aspekte herauszugreifen, die sie interessieren und für die sie sich kompetent fühlen. Wir haben diese Meinungen zusammengetragen, einzelne Mosaiksteine, ohne daß dabei ein einheitliches Bild männlicher Sexualität entstanden wäre. Es ist auch nicht unsere Absicht, eine umfassende Darstellung zu geben, was bei der Vielfalt des Themas auch kaum zu verwirklichen gewesen wäre. Jedoch bietet das Buch mit seinen soziologischen, psychotherapeutischen, medizinischen und kulturanthropologischen Beiträgen dem Leser eine große Bandbreite an Sichtweisen, die die Möglichkeit bieten, das eigene Verhalten innerhalb dieses breiten Spektrums einzuordnen.

Dieses Buch ist bewußt kein Ratgeber und auch kein wissenschaftliches Lehrbuch. Es soll vielmehr Anregung und Denkanstöße für Männer liefern, die dazu bereit sind, sich mit ihrer Sexualität zu beschäftigen und sich dabei auch mit anderen Männern austauschen. Wir möchten durch die unterschiedlichen – zum Teil widersprüchlichen – Meinungen und Standpunkte die männliche Sexualität in Diskussion bringen und eine kontroverse, aber fruchtbare Auseinandersetzung anregen.

Haydar Karatepe
Christian Stahl

CHRISTIAN STAHL

Männliche Sexualität: Klischee oder Wirklichkeit?

Jede x-beliebige Frau kennt das sexuelle Verhalten von Männern viel besser als diese selbst. Weder hat der heterosexuelle Mann sexuellen Kontakt zu anderen Männern, noch führt er ehrliche und offene Gespräche mit seinen Geschlechtsgenossen.

Trotz fehlenden Wissens aus erster Hand tummeln sich aber zahlreiche Bilder, Klischees und naive Theorien über männliche Sexualität in unser aller Köpfen.

Von einem ähnlichen Zwiespalt ist auch die gesellschaftliche Situation geprägt. Zum einen wird Sexuelles immer allgegenwärtiger – vor allem in Werbung und Medien, wo bald alles und jedes mit Hilfe sexueller Reize verkauft werden soll. Andererseits findet eine ernsthafte Auseinandersetzung mit sexuellen Themen viel zu selten statt, weder privat noch öffentlich.

Alles bleibt oberflächlich, auch das Bild von der männlichen Sexualität, das meist nicht mehr ist als ein abgedroschenes Stereotyp.

Ein Teil dieses Stereotyps läßt sich gut an zwei sehr unterschiedlichen Quellen verdeutlichen: Freuds psychoanalytischer Theorie und feministischen Publikationen zur Sexualität.

1. Psychoanalyse

Betrachtet man Sigmund Freuds Auffassung von Sexualität genauer, gibt es zentrale Teile, die man als eine Beschreibung männlicher Sexualität lesen und interpretieren kann, auch wo er nicht ausdrücklich vom Mann, sondern vom Menschen spricht.

Freud hatte zwar den Anspruch, eine allgemeine Theorie zu verfassen, die für Männer und Frauen zutrifft, seine Aussagen zur weiblichen Sexualität sind jedoch aus heutiger Sicht völlig unhaltbar. Er spricht sogar selbst an mehreren Stellen seiner Schriften vom «Rätsel des Weibes» und vom dunklen Kontinent, den das Geschlechtsleben der Frauen für ihn darstellt. Daß er trotzdem so schwerwiegende Behauptungen über Frauen aufgestellt hat, offenbart die Überheblichkeit eines männlichen Forschers.

Es ist auch nicht schwer, viele Teile der Freudschen Theorie als alten Käse, als Gedankengut des vorigen Jahrhunderts abzutun. Doch ungeachtet inhaltlicher Schwächen hat die Psychoanalyse sehr großen Einfluß auf unser Alltagsverständnis von Sexualität gehabt und hat ihn nach wie vor. Das hängt damit zusammen, daß Freud der erste war, der dieses tabuisierte Thema als zentralen Aspekt des menschlichen Daseins aufgegriffen und in den Mittelpunkt einer umfassenden Theorie menschlichen Handelns gestellt hat. Zudem verstand er es – im Gegensatz zu den meisten Wissenschaftlern –, sich allgemeinverständlich auszudrücken, was die Verbreitung seiner Gedanken sehr gefördert hat.

Geprägt ist das psychoanalytische Sexualverständnis von der Vorstellung, daß ein starker Trieb uns dazu drängt. Die Triebe sind etwas so Mächtiges und Eigenständiges in uns, daß sie nicht als Teil der bewußten Persönlichkeit gesehen, sondern abgespalten davon im unbewußten «Es» angesiedelt werden.

Freud zieht Parallelen zwischen der Sexualität und anderen körperlichen Bedürfnissen wie Hunger oder Durst und nimmt an, daß eine «Anhäufung der Sexualstoffe», also des männlichen Samens, auch den Trieb beziehungsweise die Sexualspannung, die hinter dem Trieb steckt, immer weiter steigert. Sexualität also als eine Art Dampfkessel, der seinen Druck irgendwann einfach abgeben muß.

Der Sexualtrieb ist aus psychoanalytischer Sicht ein archaisches Überbleibsel aus der animalisch-unzivilisierten Vergangenheit des Menschen, aus den unheimlichen Tiefen des «dunklen Es», das aufgrund seiner Kraft und Impulsivität gebändigt und in Zaum gehalten werden muß. Der psychischen Gesundheit zuliebe darf man die sexuellen Impulse zwar nicht ganz unterdrücken, doch ein zügelloses Ausleben würde den Menschen wieder zum Barbaren machen. Freud sieht in seiner sehr zwiespältigen bis negativen Auffassung von Sexualität nur die Alternative einer teilweisen Triebunterdrückung oder Sublimierung oder einer Kulturlosigkeit des Menschen.

Ein weiteres auffälliges Charakteristikum von Freuds Sexualtheorie ist die Betonung des Koitus und der Genitalien.

Nur den Kindern (und dem «unkultivierten Durchschnittsweib») gesteht er zu, den ganzen Körper als erogene Zone – und somit uneingeschränkt als Quelle der Lust – zu genießen. Im Verlauf der Pubertät entwickelt sich nämlich ein «Primat der Genitalzone», dem sich die sonstigen erogenen Zonen unterzuordnen haben. Die sinnliche Lust des ganzen Körpers verliert ihren eigenständigen Wert. Küssen, Beschauen oder Betasten des Sexualpartners werden zu «Begleiterscheinungen und einleitenden Handlungen» degradiert, die zwar notwendig, aber nebensächlich sind.

Aber nicht nur das. Freud sieht «bereits am normalen Sexualvorgang jene Ansätze..., deren Ausbildung zu den Abirrungen führt, die man als *Perversionen* beschrieben hat». Einzig akzeptables und normales Ziel der Sexualität ist der Koitus von Mann und Frau. Schon das «Verweilen» bei der «Vorlust», beim Küssen und Streicheln – Phasen, die «normalerweise... rasch durchschritten werden sollen» –, ist demnach eine Pervertierung.

Freud verdanken wir also auch die Abgrenzung der «Vorlust» beziehungsweise des «Vorspiels» vom Eigentlichen und Wesentlichen, dem Akt des Koitus, einhergehend mit der starken Abwertung dieser «einleitenden Handlungen» als notwendiger, aber lästiger Station zum Ziel.

Sehr traditionell-männliche Züge zeigt Freuds Einstellung auch in der weitgehenden Ausblendung des zwischenmenschlichen Aspekts von Sexualität. Er sieht nur zwei Motive: Zum einen ein egoistisches, nämlich Lust zu erleben beziehungsweise die Unlust der Triebspannung zu beseitigen. Zum anderen ein altruistisches: durch Fortpflanzung die Art zu erhalten.

Menschliche Sexualität hat aber auch eine starke soziale Komponente: Durch gemeinsame Sexualität kann emotionale Nähe und Bindung entstehen, man kann dadurch einen anderen Menschen und seinen Körper entdecken und kennenlernen. Und die Lust besteht nicht nur darin, seinen eigenen «Trieb» zu befriedigen, sondern in beträchtlichem Maße auch darin, dem Sexualpartner Lust und ein beglückendes Erlebnis zu bereiten.

Sexualität ist viel mehr als in Wallung geratene Körpersäfte, das Aneinanderreiben von Schleimhäuten oder aufgestaute Triebenergien, die nach Entladung drängen. Für Freud ist Befriedigung durch Lösung der

Spannung das einzige «Sexualziel». Das «Sexualobjekt», das zur Erreichung dieses Zieles verhilft, ist dabei mehr oder weniger austauschbar. Kein Wunder auch, daß ein Wort wie Liebe in einer solchen Theorie kaum zu finden ist und Qualität und Art der Beziehung zwischen den sexuellen Akteuren wenig Beachtung finden.

Freud ist in diesem Punkt sehr stark in einer mechanistisch-physiologischen Sicht gefangen, die der Vielschichtigkeit menschlicher Sexualität in keiner Weise gerecht wird.

Ersetzen wir «Mensch» in der psychoanalytischen Theorie durch «Mann», finden wir also einige der Eigenschaften, die männlicher Sexualität oft zugeschrieben werden: Ein sehr starker Sexualtrieb bestimmt das männliche Handeln. Die Macht, mit der er auf seine Entladung drängt, ist so groß, daß bisweilen die Kontrolle darüber verlorengehen kann. Der Mann ist fixiert auf seinen Schwanz als einzig wichtige erogene Zone, ebenso auf den Koitus als einzig wichtige Sexualpraxis. Entscheidendes Ziel der Sexualität ist die schnelle Spannungslösung im Höhepunkt, die Beziehung zum Sexualpartner ist zweitrangig.

2. Feminismus

Der Zusammenhang von Geschlechtsrolle und Sexualität wurde besonders und in sehr kritischer Weise vom Feminismus zu einem Thema gemacht. Die Debatte geprägt hat vor allem Alice Schwarzer mit ihrer Streitschrift vom «kleinen Unterschied» und seinen großen Folgen, durch die sie Mitte der 70er Jahre zur gehaßten und bewunderten Galionsfigur der deutschen Frauenbewegung wurde.

Sexualität ist für sie der «Angelpunkt der Frauenfrage», «Spiegel und Instrument der Unterdrückung», das «Fundament der männlichen Macht und der weiblichen Ohnmacht».

Zielscheibe der feministischen Kritik an der herrschenden männlichen Sexualpraxis sind Aspekte, die wir oben als Freudsche Postulate einer «normalen» Sexualität erkannt haben: Zum einen und in besonderem Maße der Koitus, «als unentbehrliche und zentrale Praxis in der Heterosexualität» (Schwarzer) und damit verbunden die Penetration (ein Wort, das schon alles andere als angenehm klingt).

«Was spricht für die Penetration? Nichts bei den Frauen, viel bei den Männern! Der die Frau zur Passivität verdammende Koitus ist für die Männer die unkomplizierteste und bequemste Sexualpraktik: Sie müssen sich nicht mit der Frau auseinandersetzen, müssen sie weder seelisch noch körperlich stimulieren – passives Hingeben genügt. Auch ist die psychologische Bedeutung dieses in sich gewaltsamen Aktes des Erniedrigens für Männer sicherlich nicht zu unterschätzen: Bumsen, wie es im Volksmund so treffend heißt, als höchste Demonstration männlicher Potenz! Außerdem wird für viele Männer Gewalt gleich Lust sein und darum die Penetration vielleicht heute doch auch das Lustvollste.» (Schwarzer)

In unserer Gesellschaft wird also den Frauen eine Sexualität aufgezwungen, die sie nicht lustvoll finden und die darüber hinaus Männerdominanz und -herrschaft aufrechterhält. Für Schwarzer sind Koitus und die damit verbundene Penetration für Männer vor allem deshalb lustvoll, weil ihr Charakter von Haus aus ein gewalttätiger und unterdrückerischer ist. Die sexuellen Bedürfnisse der anderen «Hälfte der Menschheit» sind dazu konträr, auch wenn nie so recht deutlich wird, wie Alternativen zu den herrschenden sexuellen Normen aussehen könnten.

Schwarzer ist mit ihren Thesen nicht alleine geblieben. Ähnliches findet sich in zahlreichen feministischen Publikationen. In einer wissenschaftlichen Arbeit über «Liebe und Männergewalt» schreibt beispielsweise Goletzka, daß das Sexualverhalten der Männer nach wie vor vom – wie sie es prägnant bezeichnet – «Coitus simplex» geprägt ist.

«Der Coitus simplex entbehrt aller erotischen und anderen Formen der Sexualität außer dem ‹Ficken› als mechanischem Akt des Geschlechtsteil des Mannes.»

Der Mann als «schneller Spritzer», unerotisch und unsensibel wie eine Dampfwalze, fixiert darauf, durch mechanisches Bewegen seines Schwanzes in einer Frauenscheide möglichst schnell zum Höhepunkt zu kommen. Zärtlichkeit, Nähe oder Hingabe sind für solche sexuellen Monster natürlich böhmische Dörfer.

Dieses düstere und eindimensionale Bild männlicher Sexualität scheint in Shere Hites Befragung amerikanischer Frauen in den siebziger Jahren bestätigt worden zu sein. Auf die Frage «Wie haben die meisten Männer Sex mit Ihnen gehabt?» schildern 95 % der befragten

Frauen einen 08/15-Ablauf, bestehend aus «Vorspiel, Penetration, Geschlechtsverkehr (Stoßen), danach Orgasmus (meist nur des Mannes), Ende des Sex».

In sehr vielen Zitaten wird die Unzufriedenheit von Frauen mit dieser Praxis deutlich. Hier einige Beispiele:

«Die meisten Männer haben mich mit einem Minimum an Vorspiel gevögelt, haben mich nur zögernd liebkost (nicht weil ich sie abgestoßen habe, sondern aus Mangel an Interesse) und waren viel mehr darauf bedacht, ihr Stehvermögen und ihre Tüchtigkeit auf gymnastischem Gebiet vorzuführen usw., als echtes, gemeinsames Vergnügen zu erleben.»

«Rein mechanisch und ohne großes Interesse: Ein kleiner Kuß, ein kleiner Griff, ein Finger zum Aufgeilen, eine Berührung an der Brust und er ist obenauf – wums, schon ist's vorbei.»

«Meistens besteht es doch nur daraus: rauf, rein, raus.»

«Die meisten Männer – wenn man sie sich selbst überläßt – machen ein kurzes Vorspiel mit wenig Phantasieaufwand und schenken meiner Klitoris nur wenig Aufmerksamkeit. Dann gehen sie sofort zum Sturmangriff über, zur Penetration (in der ‹Missionars-Stellung›), haben ihren Spaß und schlafen dann sofort ein. Dieses Bild ist vielleicht etwas extrem, aber im Prinzip ist es so.»

Fürwahr ist das Bild der männlichen Sexualität, das hier entsteht, extrem, ein einziges Armutszeugnis und Jammertal.

Männliche Sexualität ist heute in der Regel so vollständig negativ besetzt, daß sich seitenlange Listen aufstellen ließen:

Männer sind auf ihren Schwanz, auf Ejakulation und Höhepunkt beim Koitus fixiert, sind nicht interessiert an Zärtlichkeiten und allem, was unter die Rubrik «Vorspiel» fällt, kümmern sich wenig bis gar nicht um die Bedürfnisse und Empfindungen der Partnerin, sondern unterdrücken sie durch ihre sexuelle Dominanz und Aktivität. Männer spalten den sozialen Aspekt der Sexualität ab, was in der Prostitution seinen Höhepunkt findet; die Beziehung zwischen den Sexualpartnern ist zweitrangig bis unbedeutend. Sexualität wird außerdem instrumentalisiert für nicht-sexuelle Bedürfnisse wie Macht, Erfolg, Anerkennung. Sexualität ist für Männer ein zentraler und allgegenwärtiger Aspekt in allen Beziehungen zu Frauen; Frauen werden v. a. danach beurteilt, ob sie ein lohnendes und attraktives Sexualobjekt darstellen.

Höhepunkt dieser Negativhitparade sind die verschiedenen Formen sexueller Belästigung und Gewalt, vom Nachpfeifen über Busengrapschen und sexistische Anmache bis zu Mißbrauch und Vergewaltigung.

Auch in diesem Buch kommen die Männer nicht gut weg. Es gibt anscheinend wenig Positives zu sagen über männliche Sexualität, es geht fast ausschließlich um ihre negativen Seiten, Funktionsstörungen, Defizite, die Verquickung mit Gewalt und Macht etcetera.

3. Wissenschaft

Um zu erfahren, inwieweit die bisher genannten Behauptungen und Klischees wirklich die Sexualität aller Männer widerspiegeln, wendet man sich hilfesuchend an die Wissenschaft, z. B. an die Psychologie oder Soziologie, die vorgeben, das soziale Verhalten des einzelnen oder von Gruppen zu erforschen.

Doch von dieser Seite ist wenig Klärung zu erwarten. Aus verschiedenen Gründen:

Bei der Erforschung von Sexualität herrschen immer noch die Grundprinzipien eines traditionellen Wissenschaftsverständnisses vor. Aber der Versuch, einen Gegenstand wie Sexualität mit exakten und statistisch-mathematischen Methoden zu erfassen, kann nur scheitern oder zumindest nur eine sehr beschränkte Sicht vermitteln. Da kann man noch so akribisch Höhepunkte und Stellungen zählen, Tabellen erstellen und körperliche Reaktionen beim Geschlechtsverkehr messen, das tiefere Wesen des Sexuellen offenbart sich so nicht. Die Wissenschaft tut sich schon arg schwer, eine allgemein anerkannte Definition zu finden, was Sexualität überhaupt ist. Und einem so geheimnisvollen und flüchtigen Phänomen wie Erotik scheint mit wissenschaftlichem Denken schon gar nicht beizukommen zu sein. Davon ist auch in der einschlägigen Literatur nichts zu lesen.

Sexuelles Verhalten läßt sich in der Regel ja nicht direkt beobachten. Als Forscher bin ich deshalb auf die Berichte der Menschen angewiesen. Es ist aber nicht jeder bereit, einem Fremden über diesen Bereich seines Lebens Auskunft zu geben. Das hat zu tun mit der immer noch existierenden Tabuisierung alles Sexuellen – eine Hypothek unserer christlich-sexualfeindlichen Geschichte, die Sexuelles mit Sünde und

Schmutz assoziierte. In dieser Tradition wurde Sexualität auch in eine Sphäre abgeschlossener Privatheit verbannt; etwas höchst Intimes, das man eher vor anderen abschirmt als preisgibt.

Bei den Menschen, die sich befragen lassen, kann man auch nicht einfach davon ausgehen, daß das, was sie sagen, mit dem übereinstimmt, was sie denken oder tun. Sozialforscher haben hier unter anderem mit einem Phänomen zu kämpfen, das sie «soziale Erwünschtheit» nennen. Man neigt dazu, Meinungen, die einem als unakzeptabel oder abweichend erscheinen, zu verschweigen und eher ein positives Bild von sich zu zeigen.

Auch der herrschende Zeitgeist spielt hier eine Rolle. So würde zum Beispiel kein junger Mann – zumal aus der Mittelschicht – sich noch zu behaupten trauen, Verhütung wäre Frauensache oder daß die sexuellen Bedürfnisse seiner Partnerin ihm egal seien. Das tatsächliche Verhalten kann aber ganz anders ausschauen.

Das größte Problem der Sozialforschung – und somit auch der Sexualforschung – ist aber die Frage nach der Repräsentativheit der untersuchten Stichprobe.

Wenn ich, angenommen, ein paar hundert Leute zu ihren sexuellen Einstellungen befrage, dann möchte ich nicht nur etwas über die Befragten erfahren, sondern auch Schlüsse ziehen können auf die gesamte Population, also zum Beispiel alle Deutschen oder alle Studenten.

Wann aber ist es möglich und legitim, die Ergebnisse einer Untersuchung zu verallgemeinern? Sicher nicht, wenn ich, wie Alice Schwarzer, 15 Frauen interviewe und dann naßforsch behaupte, die Antworten seien repräsentativ für alle Frauen.

Repräsentativ ist eine Untersuchung nur dann, wenn untersuchte Gruppe und Gesamtbevölkerung hinsichtlich wichtiger Merkmale wie Alter, Schicht, Bildung, Rasse, Religion usw. übereinstimmen. Bei den meisten Untersuchungen hapert es aber in diesem Punkt.

Erschwerend kommt hinzu, daß – wie gesagt – nicht jeder Angesprochene bei einer Befragung zu diesem heiklen Thema mitmacht. Genaugenommen kann also die Sexualforschung gar keine repräsentativen Ergebnisse liefern, weil ich immer nur die Meinungen und das Verhalten der Mitmachenden erfahre, aber nie die der Unwilligen. Daß beide Gruppen sich stark unterscheiden können, liegt auf der Hand.

Daß der wissenschaftliche Erkenntnisstand in der Sexualforschung immer noch relativ spärlich ist, sieht man zum Beispiel daran, daß die

Untersuchungen von Kinsey, die Ende der 30er Jahre (!) in den USA begonnen wurden, immer noch als wegweisend gelten und häufig zitiert werden. Man muß aber kein Fachmann sein, um zu wissen, daß sich das sexuelle Verhalten in den letzten 50 Jahren gewaltig geändert hat. Zudem sind die amerikanischen Ergebnisse auch nicht einfach auf die Bundesrepublik übertragbar. In der amerikanischen Kultur gibt es zum Beispiel eine deutlich stärkere öffentliche Prüderie und Doppelmoral, wie in jüngster Zeit Hetzkampagnen gegen angeblich pornographische Literatur oder Bestrebungen, das Oben-ohne-Baden gesetzlich zu verbieten, deutlich machten.

Für die (alte) Bundesrepublik gibt es eigentlich nur eine Studie, die sich nicht nur auf bestimmte Gruppen wie Jugendliche oder Studenten beschränkt, sondern das Sexualverhalten aller Deutschen untersucht hat, den Ralf-Report – und auch der ist schon wieder 15 Jahre alt.

Vieles von dem Gesagten mag nach abgehobener methodischer Haarspalterei klingen. Wir werden aber ständig mit irgendwelchen wissenschaftlichen Ergebnissen konfrontiert. Hier spielen vor allem die Medien eine entscheidende Rolle. Sind Wissenschaftler meist noch relativ vorsichtig bei der Interpretation und Verallgemeinerung ihrer Daten, fehlt Journalisten oft diese nötige Zurückhaltung. Und auch die fachliche Kompetenz, um die Zuverlässigkeit einer Untersuchung beurteilen zu können. Wo es um Auflagen und griffige Schlagzeilen geht, ist Abwägen von Standpunkten und differenzierte Darstellung nicht gefragt. Diese gilt besonders beim verkaufsfördernden Thema «Sex».

Gerade die Zahlen, mit denen hier oft jongliert wird, verleihen den Berichten etwas Wahres und Wirkliches. Zahlen sind eindeutig, was dahintersteht, oft nicht. Jemand hält uns eine Statistik unter die Nase, wie oft es *der* Deutsche pro Woche treibt, die wir flugs für bare Münze nehmen und die uns an der eigenen Frequenz zweifeln läßt. Die Gefahr ist nicht zu unterschätzen, daß in dieser Weise auch neue Normen und sexueller Leistungsdruck entstehen.

Ich möchte dagegen – angesichts des eingeschränkten tatsächlichen Wissens – für mehr Skepsis und Vorsicht gegenüber Behauptungen plädieren, die Allgemeingültigkeit beanspruchen. Und wenn jemand – auch in noch so gescheiten Worten – behauptet, männliche Sexualität sei so und so beschaffen, dann muß man das nicht sofort glauben, sondern darf sich anmaßen, zu fragen, woher er denn das weiß und ob es nicht anders sein könnte.

Diese Skepsis ist auch gegenüber den vorgestellten Behauptungen von Feminismus und Psychoanalyse angebracht.

Bei der Freudschen Sexualtheorie stößt vor allem der normative Anspruch unangenehm auf. Es gibt demnach *eine* Form normaler, reifer und gesunder Sexualität, alles davon Abweichende wird als pervers und krank abgestempelt.

Die hier zitierten Feministinnen glauben auch, sie wüßten, wie die Normalität männlicher Sexualität aussieht. Nur ihre Bewertung ist eine völlig andere.

Einiges davon erscheint schlicht blödsinnig. Wenn Alice Schwarzer zum Beispiel behauptet, der Koitus verdamme die Frau grundsätzlich zur Passivität. Auch macht es die sehr rigorose und pauschalisierende Setzung der Argumente nicht gerade einfacher, diese Meinung ernst zu nehmen.

Dabei geht es nicht darum, in Frage zu stellen, daß die genannten negativen Aspekte existieren. Sexuelle Gewalt von Männern ist leider eine allzu reale Tatsache, mit der wir uns auch alle selbstkritisch auseinandersetzen müssen. Aber das ist noch kein Grund, alle Männer und deren Sexualität in einen Topf zu werfen und sich nicht die Mühe zu machen, auch nur etwas zu differenzieren.

Vergleicht man die Behauptungen der Feministinnen mit Aussagen von Männern, die über ihre Sexualität befragt wurden, zeigt sich auch ein ziemlich anderes Bild.

Es erscheint natürlich inkonsequent, zuerst die Güte wissenschaftlicher Untersuchungen in Zweifel zu ziehen und jetzt selbst welche zu zitieren. Aber auch wenn die Verallgemeinbarkeit fraglich ist und die Prozentzahlen nicht sehr ernst zu nehmen sind, kann man damit doch bestimmte Pauschalbehauptungen relativieren. Es wird immerhin offensichtlich, daß es unter mehreren tausend Befragten zahlreiche gibt, die nicht in die Klischees der Feministinnen passen.

Ich zitiere im Folgenden aus dem Hite-Report und aus der Studie von Pietropinto und Simenauer.

«Männer sind auf den Koitus fixiert»

- 60 % genießen auch Zärtlichkeiten und Küsse, die nicht zum Beischlaf führen; für 12 % sind sie ein echtes Bedürfnis.
- Über die Hälfte der Befragten mag, was man «Vorspiel» nennt, genauso gern wie den Koitus, und 60 % sagen sogar, sie bekämen nicht soviel «Vorspiel», wie sie möchten.
- 10 % bevorzugen ein kurzes «Vorspiel» – weniger als 15 Minuten. Jeder Dritte dagegen eine Dauer von 15 Minuten bis zu zwei Stunden.
- Mehr als jeder zweite der befragten Männer gibt an, Cunnilingus zu genießen.

«Wums, schon ist's vorbei»

85 % sind lieber eine längere Zeit erregt und zögern den Höhepunkt hinaus, anstatt so schnell wie möglich einen Orgasmus zu haben; für 65 % der Interviewten ist der Orgasmus lustvoller, wenn er eine Zeitlang zurückgehalten wurde.

«Passives Hingeben (der Frau) genügt (dem Mann)»

- Jeder vierte bevorzugt eine Frau-oben-Stellung.
- 45 % wünschen sich, daß die Aktivität während des Sex ausgeglichen ist; ein Viertel überläßt die «Führung» lieber der Partnerin.
- Jeder zweite Befragte findet sexuell am störendsten, wenn die Partnerin desinteressiert wirkt und nicht reagiert.
- Zwei Drittel genießen es, wenn die sexuelle Initiative von der Frau ausgeht.
- Ein Drittel wünscht sich konkret mehr Aktivität von seiten der Partnerin.

Einer der interessantesten Theoretiker im Bereich kritischer Männerforschung, der australische Soziologe Robert Connell, hat sich eingehend mit verschiedenen Standpunkten zum Geschlechterverhältnis befaßt. Dem Feminismus (bzw. bestimmten feministischen Strömungen) wirft er dabei vor, Männer und Frauen aufgrund des biologischen

Geschlechts in völlig getrennte und in sich gleichförmige Gruppen einzuteilen, was die unerträglichen Behauptungen des Schemas «alle Frauen/Männer sind so und so» zur Folge hat.

Es gibt aber kein soziales Merkmal oder Verhalten, das nur bei Männern oder nur bei Frauen zu finden wäre. Aufgrund der Variationsbreite und der großen individuellen Unterschiede gibt es überall einen Überlappungsbereich.

Deshalb muß man Pauschalaussagen wie «Männer haben einen stärkeren Sexualtrieb als Frauen» oder Schwarzers Behauptung, Frauen gefalle grundsätzlich das Koitieren nicht, einfach als falsch bezeichnen, da sie sich mühelos widerlegen lassen. Es finden sich leicht Fälle, wo es eben nicht so ist. Wenn überhaupt, kann man also nur von Tendenzen sprechen.

Connell fordert, Männlichkeit (und ebenso Weiblichkeit) nicht als allgemeines und homogenes Konzept aufzufassen, sondern davon auszugehen, daß es verschiedene Arten von Männlichkeit gibt und immer gegeben hat, die sich sehr stark unterscheiden können.

Und genauso gibt es nicht nur eine Form männlicher Sexualität, sondern große Differenzen von Mann zu Mann, und es sind sehr unterschiedliche Typen vorstellbar.

4. Verschiedene Typen männlicher Sexualität

Wie auch Frank Früchtel an anderer Stelle in diesem Buch zu zeigen versucht, kann man sich mit etwas Phantasie mehrere Extremtypen männlicher Sexualität vorstellen. Diese sind zwar in der Realität kaum in Reinform anzutreffen, doch werden die deutlichen Unterschiede, die bei der empirischen Beschäftigung mit der Sexualität von Männern auftauchen, dadurch verständlicher.

Der 08/15-Mann
Kommt dem Klischee, das von Feministinnen gezeichnet wird, am nächsten. Besitzt nur ein eingeschränktes Verhaltensrepertoire im Bett. Ist auf unkomplizierte und prompte Befriedigung seines Triebes aus. Benutzt die Frau als jederzeit verfügbares Sexualobjekt und interessiert sich nicht für ihre Bedürfnisse. Seine Verachtung gegenüber Frauen

kann sich ins einem Verhalten in Form von sexueller Belästigung bis hin zur Vergewaltigung äußern.

Der Jäger und Sammler

Sammelt Frauen und benötigt diese Eroberungserlebnisse, um seine männliche Identität und sein Ego zu pflegen. Wichtiger als das sexuelle Erlebnis an sich ist der «thrill» des Aufreißens und Rumkriegens. Ist die Beute erst erlegt, sinkt das Interesse an der Frau rapide, da schon das nächste lohnende Ziel im Visier erscheint.

Der gute Liebhaber

Stellt das andere Extrem zum egozentrischen 08/15-Mann dar. Im Mittelpunkt stehen die Frau und ihre Bedürfnisse. Ihre Lust ist wichtiger als die eigene. Hat den Ehrgeiz, ihr alle Wünsche von den Augen abzulesen und ihr ekstatische Lust zu schenken. Auch der «gute Liebhaber» gebraucht seine sexuelle Leistung, um sein männliches Selbstwertgefühl hochzuhalten, doch im Gegensatz zum «Sammler und Jäger» sammelt er nicht Aufrisse, sondern eher Orgasmen und Lustschreie seiner Partnerin.

Der Softie

Bei ihm haben die feministischen Rundumschläge gegen Männer und deren Sexualität den deutlichsten Niederschlag gefunden. Steht dem genitalen Aspekt seiner Sexualität und deren aggressiver Komponente skeptisch bis schuldbewußt gegenüber. Träumt von der romantischen Liebe und genießt Schmuse- und Streichelorgien.

Der Gläubige

Noch keineswegs ausgestorben, wie man meinen möchte. Seine Sexualität ist stark getränkt von einem christlich-konservativen Fluidum. Deshalb ist ihm Sex pur zuwider und unheimlich. Erst geadelt durch Liebe und Ehe wird die eigene Sexualität lebhafter und akzeptabel. Sein Frauenbild neigt zur Aufspaltung in Heilige und Hure.

Der Asexuelle

Auch wenn es dem Bild vom triebhaften Manne sehr zuwiderläuft, spielt in seinem Leben Sexualität nur eine sehr untergeordnete Rolle. Er lebt zwar nicht enthaltsam, doch ist es ihm einfach nicht wichtig.

Der Genießer
In seiner liebestechnischen Kompetenz erinnert er zwar an den «guten Liebhaber», doch will er sich und seiner Partnerin nichts beweisen, sondern die Vielfalt sexueller Erfahrungen erkunden. Sieht Sex als transzendenten Weg der Selbsterfahrung (Der Weg ist das Ziel) und orientiert sich dabei zum Beispiel an fernöstlichen Sexuallehren wie dem Taoismus oder dem Tantra.

5. Schlußbemerkung

Dieses Gedankenspiel, sich verschiedene Arten zu überlegen, wie Männer mit Sexualität umgehen können, ließe sich noch fortsetzen. Auch sind alle möglichen Zwischenformen, Variationen und Entwicklungen vorstellbar.

In Schubladen zu denken ist zwar verlockend und macht unsere komplizierte Welt überschaubarer, reduziert das Chaos um uns und in unseren Köpfen. Doch der sozialen Realität wird es selten gerecht. Wir sollten deshalb auch aufhören, von *dem* Mann an und für sich zu sprechen, als gäbe es nur eine uniforme Ausgabe. Das heißt ja noch nicht, daß ich nicht mehr kritisch nach möglichen typischen Mustern und Tendenzen suche, die männliches Handeln erklärbar machen.

In einer eigenen Untersuchung habe ich lange Gespräche mit zwanzig jungen Männern über deren Sexualität geführt. Obwohl sie sich hinsichtlich vieler Merkmale, wie Alter, Schichtzugehörigkeit, Beruf, Bildung oder geographischer Herkunft sehr ähnlich waren, unterschieden sich ihre sexuellen Einstellungen und Verhaltensweisen erstaunlich stark. Und auch wenn man die Ergebnisse mit den Aussagen der parallel befragten Gruppe von Frauen vergleicht, sind die Unterschiede von Mann zu Mann immer noch deutlicher als zwischen Männern und Frauen insgesamt.

Die Interviews mit diesen jungen Männern haben mich aber auch darin bestärkt, daß es nicht berechtigt ist, die Situation männlicher Sexualität in so schwarzen Farben zu malen.

Sehr aussagekräftig waren zum Beispiel die Antworten auf die Frage, wie in ihren Augen ein guter Liebhaber sein müßte, welche Eigenschaften er haben sollte. Das meint auch, an welchem Ideal sie sich selbst orientieren. Hier stehen Attribute im Vordergrund, die man gemeinhin nicht mit traditioneller Männlichkeit in Verbindung bringen würde: einfühlsam, sensibel, verständnisvoll, zärtlich, fürsorglich, verwöhnend.

Neben traditionell-männlichen wie Erfahrenheit, Aktivität, sexuellem Wissen und Kompetenz, die teilweise genannt werden, überwiegen hier also Eigenschaften, die eher an Mütterlichkeit als an harte Männlichkeit denken lassen.

Diese androgyne Tendenz – sowohl männliche als auch weibliche Anteile zu verbinden – gilt nicht nur für das Selbstbild, sondern auch für das Frauenbild. Bei den Vorstellungen von einer «guten Liebhaberin» wird entweder gar kein Unterschied gemacht, oder es wird auch eher Atypisches zum herkömmlichen Frauenbild gewünscht, wie initiativ, aktiv, erfahren, lustbetont.

Hier zeichnet sich für mich eine Annäherung ab, wie Männer sich selbst und wie sie die Frauen in der Sexualität sehen oder sich wünschen. Daß das reale Handeln sich nicht ebenso schnell ändert wie die Vorstellungen, ist klar. Aber es gibt zur Hoffnung Anlaß, daß auch oder gerade in der Sexualität die Chance besteht, daß sich herkömmliche Rollenmuster aufweichen und Männer «weibliche» Eigenschaften in ihr Verhaltensrepertoire integrieren.

Literatur

Connell, R. W.: Gender and Power. Cambridge 1987.
Eichner, K. und Habermehl, W.: Der RALF-Report. Hamburg 1978.
Freud, S.: Drei Abhandlungen zur Sexualtheorie. Frankfurt/M. 1961.
Freud, S.: Abriß der Psychoanalyse / Das Unbehagen in der Kultur. Frankfurt/M. 1972.
Goletzka, M.: Liebe und Männergewalt. Mücke 1985.
Hite, S.: Hite Report: Das sexuelle Erleben der Frau. München 1977.
Hite, S.: Hite Report II: Das sexuelle Erleben des Mannes. München 1982.
Kinsey, A. C., Pomeroy, W. B., Martin, C. E. und Gebhard, P. H.: Das sexuelle Verhalten des Mannes. Berlin 1965.
Pietropinto, A. und Simenauer, J.: Abschied vom Mythos Mann. Frankfurt/M. 1978.
Schwarzer, A.: Der «kleine Unterschied» und seine großen Folgen. Frankfurt/M. 1977.

TIM ROHRMANN

Zur Entwicklung männlicher Sexualität: Von der Geburt bis zum «ersten Mal»

> Wenn die Hände des Kindes... den Körper entdecken, lernen sie, auf ihm wie auf einem Instrument zu spielen. Und erst, wenn der eigene Klangkörper, die eigene «Sprachfärbung» erkundet ist, können ein fremder Klangkörper, eine fremde Sprache «gehört» werden. Siegfried Rolf Dunde [1]

Kindheit

Wie beginnt männliche Sexualität?

Beim lustvollen Nuckeln an Mutters Brust? – Jedenfalls beginnt sie sicher nicht beim «ersten Mal». Wie ein Mann sein «erstes Mal» erlebt, hängt davon ab, auf welchen Wegen und Umwegen er dorthin gelangt ist. Genauer: was für Erfahrungen er mit sich und seinem Körper, aber auch mit Mutter, Vater und anderen Kindern hat machen können. Darüber ließe sich ein eigenes Buch schreiben, darum sollen hier nur ein paar Themen herausgegriffen werden: wie ein kleiner Junge seinen Körper entdeckt, sich in der Pubertät verändert, die Lust kennenlernt, sich selbst zu befriedigen, und als junger Mann schließlich sein «erstes Mal» erlebt. Allgemeine Aussagen darüber zu machen, ist oft schwierig, da es meist nur einzelne Beobachtungen von Kindern gibt und kaum einmal umfassende Untersuchungen. Zudem bin ich beim Schreiben oft über Widersprüche gestolpert – aber die Wirklichkeit ist wohl so widersprüchlich. Sexuelle «Revolution» und Veränderung der Geschlechtsrollen haben manches nicht einfacher gemacht. Vielleicht kann dieser Text aber eine Anregung sein, sich an seine eigene Geschichte zurückzuerinnern und nach neuen Wegen zu suchen.

In den ersten Lebensjahren wird die Grundlage dafür geschaffen, wie wir uns selbst und die Welt erleben. Die Sexualität von Kindern ist nicht so grundsätzlich anders als die von Erwachsenen. Das bedeutet nicht, daß alle Kinder mit ihren Eltern schlafen wollen. Kinder haben ihre eigenen Wege, Lust zu entdecken! Zu verwirrenden Beziehungen zu den Eltern wird das nur führen, wenn die Eltern Wünsche an das Kind richten, mit denen es nicht umgehen kann.

Kleine Kinder erleben Lust am ganzen Körper, eine Fähigkeit, die vielen Männern im Laufe des Lebens verlorengeht – warum? Vielleicht, weil diese Fähigkeit bei Jungen im Laufe der Entwicklung systematisch eingeschränkt wird. Dies hängt zusammen mit der Entwicklung der Geschlechtsidentität und den Versuchen und Schwierigkeiten der Jungen, zu «Männern» zu werden.

Der Anfang: Mutter und Sohn

Nach der Geburt gibt es noch keine großen Unterschiede zwischen Jungen und Mädchen. Mutter und Kind bilden auch nach der Geburt noch eine Einheit, was sich nur allmählich ändert. Das Nuckeln an der Brust ist das, was am meisten Lust verschafft – daher sprach Freud von der «oralen Phase». Vom Geschlechtsunterschied weiß das Baby noch nichts. Anders die Eltern! Schon vor der Geburt haben sie unterschiedliche Erwartungen an einen Jungen oder ein Mädchen, und sie werden vermutlich von Anfang an auf eine Tochter mit anderem Blick schauen als auf einen Sohn, selbst wenn sie ganz «fortschrittlich» und «gleichberechtigt» sein wollen.

Im ersten Lebensjahr werden Jungen noch genau wie Mädchen gehalten, gestreichelt und geküßt. Untersuchungen haben sogar gezeigt, daß Jungen von ihren Müttern in den ersten beiden Lebensjahren öfter hochgenommen werden als ihre Schwestern. Mutter und Sohn sind also zu Beginn des Lebens sehr eng zusammen. Mit ihr hat der Junge den ersten körperlichen Kontakt, durch ihre Berührung lernt er seinen eigenen Körper kennen. An ihr entdeckt er seine Gefühle, findet heraus, welche er ausdrücken darf und welche nicht. Mit einem Wort: er wird ihr ähnlich. So wie Kinder, wenn sie sprechen lernen, automatisch auch die Stimmfärbung ihrer Eltern übernehmen, so übernehmen die Kinder auch die «Färbungen» der Gefühle ihrer Eltern. Ein Negativbeispiel: Wie wird es einem Jungen gehen, der seine Mutter anschaut, während

er lustvoll an seinem Penis spielt, wenn sie da peinlich berührt weg-
schaut oder ihm die Hand wegreißt? Ihren Penis entdecken viele Jungen nämlich sehr früh. René Spitz hat beobachtet, daß alle gesunden
Kinder mit ihrem Genital spielen. Er meinte daher sogar, daß es ein
Zeichen für eine gestörte Mutter-Kind-Beziehung ist, wenn Kinder das
nie tun.

Bis hierhin hört es sich ganz gut an. Wenn eine Mutter mit ihrem
Jungen schmust; wenn sie seine sexuellen Regungen akzeptieren kann,
ohne allzusehr erschreckt zu sein oder aber selbst mitspielen zu wollen
– dann kann er diese Gefühle als etwas Schönes erfahren. Es kommt
aber etwas dazu: Im Laufe seiner Entwicklung fängt er an, zwischen
sich und der Mutter zu unterscheiden... und entdeckt so im Laufe des
zweiten Lebensjahres, daß er ein Junge ist, «männlich», und seine Mutter – eine Frau. Und nun?

Wie wir heute wissen, können Kinder diese Unterscheidung sehr früh
treffen, auch wenn sie dann noch ein paar Jahre brauchen, bis sie das
auch immer eindeutig mit Worten ausdrücken können und sich nicht
mehr durch äußere Anzeichen, wie Kleidung, verwirren lassen. Die
«Geschlechtsidentität», also ob sich ein Kind als «männlich» sieht und
fühlt, liegt schon fest, wenn ein Kind danach gefragt werden kann. Und
damit geht – allmählich – die Erkenntnis einher, anders zu sein als die
Mutter. Wie die Mutter zu werden, ist nun keine Perspektive mehr, wie
ein Beispiel zeigt:

«Folgende Unterhaltung fand zwischen Jimmy, soeben vier geworden, und seinem viereinhalbjährigen Freund Johnny statt:

Johnny: Wenn ich erwachsen bin, werde ich Flugzeugbauer.
Jimmy: Wenn ich erwachsen bin, werde ich eine Mutti.
Johnny: Du kannst nicht eine Mutti sein. Du mußt ein Papi sein.
Jimmy: Nein, ich werde eine Mutti sein.
Johnny: Nein, du bist kein Mädchen, du kannst keine Mutti sein.
Jimmy: Doch, ich kann.»[2]

Ab dem Moment, in dem Jungen begreifen, daß sie männlich sind und
niemals eine Frau werden können, versuchen sie, herauszufinden, was
ein «Mann» sein könnte. Sie beginnen, sich von der Mutter abzugrenzen. Und vielleicht beginnen sie, sich von all dem abzugrenzen, was mit
der Mutter verbunden ist: weich sein, zärtlich sein, bedürftig sein. Es
kommt zu einem Bruch in der Entwicklung: bisher haben sie die Welt

(und auch sich selbst) mit und in den Augen der Mutter gesehen. Nun sollen sie «anders». sein. Sie sollen nicht mehr so sein wie die Mutter, und sie sollen auch nicht mehr so sein, wie sie in ihrer ersten Lebenszeit waren.

Zu diesem Grundkonflikt kommt dazu, daß sich auch Mütter ihren Söhnen gegenüber jetzt oft anders verhalten: Jungen erhalten ab dem zweiten Lebensjahr mehr Freiraum als Mädchen, aber weniger körperliche Nähe. Sie werden vergleichsweise mehr ermutigt, ihre Umwelt zu erkunden, aber weniger oft hochgenommen. Andererseits werden sie manchmal in die Rolle des «kleinen Geliebten» hineingedrängt.

Was bedeutet das für ihre Sexualität? Hier beginnt die Entwicklung, die dazu führt, daß Männer mehr auf Unabhängigkeit hin orientiert sind, Frauen dagegen auf Beziehung und Nähe. Schmusen, Streicheln und Zärtlichkeit, wichtige Aspekte von Sexualität, die Frauen bei Männern oft vermissen, sind allzu oft nur oder überwiegend mit der Mutter (und anderen Frauen) verbunden. Sie werden daher als etwas «Weibliches» erlebt: als etwas, was ein Junge abstreifen muß, wenn er ein «Mann» werden will.

An dieser Stelle sollten wir an unsere Väter denken. Es hätte längst von ihnen die Rede sein müssen. Wo sind sie?

Die Väter

Lassen sie sich anfassen? Mögen sie schmusen? Kümmern sie sich überhaupt um uns? Viele Väter sind leider überhaupt nicht erreichbar: ganz fort (der Anteil der alleinerziehenden Mütter betrug 1989 in der Bundesrepublik Deutschland bereits 14,6 % aller Familien; der Anteil von Familien mit alleinerziehenden Vätern dagegen weniger als 2½ %), bei der Arbeit (der «Wochenendvater») oder zwar anwesend, aber gefühlsmäßig distanziert.

Väter sind in zweierlei Hinsicht wichtig. Einmal können sie uns zeigen, daß Zärtlichkeit keine weibliche, sondern eine menschliche Eigenschaft ist. Ein Männerkörper fühlt sich anders an als ein Frauenkörper, aber er ist darum noch lange nicht «hart wie Stahl». In den letzten Jahren sind Männer, die Babies im Arm halten, ein beliebtes Motiv für Poster geworden. Mit ihnen wird sogar für Waschmaschinen oder Mineralwasser geworben. Bilder von Frauen mit Babies gibt es dagegen kaum – wahrscheinlich, weil dies so ein selbstverständlicher Anblick ist.

Viele Männer haben Angst, daß Berührungen unter Männern «Schwulsein» bedeuten, und das hindert sie auch an einem unbefangenen körperlichen Umgang mit ihren Söhnen. Die Jungen übernehmen diese Einstellung. Schon kleine Jungen benutzen Begriffe wie «Schwuler» oder «Arschficker» zur Abgrenzung, ohne sich darunter überhaupt schon viel vorzustellen. Während Mädchen häufiger miteinander schmusen und zärtlich sind, geht es bei Jungen mit zunehmendem Alter oft aggressiver zu, weil Berührungen bei Raufereien nicht tabuisiert sind.

Die Väter sind aber auch wichtig, weil sie in der Beziehung zur Mutter ein Modell vorleben. Ein Vater kann eine starke Schulter zum Anlehnen haben – aber er kann auch selber manchmal eine Schulter zum Anlehnen brauchen. Er kann Lust auf Sex haben – aber kann sich auch für mehr als «immer nur das Eine» interessieren. An einem Vater, der selbst unterschiedliche Gefühle kennt und erlebt, sieht sein Sohn, was Mann-Sein alles bedeuten kann.

Die Realität ist davon oft noch weit entfernt. Immer noch sind viele Klischees weitverbreitet: Jungen weinen nicht, Jungen können mehr ab, sind weniger empfindlich. Jungen sind immer aktiv – kurz: «kleine Helden»[3]. Dabei sind Jungen oft noch viel rigoroser als Erwachsene. Dies ist von großer Bedeutung für das sexuelle Erleben. Jungen lernen weniger auf ihre Gefühle und körperlichen Empfindungen zu achten.

In den letzten Jahrzehnten scheinen sich die Geschlechtsrollen allerdings zu verändern. Der Sexualwissenschaftler Ernest Bornemann schließt aus seinen Untersuchungen der Kindersexualität sogar auf eine «Umpolung» der Geschlechtsrollen: in Kinderversen und -liedern und bei den Papa-und-Mama-Spielen wird heute, anders als früher, die führende, aktive Rolle oft von Mädchen übernommen. «Beim Onkel-Doktor-Spiel spielt das Mädchen heute meist den Arzt, der Knabe den Patienten. Bis zum Ende des Zweiten Weltkrieges war es in allen europäischen Ländern umgekehrt.» Tatsächlich scheint es sich hier aber eher um eine Erweiterung der Möglichkeiten von Mädchen zu handeln, die nicht unbedingt mit entsprechenden Veränderungen auf der Jungenseite einhergeht. Vielmehr können diese Entwicklungen die sowieso vorhandene Unsicherheit von Jungen über ihr «Männlich-Sein» noch deutlich verstärken.

Die Lust am Penis, 1. Teil

An dieser Stelle sei das Augenmerk auf das hervorstehendste Merkmal von Männlichkeit gerichtet: den Penis. Manchmal scheint es, für Männer sei Sexualität einzig und allein im Penis angesiedelt, der auch oft ein vom Mann wenig beeinflußbares Eigenleben führt. Wie kann es dazu kommen?

Jungen merken früh, daß das Berühren ihres Penis ihnen Lust verschafft. Wera Schmidt berichtet von dem kleinen Alik:

«Im neunten Monat beginnen die ersten Onanieversuche. Alik untersuchte sich, tastete bald hier, bald dort an seinem Körper und betastete dabei einmal sein Glied. Zuerst wollte er es einfach nach oben ziehen, um es zu betrachten. Er erhielt wahrscheinlich eine bestimmte Empfindung und begann zu lachen. Später erneuerte er natürlich öfter das neuerschlossene Lustgefühl... Er lacht und spricht laut dabei.»[4]

Schon bei fünf Monate alten Kindern wurde beobachtet, daß sie bis zum Orgasmus masturbieren, und der einzige Unterschied zwischen Jungen und Männern scheint das Fehlen des Samenergusses zu sein, wie der Sexualforscher Alfred Kinsey schon 1966 berichtete:

«Der Orgasmus beim Kleinkind entspricht bis auf das Ausbleiben der Ejakulation in erstaunlicher Weise dem Orgasmus eines älteren Erwachsenen völlig. Ein zorniges Kind wird bei sexueller Reizung ruhig, wird von anderen Betätigungen abgelenkt, beginnt rhythmische Beckenstöße, spannt seine Muskeln an, wenn der Orgasmus sich nähert und gerät schließlich in konvulsive Bewegung, oft mit heftigen Arm- und Beinbewegungen im Augenblick des Orgasmus, wobei es manchmal weint. Nach der Klimax verliert sich die Erektion schnell, und das Kind versinkt in die friedliche Ruhe, die typischerweise dem Orgasmus des Erwachsenen folgt... Die Erektion tritt bei dem Knaben vor der Pubertät viel schneller ein als beim Erwachsenen, obwohl die Geschwindigkeit, mit der der Höhepunkt erreicht wird, ...schwankt, wie das ja auch beim Erwachsenen der Fall ist.»[4]

Andere Beobachtungen zeigen, daß die Rhythmen der Selbstbefriedigung im ersten Lebensjahr langsam und beruhigend sind. Zwei- bis dreijährige Kinder bewegen sich dagegen wilder und heftiger. Viele Kleinkinder streicheln ihre Genitalien, bevor sie mittags und abends einschlafen. Aus dem Mittelalter wird berichtet, daß Ammen ihre Pflegekinder befriedigten, um sie zu beruhigen. Später setzte sich allmählich die Vorstellung durch, daß Sexualität «schmutzig» sei, Kinder dagegen zwar «rein» und «unschuldig», aber sehr anfällig für negative Einflüsse. Sexuelles Verhalten von Kindern wurde daher verboten und tabuisiert. Unsinn, wissen wir heute! Sexuelles Interesse von Kindern ist normal, egal, ob damit allgemein das lustbetonte Erleben des Körpers – auch des Anus z. B. – gemeint ist oder speziell das Interesse am Genital.

Dieses Interesse verstärkt sich ab dem dritten Lebensjahr. Die Idee vom «Penisneid», die inzwischen Allgemeingut geworden ist, hat in dieser Zeit ihre Wurzel. Tatsächlich bestätigen Frauen, solche Neidgefühle zu haben oder gehabt zu haben. Das hat aber wohl viel damit zu tun, daß Jungen und Männer im Stehen pinkeln können! Ein Mädchen erzählt:

Es «sind zwischen meinem Vater und meinem Bruder Sachen gelaufen, von denen ich mich ausgeschlossen fühlte. Die hatten eine Pinkelkumpanei. Wenn die ganze Familie unterwegs war und einer der ‹Männer› mal mußte, stellte er sich hin, fing an zu pissen und sagte: ‹Pissen steckt an, wer nicht pißt, ist kein Mann›. Dann holte der andere sein Ding raus und stellte sich daneben, und Mutter und ich durften zuschauen.»[5]

Der Penis kann tatsächlich sehr wichtig werden, weil er dem Jungen Sicherheit über sein Männlichsein gibt. Dies um so mehr, je mehr die Umwelt das verstärkt, indem sie diesen Unterschied hochbewertet. Diese große symbolische Bedeutung paßt aber nicht zu seiner tatsächlichen Größe. Er ist immer noch kleiner als der Finger seiner Mutter und kann in seiner unmittelbaren Wichtigkeit nicht mit der Mutterbrust konkurrieren – auf die kann ein Junge nämlich auch neidisch sein.

Ab dem fünften Lebensjahr bis zur Pubertät wurde eine «Latenzzeit» angenommen, in der das sexuelle Interesse angeblich nachlassen solle. Neuere Untersuchungen und Beobachtungen fremder Kulturen haben die Annahme widerlegt, daß es sich hierbei um ein universales Gesetz handele. Die «Latenzzeit» ist wohl eher eine Folge von Sexualverboten und damit eine kulturelle Erscheinung. Gerade in diesem Alter zeigen Kinder großes Interesse an allem Sexuellen, was sich unter anderem im Spielverhalten zeigt. Das Onanieren der Jungen nimmt besonders im Alter von sechs bis sieben Jahren zu; ungefähr die Hälfte beginnt damit vor der Pubertät. Ein norwegischer Psychologe beobachtete, daß viele Kinder beim Onanieren keinen Orgasmus erreichen und meinte, das läge «an einer schlechten Technik oder daran, daß sie zu früh aufhören.» Er findet es verkehrt, daß Erwachsene die Kinder fast nie beim Onanieren unterstützen. Von einem indianischen Stamm wurde tatsächlich berichtet, daß die Eltern ihren Kindern das Onanieren nicht nur gestatten, sondern sogar beibringen – der (weiße) Berichterstatter war entsetzt. Der dänische Psychologe Niels Ernst meinte, «daß man gerade bei gut entwickelten und mental gesunden Kindern ein klares Interesse für Onanie findet»[6]. Beinahe alle Jungen sind drei bis fünf Jahre vor ihrer Geschlechtsreifung orgasmusfähig, oft sogar multiorgastisch, das heißt, die Versteifung des Penis geht nach dem Orgasmus nicht zurück, und er kann leicht für einen neuen Orgasmus stimuliert werden.

«Sam war ein aufgeweckter Zehnjähriger, der bei der gründlichen Erforschung seines eigenen Körpers erstmals die Freuden des Orgasmus kennenlernte. Natürlich ejakulierte er nicht, dafür war er zu jung. Doch immer und immer wieder erreichte er einen Höhepunkt der Lust, wie er sie in anderen Formen des Spiels niemals vorher erlebt hatte. Und es ging so leicht. Alles, was er dabei tun mußte, war, nach der ersten intensiven Reaktion nicht aufzuhören, sein Glied weiterzureizen, und bald folgte das nächste starke Lustgefühl.»[7]

Was wissen Kinder von Sexualität?

Für die Entwicklung der Sexualität spielt die Lebenswelt, in der ein Junge aufwächst, eine große Rolle. Wieviel bekommt er vom Sexualleben anderer Menschen mit?

Im Mittelalter, wie auch in den sogenannten «primitiven» Kulturen, in denen die Situation von Kindern völlig anders war als heute bei uns, hatten sie durch die geringe räumliche Trennung die Möglichkeit, Sexualität direkt zu beobachten. Es war üblich, daß viele Kinder und Erwachsene in einem Raum übernachteten. Im Mittelalter schliefen die Kinder oft in einem Bett mit ihren Geschwistern oder auch den Bediensteten. Auch bei den Trobriand-Insulanern hatten die Kinder Gelegenheit, sich aus eigener Anschauung über den Geschlechtsakt zu informieren. Schon kleine Kinder hören sexuelle Gespräche mit an und «verstehen sehr wohl, um was es geht», wie der Ethnologe Bronislaw Malinowski in den dreißiger Jahren berichtete. Was es für Kinder bedeutet, den Geschlechtsverkehr mitzuerleben, ist eine interessante und umstrittene Frage. Löst es Angst, Eifersucht oder Erschrecken aus, oder kann es nicht auch eine ganz selbstverständliche und auch nützliche Erfahrung sein? Mit der Verbannung der Sexualität in das elterliche Schlafzimmer ist es bis heute dahin gekommen, daß sich viele Menschen noch als Erwachsene nur schwer vorstellen können, daß ihre Eltern überhaupt eine sexuelle Beziehung hatten oder haben.

Ihre Informationen müssen sich Jungen also anders beschaffen. Natürlich sind sie neugierig, aber vor der Pubertät trauen sie sich in unserer Gesellschaft an Mädchen oft nicht so recht heran. Daß es auch anders sein kann, berichtete Malinowski von den Trobriand-Insulanern:

Erotische Erfahrungen sind bei Kindern jeden Alters selbstverständlich und gern gesehen. Sie beginnen früh, den Geschlechtsakt der Erwachsenen nachzuahmen; in der «Latenzzeit» ist der sexuelle Zeitvertreib einer ihrer Hauptinteressen. «…so stillen sie ihre Neugier und befriedigen ganz offen und ohne jede Tarnung ihre Sinnlichkeit.» Den ersten «richtigen» Geschlechtsverkehr nahm Malinowski für Mädchen im Alter von sechs bis acht, für Jungen im Alter von 10 bis 12 Jahren an.[8]

Pubertät

Auch wenn die sexuelle Entwicklung ununterbrochen weitergeht – die Pubertät bringt natürlich bedeutsame Veränderungen mit sich. Diese betreffen zuerst einmal den Wandel des Körperbildes, eine Vergrößerung von Penis und Hoden, Wachsen von Bart, Scham- und Achselbehaarung und schließlich das Einsetzen des ersten Samenergusses. Die Veränderungen ihres Körpers können in Jungen Unsicherheit und sehr gemischte Gefühle auslösen. Jungen sind zudem in dieser Zeit in der Entwicklung hinter Mädchen zurück – was ihr Selbstbewußtsein wohl kaum stärkt.

In Europa und den USA ist festzustellen, daß die Pubertät heute beträchtlich früher einsetzt als noch vor hundert Jahren. Andererseits setzt die materielle Selbständigkeit durch längere Ausbildungszeiten oft sehr viel später ein als in der Vergangenheit. Das frühere Einsetzen von sexuellen Beziehungen und die Zunahme vorehelichen Geschlechtsverkehrs ist auch vor diesem Hintergrund und nicht nur im Zusammenhang mit der «sexuellen Revolution» zu sehen. Jugendliche wollen ihr eigenes Sexualleben haben, aber wohnen noch zu Hause.

Das beeinflußt ihren Umgang mit der Selbstbefriedigung und die Entwicklung von sexuellen Beziehungen. Auch die Eltern sind ganz anders als früher mit der Sexualität ihrer Kinder konfrontiert.

Die Lust am Penis, zweiter Teil

Selbstbefriedigung galt lange Zeit nicht nur als moralisch verwerflich, sondern auch als schädlich für die Gesundheit. Am fürchterlichsten führten sich die Ärzte des 19. Jahrhunderts auf. Sie berichteten von den ‹Manualisten› als abgestumpften, körperlich verfallenen, geistig zurückgebliebenen und nicht liebesfähigen Geschöpfen, und sie erfanden grausame Verfahren, um Kinder an der Selbstbefriedigung zu hindern. In diesem Zusammenhang ist auch die immer noch weitverbreitete regelhafte Beschneidung von Jungen zu sehen. Im letzten Jahrhundert wurde sie gewöhnlich als «Behandlung» empfohlen, wenn Jungen beim Onanieren «ertappt» wurden. Daß es für die Beschneidung nur in seltenen Fällen eine medizinische Notwendigkeit gibt, hat sich auch heute noch nicht durchgesetzt.[9] So schrieb die Jugendzeitschrift *BRAVO* noch Ende der siebziger Jahre:

«Beunruhigt wird ein Junge in der Pubertät auch von starken Gerüchen, die sein Körper ausströmt. Täglich waschen ist jetzt unerläßlich. Unter der Vorhaut kann sich leicht alter Schweiß sammeln und Entzündungen machen. Deshalb kann man sich die Vorhaut aus hygienischen Gründen wegmachen lassen.»[5]

In den fünfziger Jahren konnte es Schülern durchaus passieren, daß ihnen Lehrer einzureden versuchten, daß das, was beim Onanieren herausspritzt, die pure Rückenmarksflüssigkeit sei und daß sie keine gesunden und natürlichen Männer werden könnten, wenn sie sie nicht ließen, wo sie hingehöre. In christlichen Schriften wird noch heute von der Selbstbefriedigung abgeraten, aber ansonsten hat sich seit der ‹sexuellen Revolution› das gesellschaftliche Klima doch erheblich gewandelt. Ein natürliches Verhältnis zur Selbstbefriedigung ist dadurch aber noch lange nicht da! Väter brechen heute wohl nur noch selten in Moralpredigten aus, wenn die «Sünden» ihrer Söhne «entdeckt» werden. Statt dessen wird das Thema einfach totgeschwiegen oder umgangen. Für viele Väter ist Selbstbefriedigung tatsächlich etwas «Unreifes» oder ein «Notbehelf».

Wenn das Thema verschwiegen wird, spüren Söhne bewußt oder unbewußt, daß Selbstbefriedigung in ihrer Familie nichts Natürliches ist; vielleicht nicht gerade etwas Verbotenes, aber doch etwas, was besser im verborgenen geschieht und irgendwie «schmutzig» ist. Ein vages Gefühl von Schuld kann bestehenbleiben, vage, weil es keine offen ausgesprochene Verurteilung ist, sondern nur ein unbestimmtes Gefühl von «nicht richtig».

Die Tatsache, daß männliche Selbstbefriedigung Spuren hinterläßt, kann nach wie vor für viele Jungen ein großes Problem sein. Ein Mann berichtet von seiner ersten Ejakulation:

«Jetzt war ich wirklich verängstigt. Ich hatte das alles in meinem Bettzeug, und ich weiß nicht mehr, was mich mehr erschreckt hat: der Gedanke, daß ich mich selbst verletzt haben könnte, oder die Angst, daß meine Mutter etwas merken würde. (...) Als ich das zweite Mal ejakulierte, benutzte ich einen Kopfkissenbezug und stopfte ihn ganz unten in den Wäschekorb. Ich frage mich jetzt noch manchmal, was meine Mutter wohl über alle diese Kopfkissenbezüge gedacht hat. Doch mir gegenüber hat sie niemals ein Wort darüber verloren.» Ich fühlte mich richtig schuldig deswegen. Das ist merkwürdig, weil mir nie jemand gesagt hatte, daß es schlecht sei. Doch es hat mir auch keiner gesagt, daß es gut war.»[7]

Ein anderer Mann vermied es, Spuren zu hinterlassen, weil seine Mutter nichts merken sollte:

«Ich wußte nicht, wie sie darüber dachte, doch ich stellte mir vor, daß sie dagegen sein würde, und ich wollte mich nicht ausschelten lassen. Ich habe Kleenex benutzt – Unmengen davon, und dann mußte ich mir überlegen, was ich mit all dem Papier machen sollte. Also tat ich es unter der Dusche oder in der Toilette über dem Becken.»[7]

Oft darf auch nichts zu hören sein. Ein Mann berichtet:

«Ich schlief mit meinem Bruder in einem Etagenbett. Bei jeder Bewegung knarrten die Bettfedern... Mein Bruder sollte nichts mitbekommen, also versuchte ich, dabei so still wie möglich zu bleiben.»

Da findet die Lust nur noch am Penis statt; der Rest des Körpers wird angespannt, wird «beherrscht», damit keiner etwas mitbekommt. Wenn Selbstbefriedigung etwas ist, was möglichst unbemerkt bleiben soll, dann ist es oft etwas, was möglichst schnell gehen muß: ruckzuck auf dem Klo, abwischen, runterspülen, fertig, nichts gewesen. Viel Gefühl kann dabei natürlich nicht entstehen. Dies ist wohl die entscheidende Ursache für verbreitete sexuelle Probleme von Männern wie frühzeitiger Orgasmus und mangelnde Intensität des Lusterlebens.

Andererseits sind Jungen zu Lust in erstaunlichem Ausmaß fähig. Kinsey berichtete, daß der auffallendste Aspekt der Sexualität von Jungen zwischen zehn und zwanzig Jahren die Fähigkeit zu mehreren Orgasmen sei. Er nannte eine Vielzahl von Fällen, in denen Jungen innerhalb einer kurzen Zeitspanne mit Leichtigkeit einen zweiten Orgasmus erreichten. Eine ganze Anzahl von Jungen war sogar imstande, in schneller Folge fünf oder mehr Orgasmen zu erreichen. «Sicher ist, daß ein größerer Teil der Knaben mehrfache Orgasmen haben könnte, wenn sich die Situation böte», meinte Kinsey.[4] Manche Männer berichten, daß sie vor der Pubertät multiorgastisch waren, nach der ersten Ejakulation aber nicht mehr. Einigen gelang es später, es wieder neu zu erlernen.

In diesem Zusammenhang ist auch wichtig, in was für einer Umwelt ein Jugendlicher aufwächst. Gibt es einen Ort, an dem er mit sich allein oder mit anderen ungestört sein kann? Das ist auch dann wichtig, wenn Eltern das Sexualleben ihrer Kinder akzeptieren, und leider oft nicht selbstverständlich. Zwar wird immer mehr Kindern ein (wenn auch kleines) eigenes Zimmer zugestanden. Aber viele Wohnungen sind eng und hellhörig. Es ist ständig damit zu rechnen, daß jemand reinkommt.

«Vorbildlich verhielt sich Eva ihrem Sohn Eike gegenüber. Als sie (…) in Eikes Zimmer kam und bemerkte, wie er mit einem Freund zusammen saß und jeder es sich an seinem eigenen Schwanze gut sein ließ, machte sie die Tür sachte wieder zu. Hinterher, als der Freund weggegangen sei, sagte sie zu dem Jungen, daß Mutter und Vater gut fänden, was er da machte, nur ein bißchen Händewaschen sollte er danach, und er müßte Obacht geben, daß nicht fremde Leute ihn entdeckten, wenn er es mal draußen oder sonst woanders machen sollte.»[10]

Woher bekommen Jugendliche Informationen über Sexualität?

Informationen lassen sich auf viele verschiedene Weisen sammeln; durch Lesen, durch Reden, durch eigene Erfahrungen. Kontakte mit anderen Jungen könnten für Jungen eine ideale Möglichkeit sein, Neugier zu befriedigen und Unsicherheit abzubauen.

Dies kann sowohl über den Austausch von Erfahrungen erfolgen als auch über gegenseitige Selbstbefriedigung. Letzteres ist nicht unüblich und wird oft berichtet, geht aber nicht unbedingt mit dem Aufbau einer zärtlichen Beziehung einher. Zuneigung drücken ältere Jungen oft eher «kumpelhaft» aus. Auch der «Vergleich der Penislängen» ist wohl etwas, das nur in der Phantasie oder durch versteckte Beobachtung stattfindet und nicht unbedingt im offenen Wettbewerb. Die meisten Männer haben diesbezüglich immer noch große Befürchtungen, «ihrer» könne erstens kürzer als der anderer Männer und zweitens zu klein für die Bedürfnisse der Frauen sein. Zumindest über die erste Frage hätte ein offener Austausch mit anderen Jungen wohl doch mehr Sicherheit erbringen können...

Mit der Entwicklung einer homosexuellen Orientierung (auf die hier nicht näher eingegangen wird) haben die sexuellen Spielereien pubertierender Jungen nicht viel zu tun, obwohl natürlich entsprechende Ängste der Eltern und Einstellungen der Jungen selbst dazu führen können, daß solche Erfahrungen Angst auslösen oder von vornherein vermieden werden. Ein Mann berichtet:

Im Hinterhof verglichen wir unsere Schwänze und onanierten gemeinsam. Das Gefühl, schwul zu sein, hatte ich dabei nicht; ich empfand uns eher als verschworene kleine Gemeinschaft. Da aber auch jüngere Kinder dabei waren, hatte ich Angst, daß sie es ihren Eltern erzählen könnten und ich als «Verführer» dastehen könnte. Noch lange danach war ich unsicher, wenn ich den Eltern begegnete.

Solche Erfahrungen miteinander zu machen, bedeutet nicht, auch miteinander reden zu können. Und Gespräch ist nicht gleich Gespräch. Oft, gerade in der Öffentlichkeit, sind die Gespräche von männlichen Jugendlichen mehr ein Geprahle von Erfahrungen mit Mädchen, die sie nicht gemacht haben. Dahinter verbirgt sich große Unsicherheit, über die zu sprechen ihnen sehr viel schwererfällt. Dies hat etwas mit den Vorstellungen vom Mann als aktivem, erfahrenen und überlegenen Wesen zu tun.

Woher bekommen Jungen denn dann ihre Informationen über Sexualität? Die Angst der Eltern vor ungewollter Schwangerschaft führt dazu, daß Mädchen oft nicht nur früher, sondern vor allem detaillierter über Sexualität aufgeklärt werden als Jungen, die daher noch mehr um Informationen zu kämpfen haben. Obwohl heute ein großer Teil der Eltern (85 %) meint, daß die sexuelle Aufklärung Sache der Familie sei und die Schule dieses Wissen nur ergänzen soll, finden es zwei Drittel der Eltern richtig, nicht mit ihren 16jährigen Kindern über «heiße Eisen» wie Orgasmus, Selbstbefriedigung, Abtreibung, Pornographie oder Prostitution zu reden. Die Jugendlichen erwarten das auch gar nicht: für sie stehen Gleichaltrige und Liebespartner an erster Stelle als erwünschte Informationsquellen, erst dann kommen Eltern und schließlich Lehrer.[11] Das liegt vielleicht daran, daß die Eltern oft so unsicher sind, daß es gar nicht vorstellbar ist, sich mit ihnen darüber zu unterhalten. Besonders Väter sind oft selbst nicht in der Lage, unbefangen über Sexuelles zu sprechen. Eigentlich sollten ja gerade sie Ansprechpartner für ihre Söhne sein, denn sie haben ähnliche Erfahrungen ja am eigenen Leib gemacht. Eine Mutter kann ihrer Tochter das Erlebnis der ersten Menstruation erleichtern, weil sie es selbst erlebt hat. Jeder Vater hat wohl auch einmal die nassen Flecken im Bett gehabt, und es wäre gut, wenn er seinen Sohn in dessen Unsicherheit damit verstehen könnte. Darüber zu reden hat er leider meist nicht gelernt.

Auch der Sexualkundeunterricht in der Schule trägt wenig zur Behebung dieser Misere bei – wenn er denn überhaupt stattfindet. Gekicher, Getuschel und blöde Sprüche sollen die Peinlichkeit überspielen, klagen die Lehrer. Mit den Schülern einig sind sie sich darin, daß in einer Zwangsgemeinschaft von 30 Personen, die niemand so ohne weiteres verlassen kann, kaum ein vertrauensvolles Klima möglich ist. Dubiose Jugendzeitschriften oder pubertäre Witze helfen auch nicht viel weiter. Vielleicht lassen Väter mal (zum Ärger der Mütter) ein Pornoheft rumliegen, das für Jungen von unschätzbarem Informationswert sein kann…, wobei natürlich die Klischees von männlicher und weiblicher Sexualität, die Pornos kennzeichnen, gleich mit aufgenommen werden. Die große Verbreitung, die das Theaterstück «Was heißt hier Liebe?» gefunden hat – es wird seit über zehn Jahren immer wieder aufgeführt –, zeigt das Informationsloch deutlich.

Die Entdeckung der Mädchen

Die Begegnungen mit Mädchen sind spätestens ab der Pubertät oft schwierig und von Unsicherheit geprägt. Das Interesse aneinander wird oft größer, aber die Geschlechter werden immer dann stärker voneinander getrennt, wenn «etwas passieren könnte». Jungen wird signalisiert, daß es nicht mehr in Ordnung ist, Beziehungen zu Mädchen zu haben wie vor der Pubertät (wenn diese denn bestanden haben). Andererseits sind sie noch keine «Männer», Erwachsenensexualität wird ihnen noch nicht zugestanden. Dies ist im Zusammenhang mit der Angst vor ungewollter Schwangerschaft zu sehen, so daß auch Eltern oder Pädagogen, die nicht grundsätzlich gegen sexuelles Zusammensein von Jugendlichen eingestellt sind, sich so verhalten (müssen). Rechtliche Regelungen, die bis vor einiger Zeit oder heute noch gültig waren oder sind, geben den Rahmen dafür ab (z. B. der Kuppeleiparagraph). Was Sexualität von Jugendlichen denn dann sein darf, sagt keiner. Moralische Verbote haben an Glaubwürdigkeit verloren. Es verbleiben Verbote mit Bezug auf das Recht und Appelle an Mädchen, «kein Kind mit nach Hause zu bringen».

Da nicht der Geschlechtsverkehr als spezieller Ausdruck der Sexualität verhindert werden kann, wird die gesamte Sexualität kontrolliert: durch Nicht-Bereitstellung von Räumen, Kontrolle durch Anklopfen an die Zimmertür, die mangelnde Möglichkeit, gemeinsam zu übernachten. Im *Sex-Buch* von Günter Amendt, einem radikalen Aufklärungsbuch für Jugendliche aus dem Jahr 1979, erzählt Kai-Uwe:

«Mit den Verboten ging es eigentlich erst los, als ich älter wurde. Sie haben mir auch dann nicht gesagt, ich soll nicht onanieren oder keine Mädchen küssen. Die Verbote liefen über den Umweg der Ausgangssperre und derlei Sachen. Sie hätten nie gesagt, daß ich die Finger von einem Mädchen lassen solle, sie haben einfach nur gesagt, ich habe um die und die Uhrzeit zu Hause zu sein, oder sie ließen mich gar nicht erst weg. Auf diese Art haben sie Einfluß auf mein Sexualleben genommen.»[5]

Die Alternative zu Verboten und Angst vor ungewollter Schwangerschaft ist, rechtzeitig Verhütungsmittel zur Verfügung zu stellen. Wo aber lernen Jungen, sich auch für Verhütung verantwortlich zu fühlen? Immer noch beklagen viele Frauen, daß sich Männer dafür nicht verantwortlich fühlen, nicht daran denken, davon ausgehen, daß die Frau sich darum kümmert. Die Pille gibt es meist erst ab 16 – wer schenkt Jungen die erste Packung Kondome und redete mit ihnen darüber? Wenn Eltern das Thema vermeiden, werden sie dennoch nicht verhindern können, daß Jugendliche miteinander schlafen. Zwei Drittel aller Jugendlichen benutzen beim ersten Geschlechtsverkehr kein Verhütungsmittel, schrieb Amendt 1979. Auch heute noch schlafen insbesondere sehr junge Jugendliche oft ungeschützt miteinander, wie immer wieder Berichte z. B. auf der Problemseite der Jugendzeitschrift *BRAVO* zeigen.

Dabei ist es durchaus nicht so, daß Jungen «nur das Eine wollen». Die körperliche Annäherung geht für Jungen wie für Mädchen stufenweise vor sich und ist von vielen Unsicherheiten geprägt. Das Geprahle vieler männlicher Jugendlicher über ihre vermeintlichen Erfahrungen soll darüber nur hinwegtäuschen. Ein Mann berichtet:

«Unter uns Jungen haben wir immer geprahlt, wer schon welche geküßt oder gar gefummelt hatte. Ich selbst war bis zu dem Zeitpunkt nicht übers Wichsen hinausgekommen. Gewollt hätte ich schon, aber ich fand keinen richtigen Kontakt zu den Mädchen in unserer Kleinstadt und wurde außerdem von meinen Eltern gründlich überwacht.»[12]

In einer Untersuchung im Auftrag des *Playboy*[13], von der weiter unten noch mehr die Rede sein wird, bekannten je nach Bundesland 15% bis über 30% der Befragten, schon vor dem ersten Mal darüber geredet zu haben, sie hätten «Geschlechtsverkehr gehabt, obwohl das gar nicht stimmte».

Jungen versuchen, sich in den entstehenden Beziehungen zum anderen Geschlecht «männlich» zu verhalten. Was das aber ist, bleibt unklar und oft auf Stereotype beschränkt. Zum Beispiel soll der Mann in der Sexualität aktiv und erfahren sein:

In einem Aufklärungsfilm Ende der siebziger Jahre («Betrifft Sexualität», Thema: «Gefühle – was soll man da groß drüber reden?») treffen Henny und Klaus aufeinander. «Sie hat Angst, daß er ‹mehr› will als nur schmusen – und er hat Angst, daß sie nicht zufrieden ist, wenn er nicht den Erfahrenen markiert.» Im Sexualkundeunterricht kommentieren das Berufsschüler so: «‹Die beiden haben Angst, ihre Angst voreinander zu sagen…› – ‹Klar, das wird doch immer als Schwäche ausgelegt!› – ‹Der Typ in dem Film tut eben so groß, weil sie das irgendwie von ihm erwartet…› (…) ‹Erwartet sie das wirklich?› – ‹Na, sie vielleicht nicht, aber überhaupt!› Überhaupt – das sind die Bilder von Mann und Frau, die die Medien liefern: ‹In der *Neuen Revue* oder so, da steht doch immer, wie Männer Frauen verführen, und umgekehrt…› – ‹Genau, die Tricks lernt man aus der Zeitung. Aus *BRAVO*, zum Beispiel!›»[14]

Und wie sieht die Wirklichkeit aus, wenn ein Mann auf sein «erstes Mal» zugeht? Darum soll es im letzten Teil gehen.

Das erste Mal

Wie war das denn damals bei mir? Wo war es, wie sah der Raum aus? War es lang geplant oder überraschend? Was hat mir das Mädchen, die Frau bedeutet? Wie habe ich mich gefühlt – war ich aufgeregt, hatte Angst, zu versagen? Wie hat sich mein Körper angefühlt, wie mein Penis, und wie ihr Körper? Was für Gerüche waren da? Hat es «geklappt» oder brauchte es ein paar Versuche? Hat es Spaß gemacht?

Was auch immer «schiefgegangen» sein mag – es ist nichts Ungewöhnliches. Daß diese erste Erfahrung einfach toll und problemlos verläuft, ist eher die Ausnahme.

Nach Untersuchungen um 1970 hatten bereits 30 bis 35 % der Jungen im Alter von 16 Jahren einen Koitus erlebt.[4] In den letzten zwanzig Jahren hat sich dieser Zeitpunkt deutlich nach vorn verschoben. Im Alter von 20 Jahren hatten in der BRD 1961 knapp 40 % der Männer die erste Erfahrung hinter sich, 1981 dagegen schon 70 %. In der DDR war im selben Zeitraum sogar ein Anstieg von knapp 60 % auf 85 % zu verzeichnen.[15] Bis heute sind Jungen im Durchschnitt früher dabei als Mädchen, obwohl es bei vielen anderen sexuellen Verhaltensweisen (Küssen, Schmusen, ...) oft andersrum ist. Hier wirkt sich wohl noch die alte Doppelmoral aus, nach der Frauen ihre «Unschuld» bewahren müssen, wogegen Männer «Erfahrungen» sammeln sollen. Neuere Untersuchungen deuten aber auf ein «Umkippen» des Geschlechterunterschieds hin auf etwa 90 %, in der BRD von gut 30 % auf 80 %.[15]

Probleme treten beim «ersten Mal» vielfach auf, wie auch Untersuchungen belegen. Viele männliche Jugendliche haben kaum Information darüber, wie denn das Miteinanderschlafen ablaufen soll, haben aber trotzdem das Gefühl, für das «Gelingen» verantwortlich zu sein. Heutzutage ist der Mann noch dazu oft dafür verantwortlich, daß die Frau auch was davon hat – er soll ein guter Liebhaber sein.

Zwar sind heute die meisten Jugendlichen über die «technischen Abläufe» im groben besser informiert als in früheren Zeiten. Aber was tun, wenn «er» nicht reingeht? Wenn es der Frau weh tut? Wenn die Möse nicht feucht wird? Spucke als Gleitmittel, empfahl das «Sex-Buch» genauso wie das Theaterstück «Was heißt hier Liebe». Ein recht mechanischer Vorschlag – aber immerhin eine Möglichkeit, über die vielen Gefühle und Unsicherheiten zu reden, ist schwierig. Nicht nur die Jugendlichen, sondern sowohl Eltern als auch LehrerInnen tun sich mit diesem Thema schwer, wenn es konkret wird. Was möchte die Frau, was gefällt ihr? Bin ich ein schlechter Liebhaber, bin ich nicht zärtlich genug, wenn sie nicht so richtig feucht wird? Sicher ist es gut, daß heute nicht mehr von Frauen erwartet wird, daß sie Sex einfach über sich ergehen lassen sollen. Wenn aber beide nicht gelernt haben, über ihre eigenen Gefühle und Wünsche zu sprechen, kann es sehr schwierig sein, herauszufinden, was einem selbst und der Partnerin guttut und gefällt.

Im Auftrag des *Playboy* befragte das Hamburger GEWIS-Institut 1991 3619 Frauen und Männer im gesamten Bundesgebiet über ihr erstes Mal. «Das Ergebnis in drei Worten: ‹Pleiten, Pech und Pannen›», schreibt der *Playboy*. Das Beispiel, mit dem der Artikel beginnt, illustriert treffend das eben Gesagte:

«Was sollte ich bloß anfangen, ich hatte total keine Ahnung. Sie saß toll und sexy neben mir und ließ sich alles gefallen. Aber ich traute mich nicht, richtig was zu machen. Zum Schluß ergriff sie die Initiative. Aber als ich ihn dann trotz allem nicht reinkriegte, hatte sie keinen Bock mehr.»

Zwar sind die Daten mit Vorsicht zu genießen, geben aber doch ein deutliches Bild. Zu Schwierigkeiten kam es demnach bei knapp zwei Dritteln (63 %) der Befragten. Nicht verwunderlich, denn Vorerfahrungen fehlten ihnen oft, wenn sie im Alter von durchschnittlich 16,7 Jahren ihr erstes Mal erlebten. 15 % der Männer kannten vorher keinen Zungenkuß, mit intensivem («heavy») petting hatte nur ein knappes Drittel (32 %) Erfahrungen. Mehr als die Hälfte der Männer versuchten mehr als einmal erfolglos, «Geschlechtsverkehr zu haben». Sie wurden abgewiesen, oder es klappte nicht.

Demgegenüber hatten ihre Partnerinnen ihre Defloration meist schon hinter sich und waren durchschnittlich auch ein gutes Jahr älter. In 45 % aller Fälle ging, allen Rollenvorstellungen zum Trotz, die Initiative von der Frau aus. Viele junge Männer betrinken sich vorher (Zahlen zwischen 13 % und 42 % werden genannt).

Was für Probleme werden berichtet? Das Glied wurde nicht steif; es gelang nicht, das Glied in die Scheide einzuführen (11 %); der Samenerguß kam zu früh (30–40 %) oder aber wurde gar nicht erreicht (um die 10 %). Ein passendes Beispiel dazu berichtet ein Mädchen im *Sex-Buch*:

«Was soll ich sagen? Zunächst lief überhaupt nichts. Er bekam keinen hoch, und ich war auch nicht gerade bei bester Laune. Wir versuchten es mit Ablenkung (...) Dann ging alles Schlag auf Schlag. (...) Jedenfalls spürte ich, daß er plötzlich einen stehen hatte. Schon hob er sich auf mich drauf. Es wurde zu einem ziemlichen Gemurkse, weil er sein Glied einfach nicht reinbrachte. Ob ich zu eng bin, dachte ich, oder ob ich mich aus irgendwelchen Gründen sperre? Als er es geschafft hatte, legte er los. Mit dem Ergebnis, daß er gleich wieder rausrutschte. Beim nächsten Versuch klappte es besser. Kaum war er drin, fing er auch schon an zu stöhnen. Dann war auch schon alles vorbei. ‹Das soll es gewesen sein?› (...) Es wäre falsch zu glauben, er sei brutal und rücksichtslos. Ihm war es furchtbar unangenehm. Ich hatte nur einfach nichts davon. (...) Zum Schluß war es so, daß ich ihn trösten mußte.»[5]

Die Frauen haben oft nicht viel davon. Viele Männer können sich nicht einmal daran erinnern, ob ihre Partnerinnen zum Höhepunkt gekommen sind (meistens nicht). Sie sind wohl zu sehr mit sich selbst beschäftigt... insgesamt ist es also nicht verwunderlich, daß nicht einmal jeder dritte Mann zufrieden mit seinem ersten Mal ist.

Daß der *Playboy* derartige Schwierigkeiten als unmännlich negativ bewertet, macht die Sprache des Artikels deutlich genug: «peinliche Flops... absurdeste Pannen... beim Aufriß fatale Fehler» und als Gegensatz die erfolgreichen Mecklenburger: «Da kann Mecklenburg-Vorpommern sich sehen lassen: hier haben die Jungs noch das Sagen.»

Die Psychologin Dorothee Thums hat mit dem Schriftsteller Bruno Venturi 1987 Erfahrungen von Männern mit ihrem ersten Mal gesammelt und untersucht. Sie hebt die Bedingungen, unter denen das «Erste Mal» zustande kam, besonders hervor. Die Männer, die ihren ersten Geschlechtsverkehr in einer laufenden Beziehung erlebten, konnten sich schlechter daran erinnern als diejenigen, für die es ein einmaliges Ereignis war. Viele junge Männer stellen das Erlebnis als durchschnittlich hin, eine «Fortsetzung des Pettings mit anderen Mitteln», und meinten, daß sich die erotische Spannung erst später, im Laufe fester Beziehungen, entwickelt habe. Dennoch betont Thums die Bedeutung des ersten Mals als Übergang ins Erwachsensein. Mädchen können dabei in ihrer durch kindliche Erfahrungen geprägten Rolle von Abhängigkeit, Unselbständigkeit und Anlehnungsbedürftigkeit verbleiben – zumindest wird nicht das Gegenteil von ihnen erwartet. Jungen dagegen müssen jetzt den Sprung vollziehen, sich trotz aller noch kindlichen Unsicherheit als vermeintlich Stärkere darzustellen. Da dies alles andere als einfach ist, ist es nicht verwunderlich, daß dann doch Mädchen häufig initiativ sind und auch ältere Jungen bevorzugen. Ein Mann berichtet:

«Sie hat sich immer um mich gekümmert, und an einem schönen Sonntagnachmittag fragte sie mich, ob ich es machen wolle. Ich wußte natürlich, was sie meinte, obwohl sie es noch nie ausgesprochen hatte. (...) Ich war nicht so locker, schließlich war es das erste Mal. Ich dachte, es müsse was ganz Besonderes passieren. Aber dem war nicht so. Ich habe mich auch zu sehr auf mich konzentriert und bin zuwenig auf die Frau eingegangen. Später dauerte es dann auch länger und war schöner.»[12]

Und ein anderer Mann erzählt:

«Mein erstes Mal war überhaupt nicht geplant und kam völlig unerwartet.» Obwohl er «überhaupt nicht daran gedacht (hatte), daß dies das erste Mal war», und trotz des üblichen schnellen Orgasmus war es doch ein sehr wichtiges Ereignis: «Ich habe erst am nächsten Morgen kapiert, was eigentlich passiert war. Ich kam mir dann richtig toll vor, erwachsen, reif.»[12]

Und nun?

Ich habe versucht, deutlich zu machen, daß viele Jungen und männliche Jugendliche im Grunde doch recht unsicher sind, was Männlichkeit bedeutet und ob sie «richtige» Männer sind. Wir haben kaum noch solche Gelegenheiten wie die Initiationsrituale sogenannter «primitiver» Kulturen, in denen Jungen darauf vorbereitet werden, was es in ihrer Kultur bedeutet, ein Mann zu sein. In der Pubertät werden die Geschlechter oft strikt getrennt, und für den erwachsenen Mann wird genau festgelegt, wie er sich zu verhalten hat. Trotz der Hartnäckigkeit, mit der sich die alten Geschlechtsstereotype halten, weiß bei uns dagegen bis heute niemand mehr so recht, was ein Mann sein soll. Es kann dann sein, daß die Sexualität eine Gelegenheit wird, an der sich die Jungen zu beweisen versuchen, daß sie Männer sind – ein wohl nicht sehr günstiger Ort, wie wir gesehen haben. Verstärkend wirkt, daß Jungen zuwenig gelernt haben, über ihre Gefühle zu sprechen. Insbesondere Gefühle von Schwäche und Unsicherheit werden ihnen weniger zugestanden und gestehen sie sich auch selbst weniger ein. Außerdem haben viele Jungen ein Verhältnis zu ihrem Körper, das ihnen nicht viel hilft. Während der größte Teil des Körpers eher unempfindlicher geworden ist – trainiert, «abgehärtet», gleichgültig behandelt –, konzentriert sich das ganze Gefühl im Penis, der oft sogar als unverbundener, unbeeinflußbarer Teil mit Eigenleben empfunden wird. Zusammen mit den Gewohnheiten bei der Selbstbefriedigung kann dies das häufige Auftreten von verfrühtem Samenerguß erklären.

Andererseits besteht die Sexualität männlicher Jugendlicher nicht nur aus Problemen und Potenzgehabe. Daß ihnen eher als Mädchen ein aktives und ereignisreiches Sexualleben zugestanden wird, ermöglicht ihnen auch gute Erfahrungen. So kann Sexualität für sie auch zu einer positiven Quelle des Identitätsgefühls werden. Zudem ändert sich auch etwas im Umgang der Geschlechter miteinander. Die Erwartung, ein Mann müsse alles im Griff haben, ist nicht mehr so selbstverständlich, und es gibt auch Berichte von Männern, die mit ihrer Partnerin über ihre Unsicherheit beim ersten Mal reden konnten, vielleicht sogar gemeinsam mit ihr lachten, wenn es nicht klappte. Männer beginnen, über ihre Sexualität anders als auf Stammtischniveau zu sprechen, und vielleicht können sie dann auch mit ihren Söhnen reden, wenn die ihnen Fragen stellen. Das «Aufweichen» der traditionellen Männerrolle verunsichert, aber es macht es Jungen auch möglich, anders mit sich und anderen umzugehen.

Anmerkungen

1 Dunde, Siegfried Rolf (Hrsg.) (1987): *Wenn ich nicht lieben darf, dürfen's andere auch nicht.* Reinbek: Rowohlt. S. 303.
2 Das Beispiel stammt vom Psychologen L. Kohlberg.
3 Reiner Neutzling und Dieter Schnack haben darüber ein sehr lesenswertes Buch geschrieben: *Kleine Helden in Not* heißt es und ist 1990 als rororo-Taschenbuch erschienen.
4 Die Zitate von Wera Schmidt, René Spitz, Alfred C. Kinsey und einige Daten stammen aus einem Buch von Hartmut Kentler (1973): *Texte zur Sozio-Sexualität.*
5 Amendt, Günter (1979): *Das Sex-Buch.* Dortmund: Weltkreis.
6 Hertoft, Preben (1983): *Orgasmus und Nähe.* In Nørretranders, Tor (Hrsg.): *Hingabe. Über den Orgasmus des Mannes.* Reinbek: Rowohlt.
7 Über mehrfache Orgasmen – und wie man dazu kommt – gibt es ein trotz des reißerischen Titels sehr interessantes Buch: Fithian, Marylin und Hartmann, William (1990): *Jeder Mann kann. Die Erfüllung männlicher Sexualität.* Frankfurt/M. und Berlin: Ullstein.
8 Das Zitat entstammt einem Raubdruck aus *Geschlecht und Verdrängung in primitiven Gesellschaften.*

9 Auf die Beschneidung aus religiösen Gründen, die in vielen Kulturen üblich ist, kann hier nicht weiter eingegangen werden. Zur Geschichte der Selbstbefriedigung siehe Pilgrim, Volker Elis (1985): *Der selbstbefriedigte Mensch*. Freud und Leid der ‹Onanie›. Grundlegend überarbeitete und erweiterte Fassung der Originalausgabe von 1975. Reinbek: Rowohlt (rororo mann).

10 Dieses Erlebnis stammt aus dem Buch von Pilgrim.

11 Nach einer Untersuchung aus der Zeitschrift *Psychologie Heute*, 11/91.

12 Über das Erste Mal im Leben eines Mannes berichten Venturi, Bruno & Thums, Dorothee (1987): *Männerpremieren*. St. Gallen: Narziß & ego.

13 Die Ergebnisse der Untersuchung standen im *Playboy* 10/91.

14 Das Beispiel stammt aus dem Sonderband *Konkret Sexualität* 1979.

15 Nach einer Untersuchung in der Zeitschrift *Psychologie Heute*, 7/90.

FRANK FRÜCHTEL

Modernisierung männlicher Sexualität

Bei wenigen Themen unterscheiden sich die Aufmerksamkeiten außerhalb und innerhalb der Soziologie so auffällig voneinander wie bei der männlichen Sexualität. Die Soziologie zeigt sich hier – entgegen sonstiger Gewohnheit – relativ unempfindlich gegenüber außerwissenschaftlich erzeugter Aktualität. Männer kommen in der deutschen Soziologie der Sexualität entweder gar nicht oder nur indirekt als Partner in nichtehelichen Lebensgemeinschaften, Belästiger am Arbeitsplatz, neue Väter, feministisch kritisierte Machos ect. vor. In der Bundesrepublik existieren ganze drei groß angelegte empirische Untersuchungen, die sich mit dem Thema Mann auseinandersetzen [1] und dabei dessen Sexualität am Rande streifen. Es fehlt in Deutschland bislang eine Kultur der «Men's Studies» wie es sie in Amerika seit etwa einem Jahrzehnt gibt. Ein zusätzliches Manko der vorhandenen Untersuchungen ist deren weitgehend quantitative Ausrichtung. Denn standardisierte Ankreuz-Fragebögen entreißen die Sexualität ihrem alltagsweltlichen Lebenszusammenhang und erfassen sie nur noch als bloße Meinungen und Einstellungen. Damit werden schon durch die Forschungsmethode diejenigen Widersprüche und Ungereimtheiten begradigt, die momentan die Situation der männlichen Sexualität ausmachen. Die beobachtbaren Wandlungen, an denen wir selbst teilnehmen, sind so vielschichtig und vielgesichtig, daß es notwendig ist, einzelne Aspekte und einzelne Fälle genau und gesondert zu betrachten. Aus diesen Gründen, aber nicht zuletzt auch aus ganz persönlichen Präferenzen heraus, habe ich eine empirische Untersuchung konzipiert, die all diese Bedingungen gleichzeitig erfüllen sollte. Es kam mir darauf an, *empirische* Ergebnisse zu produzieren, das heißt, es sollten den vorhandenen theoretischen Spekulationen keine weiteren gedanklichen Abstraktionen, die jeder empirischen Fundierung entbehren, hinzugefügt werden, sondern ich wollte Ergebnisse, die der direkten Beschäftigung mit Männern entstammen. Allerdings ging es mir auch nicht um die Impressionen reiner

(Selbst-)Erfahrungsberichte. Denn lebendige Erfahrungen werden erst durch deren gedankliche Durchdringung soziologisch. Es wird in sie eine Theorie hineingewebt, deren Ordnung sie erst zu jenen verstehbaren Mustern macht, die soziale Phänomene erklären können. Jedoch sollten die theoretischen Verallgemeinerungen die «Abenteuer» der befragten Männer nicht restlos einsaugen, um sie als wohldurchdachtes geometrisches Erklärungswissen wieder auszuspucken, dem man nicht mehr ansehen kann, aus welchen Lebensgeschichten es zusammengesetzt wurde. Es mußte deswegen eine Methode eingesetzt werden, die die Faszination des Einzelfalles nicht zerstörte, ihr aber auch nicht erlag:

Auf der Basis sehr ausführlicher Interpretationen mehrphasiger Interviews sollten die Problematiken, blinden Flecke, Perspektiven und Veränderungen einzelner Männer im Hinblick auf ihre Geschlechtsrolle nachvollziehbar herausgearbeitet werden. In einem weiteren Schritt wurde versucht, die Einzelfälle miteinander zu vergleichen, um Typen zu bilden. Schließlich sollten Fragen nach den Ursachen der entdeckten Phänomene aufgeworfen und diskutiert werden. Die generelle Fragestellung der Untersuchung lautete: «Wie hat sich ein verändertes weibliches Bewußtsein auf die Vorstellungen der Männer hinsichtlich Partnerschaft, Sexualität und Männlichkeit ausgewirkt? Gibt es hierbei Widersprüche zwischen dem, was Männer sagen, und dem, was sie wirklich tun?» Mit einer solchen Forschungsfrage tauchen sofort zwei scheinbar unlösbare Probleme auf. Erstens ist es zutiefst ungewiß, ob es ein «verändertes weibliches Bewußtsein» (verstanden im Hinblick auf weibliche Emanzipation) überhaupt gibt und wenn, in welchem Ausmaß, welcher Art und bei welchen Frauen. Diese Fragen konnten und sollten aber der Untersuchung nicht zugrunde gelegt werden. Sondern die Forschungsfrage wurde bezogen auf die Veränderungen, welche die *Männer* bei den Frauen wahrnehmen. Es sollte das «gewandelte weibliche Bewußtsein in den Köpfen der Männer» erfaßt und in seiner Bedeutsamkeit für deren Einstellungen und (eventuell dazu gegensätzliche) Verhaltensweisen analysiert werden. Im einzelnen wurden folgende Aspekte männlicher Sexualität in die Interviews einbezogen:

● Von welchen Standards wird das sexuelle Handeln der Männer bestimmt? Existieren unterschiedliche, mitunter entgegengesetzte Standards in ein und demselben Mann? Entstehen daraus unterschiedliche Sexualitäten?

● Was verstehen Männer unter Männlichkeit im sexuellen Kontext, und wie sehen sie sich selbst?

Bei jeder der genannten Grundfragestellungen wurde eine möglichst große Spannbreite von Antworten zusammengetragen. Denn die hypothetisch angenommene Vielgesichtigkeit sollte möglichst differenziert erfaßt werden, um daran anschließend zu klären, welche Faktoren für die Unterschiede verantwortlich sein könnten. Zu diesem Zweck wurden Männer der gleichen Altersgruppe (26–29 Jahre) aus vollkommen verschiedenen sozialen Milieus befragt. Aus den 10 vorliegenden Interviews will ich nun eines herausgreifen und vorstellen. Bei dem vorliegenden Aufsatz handelt es sich also nicht um einen Vergleich, sondern um eine einzelne Fallanalyse. Deswegen lassen sich die getroffenen Aussagen nicht ohne weiteres verallgemeinern, aber «was im Einzelfall stattfindet, (...) ist immer auch allgemeiner Natur» [2], weil alles gesellschaftlich Einzelne die allgemeinen Bedingungen in sich trägt, denen jede Generalisierung gilt» [3].

So handelt es sich bei Stefan [4] – um dessen Sexualität die weiteren Erörterungen sich drehen werden – um einen Mann, an dem sich einige der wesentlichen Untersuchungsergebnisse besonders anschaulich verdeutlichen lassen. Stefan gehört dem technisch innovativen Milieu an, zu dem Naturwissenschaftler, EDV-Experten, Physiker, Informatiker, Ingenieure höherer Bildungsgrade zählen. Der typische Lebenslauf im technischen Milieu sieht ziemlich geradlinig aus: Schule, Abitur, Studium an einer technischen Hochschule, daran nahtlos anschließend der Berufseintritt und bald darauffolgende Heirat nach vorherigem Zusammenleben. Meist sind beide Partner berufstätig und materiell selbständig. Das Eingehen einer Partnerschaft und eine mögliche Heirat geschieht auf der Basis vernünftiger, das heißt rational begründbarer Überlegungen. Dabei spielen Zweckmäßigkeitsgesichtspunkte eine nicht unbedeutende Rolle. «Der Prototyp ist der verheiratete, kinderlose Techniker, der zudem ein ausgesprochener Sport- und Freizeitfan ist.» [5]

Stefan entspricht diesen von Burkart und Kohli entdeckten Standards für Angehörige des technischen Milieus nicht in allen Punkten. Er lebt allein in einem Hochhausappartement für Singles. Seine erste Freundin, Sandra, lernte er im Gymnasium kennen. Die Freundschaft bestand während seines gesamten Studiums, das er deswegen auch als Wochenendheimfahrer und Studentenheimbewohner im Schnelldurchlauf absolvierte. Nach dieser ersten sechsjährigen Partnerschaft, die von Sandra beendet wurde, ohne daß Stefan es wollte, hatte er eine eher bedeutungslose und kurze Affäre, zu der er mir einige Einzelheiten erzählt. Ein knappes Jahr, nachdem sich Sandra von ihm getrennt hat, lernt Stefan während einer überbetrieblichen Fortbildungsveranstaltung seine zweite große Liebe kennen. Marion arbeitete in der gleichen Branche. Die Freundschaft mit ihr dauerte zwei Jahre, wobei Marion weiterhin bei ihren Eltern lebte, jedoch häufig in Stefans Wohnung übernachtete und diese auch zusammen mit ihm einrichtete. Nach der Trennung, die von Marion ausging und unter der Stefan lange Zeit gelitten hat, stürzte er sich in eine ganze Reihe kürzerer und längerer Abenteuer. Stefan verhinderte dabei gezielt jede Annäherung an eine feste Partnerschaft, weil er nach kurzer Zeit immer wieder die Feststellung machte, nicht die richtige Frau für sich gefunden zu haben, nach der er aber ständig auf der Suche schien. In dieser Zeit der Abenteuer fanden die Interviews statt, deren Kernstellen den folgenden Erörterungen zugrunde liegen.

Männlichkeit als Besonderheit

«Männlichkeit war für mich eigentlich früher immer verbunden mit Kraft, Stärke. So das Heldentum. Dann natürlich verbunden mit der Anatomie, Männlichkeit, der Körperbau. Mut. [...] Mittlerweile... Also ich bin davon abgekommen, [...] Von dem Bild, das ich mir früher gemacht hab. Männlichkeit hat damit nichts zu tun. Schon was, aber die Priorität ist zurückgetreten. Also weniger so Stärken – Männlichkeit. Das waren halt mehr so Sachen, die äußerlich waren. Jetzt versteh ich mehr darunter so die inneren Werte. [...] Aber wenn ich ehrlich zugebe: Ich kann mir nichts darunter vorstellen. Alles andere ist zurückgetreten, was ich mir unter Männlichkeit vorgestellt hab. [...] Ich hab Männlichkeit immer gleichgesetzt mit Frauen. Wie leicht man's hat, Frauen zu erobern oder zu kriegen. [...] Ich hab aber jetzt irgendwann gemerkt aus eigener Erfahrung, daß man nicht irgendwie *solche* Schultern haben muß. Und ganz machomäßig auftreten muß. Und nicht mit 200 in eine Kurve reinfahren muß, um sich zu beweisen oder vor den anderen zu profilieren. Sondern daß man einfach durch das, wie man ist, auch irgendwie interessant sein kann. Obwohl man sich eigentlich im Vergleich zu anderen nichtig und klein fühlt. Durch solche Erfahrungen, daß die Andrea zum Beispiel, die ich für eine sehr souveräne Frau halte. Wo ich zum Beispiel nie gedacht habe, daß da was ginge, daß die sich für einen interessiert und mir das auch zeigt und sagt, daß ich ganz interessant bin und daß sie das gut findet, [...]»

Alles, was sich Stefan immer unter Männlichkeit vorgestellt hat, ist verblaßt. Zu beachten ist, daß Stefan in diesem Zusammenhang von einer «Vorstellung», von einem «Bild» spricht, das er von der Männlichkeit hatte. Er weist mit dieser Formulierung darauf hin, daß es eine Gedankenwelt war, in der er selbst vielleicht nicht einmal besonders heimisch gewesen ist. Jedenfalls sind die Vorstellungen, nach denen sich Männlichkeit an äußeren Stärken zeigen mußte, heute für Stefan falsch. Sie sind jetzt für ihn eine durchschaute Ideologie, die er durch die «Realität» ersetzt hat. Bevor ich auf Stefans modernes Männlichkeitsverständnis eingehe, möchte ich noch kurz bei der überkommenen Männlichkeit verweilen. Stefan beschreibt sie anhand einer Aufzählung von Stereotypen, die, so wie er sie sagt, direkt aus der Männerliteratur stammen könnten. Sie passen auch exakt zu den von Brannon, Doyle und Flicker[6] beschriebenen Hauptkategorien klassischer Männlichkeitsnormen:

Norm: No Sissy Stuff (Nur nichts Weibliches): Die Norm, anders zu sein als Frauen. Eine der klassischen Grundlagen männlicher Identität ist die deutliche Absetzung vom anderen Geschlecht, das mit Weichheit, Schwäche und Emotionalität verschmolzen zu sein scheint.
Signifikante Interviewstellen: «Kraft», «Stärke», «Anatomie», «männlicher Körperbau», «machomäßig auftreten», «solche Schultern».
Stefans Kritik daran: Der männliche Körperbau mit den breiten, muskulösen Schultern, die Kraft und Stärke symbolisieren und unter Umständen auch unter Beweis stellen müssen, gehört keinesfalls mehr zur männlichen Grundausstattung. Man muß nicht unbedingt einen Körper haben, der schon auf kilometerweite Entfernung die Geschlechtszugehörigkeit ausstrahlt, sondern auch ein Körper wie derjenige Stefans, ohne breite Schultern und eher leptosom als athletisch ist akzeptabel.

Norm: The Big Wheel (Der große Macher): Das Bedürfnis, anderen Männern überlegen zu sein, was sich zum Beispiel an Erfolg, Position und Status demonstrieren läßt. Die Mittel zum Erstrebenswerten sind Leistung, Konkurrenzbewußtsein und Kampfbereitschaft.

Signifikante Interviewstellen: «sich beweisen oder vor den anderen profilieren», «sich im Vergleich zu anderen nichtig und klein fühlen».

Stefans Kritik daran: Ein Mann muß nicht mehr potenzprotzend auftreten und andere in den Schatten stellen, um auch wirklich als Mann zu gelten, sondern es genügt, wenn er so ist «wie er eben ist».

Norm: The Sturdy Oak (Die starke Eiche): Das Bedürfnis, unabhängig und auf niemanden angewiesen zu sein. Ein Mann muß seinen Mann stehen: Hart, zäh, unerschütterlich, unbesiegbar.

Signifikante Interviewstellen: «So das Heldentum», «Mut».

Stefans Kritik daran: Ein Held, der sich für seine Überzeugungen jeder erdenklichen Übermacht stellt, weil er mutig ist, ist nicht mehr der Prototyp des Männlichen. Man kann im Vergleich zu anderen «nichtig und klein» sein und dennoch gut abschneiden.

Norm: Give'em Hell! (Denen zeig ich's!): Das Bedürfnis, alles zu wagen ohne Rücksicht auf Verluste. «Man muß dazu bestimmte Handlungen wagen, die gefährlich sind und sogar Schmerz einbringen können.» [7]

Signifikante Interviewstellen: «Mit 200 in eine Kurve reinfahren».

Stefans Kritik daran: Der zur Schau getragener Wagemut, zum Beispiel demonstriert an risikoreichen Unternehmungen, hat seinen früher unumstrittenen Marktwert verloren. Der Hang zum Risiko ist kein Männlichkeitssymbol mehr.

Norm: The Sexual Element oder The Super Stud (Sexbolzen): Männlichkeit läßt sich an der Menge der erreichten sexuellen Eroberungen ablesen.

Signifikante Interviewstellen: «Wie leicht man's hat, Frauen zu erobern oder zu kriegen».

Stefans Kritik daran: Die oben genannten Eigenschaften sind nicht das einzige Erfolgsrezept bei Frauen, wobei der Erfolg an sich schon wichtig geblieben ist. Stefan hat die Erfahrung gemacht, daß er ohne so zu sein, wie das Klischee es verlangt, gut bei Frauen ankommt. Man muß dazu nicht einem bestimmten Typus entsprechen oder Stärken zu Schau tragen, die man gar nicht hat.

Fazit – das früher selbstverständliche Bild vom Mann ist zwar nicht verschwunden, aber es ist breiter geworden. Neben den gängigen Stereotypen, die in erster Linie an männlichen Stärken orientiert sind, kommt auch anderes an, das nach alten Maßstäben als *«nichtig und klein»* gegolten hätte. Denn eigentlich kommt es nicht auf äußerliche Stärkebeweise an, sondern auf die *«inneren Werte»*. Mit dieser Formulierung meint Stefan wertvolle Eigenschaften *(Werte)*, die *«innen»* liegen, also Charakter- oder Persönlichkeitseigenschaften. Erst wenn man einen Menschen näher kennenlernt, bekommt man einen Eindruck von den Eigenschaften, die in den Tiefenschichten der Persönlichkeit vergraben liegen. Stefan gelingt es aber nicht, die *«inneren Werte»*, die heute Männlichkeit sein sollen, zu spezifizieren. Schließlich meint er, *«ehrlich zugeben»* zu müssen, daß er sich überhaupt *«nichts darunter vorstellen»* kann. Denn um Männlichkeit im klassischen Sinne gehe es auch gar nicht mehr, sondern der neue Maßstab ist derjenige der Interessantheit: Wie interessant bin ich für andere, gleichviel auf welchen Eigenschaften, Fähigkeiten oder Merkmalen eine solche, das Interesse auslösende Besonderheit immer auch beruhen mag. Gefragt sind Unterschiede, die für Besonderes stehen und nicht das möglichst gute Repräsentieren allgemeingültiger Männlichkeitsnormen. Das überindividuelle Konzept der Männlichkeit wird ersetzt durch das individuelle Konzept der Besonderheit. Moderne Männlichkeit ist damit eine Männlichkeit, in der das Attribut «männlich» einer Leerformel gleicht, die individuell auszufüllen ist.

Der zentrale Vorteil von Stefans Männlichkeitskonzept scheint die Entlastung zu sein. Er kann *«durch das, wie er ist, interessant sein»* und muß dazu nicht auf der Klaviatur einer männlichen Rolle spielen. Für Stefan ist es befreiend, «ein Programm, eine an alle Männer gerichtete Aufforderung, sich ihr gemäß zu modellieren»[8] als äußeren Zwang zu erkennen, dem man sich nicht in jedem Fall unterwerfen muß. Entmännlichung wird von Stefan nicht als Kastration oder Entthronung empfunden, sondern als Befreiung.[9] Schon alleine diese gedankliche Erkenntnis bedingt die Außerkraftsetzung der «Crosspressures», von denen etwa Everett im Männerhandbuch persiflierend erzählt: «Männlichkeit verpflichtet. Sie ist kein x-beliebiges Attribut, das leichtfertig in die Hand gegeben ist. Männlichkeit will verdient sein, durch Männertaten, das Herzstück mannhafter Haltung»[10]. Allerdings ist das eben Gesagte nur die eine Seite der Medaille.

Ich habe dargestellt, daß heutzutage die Besonderheit das Erstrebenswerte ist. Je markanter eine Person, desto besser. Anpassung, Farblosigkeit, Unauffälligkeit und Unscheinbarkeit sind die negativen Pole der Skala «Besonderheit». Dieses ist der neue Käfig, in den man hineingerät, kaum daß man den alten aufgebrochen hat. Stefans alte Männlichkeit war eine Schablone, in die sich der einzelne Mann, wollte er als solcher gelten, einzupassen hatte. Es war eine Norm, von der ein ungeheurer Druck ausging, ihr möglichst perfekt zu entsprechen. Stefans moderner Ersatz für diese überkommene Männlichkeitsschablone ist das «Interessant-gefunden-werden-Müssen». Stefan muß nicht mehr einem bestimmten Bild entsprechen beziehungsweise versuchen, sich ihm anzunähern, sondern er ist dazu aufgerufen, seine eigene besondere Form zu entwerfen, die ihm Seltenheitswert zu garantieren vermag. Dabei geht es keineswegs um unerreichbare Idealität, aus der die Besonderheit dann entspränge, sondern eher um ganz normale Ungewöhnlichkeit in Relation zu den anderen: «Alles das, was einem Menschen versichert, daß er zwar in keiner Weise etwas Ungewöhnliches ist, aber in dieser Weise, keiner Weise etwas Ungewöhnliches zu sein, doch nicht so leicht seinesgleichen hat!»[11] Hinterrücks schleicht sich aber in das, dem ersten Eindruck nach befreite Männlichkeitsbild ein neuer, wesentlich subtilerer Zwang ein: Der Zwang zur alltäglichen Außergewöhnlichkeit. Und noch etwas ist gleichgeblieben. Es kommt nach wie vor auf den Erfolg bei Frauen an. Genau daran läßt sich die Außergewöhnlichkeit scheinbar am genauesten messen. Stefans Gewißheit, etwas Besonderes zu sein, entsteht immer dann, wenn er (in der Rolle des potentiellen Partners) Interesse bei Frauen auszulösen vermag. Er selbst stellt den beachtlichen Zusammenhang zu seinem alten Männlichkeitsideal her. Ging es ihm früher um die *«Eroberung von Frauen»*, so ist es heute sein Ziel, *«das Interesse von Frauen zu erregen»*. Das Prinzip, sich an Frauen als Mann zu beweisen, ist unverändert geblieben. Der Unterschied besteht nur in den vielfältigeren Möglichkeiten, sich Beweise zu verschaffen.

«Das können zum Beispiel auch Komplimente von Frauen sein: Daß ich nett bin und daß sie mich interessant finden und [...] daß sie mich eigentlich anderen vorziehen. Daß sie sich also lieber mit mir abgeben als mit anderen Typen. [...] Frauen, die jahrelang treu waren, [...] daß sie sich da auf was einlassen mit mir. Das reizt mich schon. Das ist eigentlich mehr das Aufregende dran. Das ist irgendwie für mich eine Selbstbestätigung, daß an mir was dran sein muß. [...] Dann weiß ich zumindest, daß ich nicht irgendwie so ein Typ bin, der dann irgendwie so ist wie jeder oder oder oder nicht irgendwie was Markantes hat, sondern daß ich irgendwie auffalle. [...] Daß ich nicht untergehe in der Masse. Und das bestätigt mich dann auch.»

Stefan wartet auf Bestätigung. Hauptsächlich erwächst sie aus seiner sexuellen Attraktivität, über die er seinen Selbstwert zu definieren scheint. Indem Frauen ihn anderen Männern vorziehen, zum Beispiel für ein Erlebnis mit ihm untreu werden, zeigen sie Stefan, daß an ihm «*etwas dran sein muß*», und zwar etwas «*Markantes*», das ihn vom «*Untergehen in das Masse*» aller Männer bewahrt. Liebe, Erotik, Sexualität werden dadurch zu einer Art Schiedsgericht, in dem er oder einer seiner anonymen Konkurrenten den goldenen Apfel erhält. So ist es auch stimmig, wenn für Stefan vom «Verliebtsein einer Frau» in ihn, nur die Bewunderung seiner Person ausschlaggebend ist:

«Die war total verliebt und hat mich da angehimmelt. [...] Sie war eigentlich schon begeistert von mir.»

Analog dazu führt die Ablehnung durch eine Frau zu erheblichen Selbstzweifeln:

«Da hab ich gedacht, warum gafft sie mich da an, und dann krieg ich so eine Reaktion. [...] so was verunsichert mich dann, weil ich da auf mich selber rückschließe, ob ich mich da irgendwie falsch verhalten hab, oder ob ich da so einen gravierenden Fehler gemacht hab, [...] Wenn ich dann das so verarbeite, dann drückt mich das schon immer irgendwie nieder.»

Wenn man sich vergegenwärtigt, daß Stefan eine ganz spontane, unvorbereitete Antwort auf die Frage nach Männlichkeit gegeben hat, überraschen seine detaillierten Ausführungen. Er verfügt über eine ziemlich überdachte Vorstellung, die wahrscheinlich in früheren Überlegungen zum Thema entstanden ist. Für Stefan ist es unproblematisch, ein progressives männliches Ideal zu propagieren, weil er dem traditionalen ohnehin nur wenig entspricht. Somit hat Stefan keine besonderen Schwierigkeiten, alte Maximen über Bord zu werfen und sie durch neue zu ersetzen. Allerdings tut er dies nicht vollständig, sondern läßt bestimmte Grundsätze unangetastet. Zum Beispiel ist ihm das Interesse, das er bei Frauen zu erregen vermag, unheimlich wichtig. Dabei kommt es aber nicht mehr darauf an, Frauen zu erobern, indem man physische Kraft, souveräne Überlegenheit, Wagemut und Unabhängigkeit zu Schau stellt. Die Neuheit ist, daß individuelle Raffinesse und individuelle Außergewöhnlichkeit den Ausschlag geben. Es besteht zwar nach wie vor die Option zur traditionalen männlichen Rolle, doch sie ist nicht mehr obligatorisch für jeden Mann in jeder Situation. Allerdings, auch wenn die Variationsbreite der Handlungsmöglichkeiten zugenommen hat, und persönliche Kreativität in Relation zu geschlechtstypischem Verhalten bedeutungsvoller geworden ist, so ist dennoch das elementare Beurteilungskriterium für die erstrebenswerte Besonderheit (der Selbstwert entspringt) unverändert beim alten geblieben: Der Erfolg bei Frauen.

Unter Berücksichtigung dieser Ergebnisse kann man der These zustimmen, daß die neuen Modelle für Männer die alten nicht ersetzt haben, sondern neben ihnen entstanden sind.[12] Dies kann zu einer konfusen Situation führen, in der überhaupt nicht mehr zu klären ist, was es heißt, ein Mann zu sein.[13] Es ist aber auch denkbar, daß die Frage nach dem richtigen Mann generell abgeschafft wird. Bei Stefan zeigt sich, daß zum Teil für ihn überhaupt kein Bedürfnis danach besteht, ein richtiger Mann zu sein. Er kann mit dem generellen Konzept «*nichts mehr anfangen*» und sucht keine Antwort auf die Frage: «Wie ist ein Mann?» Sondern Stefan sucht Antworten zur Frage: «Wie komme ich gut an, egal ob männlich oder nicht?» Dabei probiert er möglichst viel Authentizität zu erreichen. Er versucht, Situationen so zu gestalten, daß er «*sein kann, wie er ist*» und dennoch oder gerade deswegen gut ankommt.

Ivan Illich hat in seinem Buch *Genus* die These aufgestellt, daß der Industrialisierungsprozeß das «vernakuläre Genus»[14] abgeschafft habe. Mit dem Begriff «vernakuläres Genus» meint Illich die quasi natürliche Verknüpfung von spezifischen Verhaltensweisen, Persönlichkeitsstrukturen, Anschauungen und Kompetenzen mit einem bestimmten Geschlecht. Männlichkeit und Weiblichkeit wirken in der vorindustriellen Zeit wie «soziale Natur, die verändern, manipulieren oder abstreifen zu wollen den Beteiligten widersinnig erscheinen müßte».[15] Dagegen sind heute immer mehr Eigenschaften als geschlechtsunspezifische ausgewiesen. Die Industriegesellschaft hat «Männer und Frauen für die gleiche Arbeit geschaffen, sie nehmen die gleiche Wirklichkeit wahr, und sie haben, mit geringfügigen kosmetischen Variationen, die gleichen Bedürfnisse».[16] Illich spricht in diesem Zusammenhang von einem «geschlechtsunspezifischen Individualismus»[17] oder von «‹Sexus› als den Versuch der Moderne, der Schaffung von ökonomischen Neutra» [18]. Um in unserer modernen Gesellschaft leben zu können, müssen Männer nicht unbedingt männlich sein im Sinne eines obsolet wirkenden Konzepts, das von Gefühlskontrolle über Dominanzstreben bis zur Sachorientierung reicht.

«Männlichkeit ist heute ein von der realen gesellschaftlichen Situation abgetrenntes ‹psychologisches Konzept›, das individuell angeeignet und interpretiert werden muß, das aber nur noch teilweise funktional darauf bezogen werden kann, was ein Mann wirklich tut und wie er es tut.» [19] Erst dadurch, daß sie aus der kulturellen Selbstverständlichkeit ausgeklinkt wurde, daß sie individuell variierbar geworden ist, stellt sich die Frage nach ihr, die individuelle Antworten verlangt. Eine Möglichkeit besteht darin, Männlichkeit – wie Stefan es tut – in individueller Besonderheit aufgehen zu lassen. So einfach und geradlinig wie Stefan dies darstellt, gestaltet sich dieser Weg allerdings nicht. An seinem Beispiel läßt sich recht deutlich das Nebeneinander von modernen und traditionellen Männlichkeitsschemata aufzeigen. Mehr dazu in den folgenden Kapiteln.

Von dem Dilemma
zwischen seinem und ihrem Genuß

«Also der blödeste ist der, wenn du einen Samenerguß hast ohne irgendein Gefühl, das ist dann so wie wenn du einfach ausläufst, ohne daß sich irgendwas im Körper abspielt. Das kann auch ohne Erektion sein. […] Die vorletzte Kategorie ist dann der, wenn ich versuch es zurückzuhalten und schaff es nicht. Die zweite Kategorie ist dann der beim normalen Ablauf, daß ich sie zuerst befriedige und dann selber für mich einen Orgasmus habe. Und der erste – den habe ich aber noch nicht oft gemacht, weil ich ihn nicht zusammenbring – ist, daß ich total egoistisch und auf mich selbst bezogen bin. Wenn ich also auf einer Frau drauflieg und die wirklich nur benütze.»

In Stefans Orgasmusrangreihe kommt die zentrale Leitdifferenz, die wie nichts anderes sein gesamtes sexuelles Leben färbt, plastisch zum Ausdruck: Entweder er benutzt sie, um sich Genuß zu verschaffen, oder er benutzt sich, um ihr Genuß zu verschaffen.

Die «blödeste Kategorie», die Stefan nennt («wenn du einfach ausläufst»), liefert einen klaren Beleg für die in der Männerforschung beschriebene Differenzierung zwischen Ejakulation und orgiastischem Höhepunkt. «Orgasmus und Samenabgang begleiten einander oft, sind aber nicht dasselbe.» [20] Die vorletzte Kategorie («wenn ich versuch es zurückzuhalten und schaff es nicht») und die zweite Kategorie («daß ich sie zuerst befriedige und dann selber für mich einen Orgasmus habe») beschrieben Stefans Normalsexualität. Die besten Orgasmen hat Stefan in der egoistischen Variante seiner Sexualität («Wenn ich also auf einer Frau lieg und die wirklich nur benütze»). Zwischen Normalsexualität und egoistischer Sexualität liegt eine für Stefan unüberbrückbare Kluft.

Die Normalität wird bestimmt durch das dominante Ziel der Befriedigung seiner Partnerin: «Das ist das große Ziel, das ich immer anstrebe – daß es ihr gut gefällt». Das zentrale Evaluationskriterium, dem Stefan die Sexualität deswegen unterzieht, ist ihr Genuß. Probleme entstehen natürlich aus der Tatsache, daß er sich nie richtig sicher sein kann, ob es ihr nun gefällt oder nicht. Gefühle von anderen sind nicht direkt beobachtbar. Sie können immer nur vermutet oder erfragt werden nach dem Schema: Wenn sie sich so oder so verhält, dann wird sie sich vermutlich gut fühlen. Stefan ist mit seinen Beurteilungsbemühungen auf eine Hilfskonstruktion angewiesen: Auf seine eigenen Erfahrungen und sein Wissen darüber, welche Handlungen eine für Frauen befriedigende Sexualität wahrscheinlich machen.

Das Ziel ist – wie gesagt –, «daß es ihr gut gefällt». Stefan setzt zur Erreichung dieses Zustandes sein Wissen darüber ein, wie eine solche Situation hergestellt werden kann. Dieses Wissen beruht auf seinen bisherigen Erfahrungen mit Frauen, *«mit denen er was gehabt hat»*. Stefan versucht also mit Hilfe von Wissen, das er glaubt an praktischen Erfahrungen gewonnen zu haben, sein Ziel *(«daß es ihr gut gefällt»)* zu realisieren. Ich meine, daß das Wissen, von dem er annimmt, es sich im Bett angeeignet zu haben, in Wirklichkeit gerade nicht hierher kommt, sondern auf Verhaltensnormen beruht, die außerhalb der Betten verbreitet und internalisiert werden. Diese Standards bewerten sein Verhalten, oder besser gesagt, er bewertet sich unter Zugrundelegung der Standards. Die Problematik besteht nun darin, daß er seine Sexualität anhand von zwei unterschiedlichen Normsystemen beurteilt. Daraus resultiert das Dilemma. Ein und dasselbe Handeln ist bewertbar als lustvolles Genießen und als eigensüchtiges Benutzen, als glanzvolle erotische Inszenierung und als enttäuschende Routine.

«[…] also ich stütze mich da, sagen wir mal so, nur auf die Erfahrung, die ich gemacht hab. […] daß zum Beispiel die Frauen, mit denen ich was gehabt hab, das immer sehr schön empfunden haben, wie ich da eigentlich von mir aus selber bin, daß ich ziemlich zärtlich und ruhig, also nicht so überhastet bin und ruhig, daß sich das Ganze irgendwie über einen gewissen Zeitraum hinzieht, daß da halt wirklich der ganze Ablauf mit Vorspiel und und und nette Atmosphäre dabei ist, so die Ruhe einfach, das Ganze miteinander rumschmusen und das sich dann so reinsteigert. […] Irgendwie was Souveränes ist dabei. […] Du weißt dann zum Beispiel das zärtliche Streicheln an den und den Stellen, […] daß man das benutzen kann, um die Frau […] zu stimulieren.»

Welche Wissensdimensionen sind in Stefans Schilderungen enthalten? Erstens spricht er von einem Ablauf, von einer vorausberechenbaren Dynamik, die Zeit braucht, aber einen bestimmten zukünftigen Zustand sehr wahrscheinlich macht. Zweitens nennt Stefan eine für ihn selbst charakeristische Eigenschaft, die Gefallen findet. Und drittens weist er auf eine spezifische Schlüsselkompetenz (Souveränität) hin, über die zu verfügen vorteilhaft ist.

1. »Der ganze Ablauf mit Vorspiel und und und…»
Eine Formel, die in Stefans Schilderung immer wieder auftaucht, heißt: *«es hat (sehr gut) geklappt».* *«Geklappt»* hat es dann, wenn sich ein kompletter sexueller Ablauf mit einer quasi natürlichen Dramaturgie inszenieren ließ:

- nette Atmosphäre
- zeitintensive Warming-up-Phase
- miteinander schmusen
- zärtliches Streicheln seiner Partnerin
- zärtliches Streicheln an besonderen Stellen
- Steigerung der Erregung seiner Partnerin
- die Frau bekommt einen Orgasmus

Nur ein solcher Ablauf macht das Ziel wahrscheinlich. Man sieht daran aber auch, daß Stefan zu einer weiteren Hilfskonstruktion greifen muß, an der er feststellt, ob es seiner Partnerin gut gefällt: *Ihr* Orgasmus, der ihm als Indikator ihres Wohlgefallens dient.

«Ich hab versucht, mich langsam voranzutasten, und das hat sich immer mehr gesteigert und das hat auf einmal total hingehauen. […] Na ja, das hat halt geklappt. […] und so hab ich's auf einmal geschafft, daß sie einen Orgasmus kriegt. [...] Man kann sagen zu 98 %, daß sie immer ihre Befriedigung gefunden hat, körperliche Befriedigung.»

Stefans Bedürfnis «mitzukriegen» (16), ob es ihr gefällt, zieht auch eine starke Konzentration nach sich, genau darauf zu achten, ob sie einen Orgasmus hatte oder nicht. Geschlechtsverkehr ohne ihren Orgasmus ist für ihn frustrierend.

«[...] das hat nie geklappt. Sie hat nie einen Orgasmus gehabt, und das war nie schön. Ich hab's fürchterlich empfunden. Mich hat's eigentlich immer gegraut davor. Es hat nie gut geklappt.»

Ihr Orgasmus gilt ihm, über dem das Damoklesschwert ihres Gefallens schwebt, zumindest als Zeichen, als Indiz dafür, daß es bzw. er nicht schlecht gewesen sein kann. Schafft er ihn nicht herbeizuführen, sei es, weil er seinen Samenabgang nicht «just in time» zu liefern vermochte, sei es, weil er sie nicht perfekt genug stimulieren konnte, erlebt er sich als Versager. Allerdings liegt Stefan damit im Trend. «In der Sexualität richten sich die Männer nach den Frauen aus. Sie treten bzw. stecken zurück, nicht gerade glücklich darüber, aber sie tun es.» [21] Ejaculatio praecox gilt als psycho-physische Störung [22], wobei «vorzeitig» bedeutet, daß ein Mann die Kontrolle über die Ejakulation nicht (mehr) hat. «Wird jemand von seinem Orgasmus überrascht, dann ist er vorzeitig.» [23] Damit eine Ejakulation eine «richtige» Ejakulation ist, muß sie ein rational kontrolliertes, bei vollem Bewußtsein ablaufendes Unternehmen sein. Das heißt aber auch, daß ein Mann, will er nicht sexuell gestört sein, nie von seiner Lust überfallen, überwältigt werden darf. Der Orgasmus ist diesen Vorgaben gemäß ein in erster Linie methodisches und vielleicht an dritter oder vierter Stelle auch affektives Handeln.

2. «Daß ich ziemlich zärtlich bin»

Stefan beschreibt sich als naturgemäß zärtlich («*wie ich da von mir selbst aus bin*») und macht die Erfahrung, daß sich diese Eigenschaft in der Sexualität ziemlich vorteilhaft auswirkt. Beachtenswert scheint mir das im letzten Zitatsatz auftauchende «Um-zu-Motiv», das über die Zweckrationalität seiner Handlungen Auskunft gibt. Er betreibt seine Zärtlichkeit, um sie, die wie eine Kundin behandelt wird, zufriedenzustellen, und die Kundin ist Königin. Sein umfangreiches Handlungsrepertoire ist nie Selbstzweck, sondern immer nur Mittel zum Zweck.

Stefans Streicheln und Zärtlichkeiten erhalten eine strategische Funktion, geschehen nie einfach so, sondern sind wohlplazierte taktische Schachzüge.[24]

3. «Was Souveränes ist dabei»

Stefan selbst fungiert als Regisseur und dank seiner gemachten Erfahrungen anscheinend ziemlich souverän. Souveränität bedeutet im landläufigen Sinne eine durch häufige Wiederholung desselben Geschehens gewonnene Routinekompetenz, die jederzeit völlig unproblematisch aktualisierbar ist und zudem auf geringfügige Abweichungen des Normalablaufs schnell, flexibel und erfolgreich reagieren kann.

Routinekompetenz setzt voraus, daß der Routinier über ein ausreichendes Maß an Distanz verfügt. Nur wenn er nicht allzu sehr in den Handlungsablauf verwickelt ist, das heißt, wenn nicht seine ganze Energie und Konzentration darin aufgeht, vermag er Abweichungen vom Normalablauf frühzeitig zu erkennen und Modifikationskonzepte für sein Handeln zu entwerfen, ohne daß die gesamte Dynamik ins Stocken gerät. Der Routinier ist also gewissermaßen immer ein Stück weit unbeteiligter Zuschauer seiner *eigenen* und Experte *ihrer* Sexualität.[25] Sein eigener Körper ist die Maschine und die Sexualität eine Funktion, die kalkulierbar sein muß. Für Stefan wird Sexualität zu einer weitgehend entsubjektivierten «Technologie der Lust»[26], in der seine eigene Lust nur am Rande vorkommt. Er als Techniker «spielt mit dem Körper des anderen, er bearbeitet ihn, [...] bastelt [...] an ihm herum. In diesem Sinn ist Sexualität vor allem ein Spiel mit Organen, die als Maschinenelemente verstanden werden.»[27] Die Erotik wird zum «Problem der Präzision, da die Frau zur Verspätung und der Mann zur Verfrühung neigt».[28]

Stefan kontrolliert das intime Zusammenspiel mit der Behauptung, die sexuellen Ziele und Bedürfnisse seiner Partnerinnen zu verstehen. Ja mitunter scheint es, als ob nur er diese Bedürfnisse, Wünsche, Möglichkeiten weiblicher Sexualität überhaupt kenne.[29] Bro-Rasmussen hat darauf hingewiesen, daß genaugenommen drei Arten von Impotenz unterschieden werden müssen: Erektive, ejakulative und orgiastische, wobei mit der letzteren die «mangelnde Fähigkeit zur Hingabe an das Strömen der biologischen Energie ohne jede Hemmung, die mangelnde Fähigkeit zur Entladung der hochgestauten sexuellen Erregung durch unwillkürliche lustvolle Körperzuckungen»[30] gemeint ist. In all seinen

Bemühungen, ihre Stimulation zu optimieren und der Vorsicht, nicht von seinem eigenen Orgasmus überrascht zu werden, kommt Sexualität der orgiastischen Impotenz recht nahe und er erinnert mich an ein ironisches Interviewzitat, in dem diese Problematik in ihrer ganzen Fatalität zum Ausdruck kommt:

«Ich verschaffe ihr natürlich jedesmal einen Orgasmus. Zuerst ein Vorspiel zum Anheizen. Und wenn sie so richtig geil ist, schlecke ich sie zum Orgasmus, daß sie ganz wild wird und mir die Nägel in den Rücken bohrt. Mein Orgasmus? Ja, davon liefere ich jedesmal ein Löffelchen voll ab!»[31]

Es bedarf wahrscheinlich keiner weiterreichenden Eröterungen, um zu verstehen, daß Stefan von seiner Rolle als «technisch kompetenter Lover»[32] nur zum Teil zufriedengestellt wird. Er «schafft» es, seiner Partnerin Genuß zu bereiten. Das kann einmal mit dem Bedürfnis zusammenhängen, eine harmonische Situation herbeizuführen, in der er sich ihrer Zuneigung sicher fühlt. Andererseits kann sexuelle Kompetenz mit Stefans Selbstwertgefühl verquickt sein. Aus dem positiven Feedback hinsichtlich seiner Liebhaberqualitäten resultiert Bestätigung, nach der er auf der Suche ist: «Daß an mir etwas dran sein muß»; «daß ich nicht (...) so ein Typ bin, der (...) so ist wie jeder» – Und nicht zuletzt beruht diese Form der Inszenierung sexueller Situationen auf einem Wissen darüber, wie man sich (als Mann) in einer sexuellen Interaktion zu verhalten hat. Ihm selbst bereitet diese Form der Sexualität eher *sekundären* Genuß. Also Genuß, der nicht der Sexualität selbst entspringt, sondern indirekt durch sie zustande kommt und im Grunde genommen kein sexueller Genuß ist, wobei fraglich bleibt, ob man hier überhaupt von Genuß sprechen kann. Auf der Dimension «Genuß» schneidet Stefans Normalsexualität jedenfalls nicht besonders gut ab. Trotzdem ist diese Sexualität die von ihm am häufigsten praktizierte, weil er die nun zu erörternde genußvolle Alternative selten «zusammenbringt» und weil sie mit seinen Partnerschaftsidealen konfligiert.

Die egoistische Sexualität der multiplen Eroberungen

«[...] das macht mir also schon Spaß, dann irgendwie mal dann den Spieß mal umzudrehen, irgendwie. So der nicht zu sein, der ich eigentlich bin, einfach bloß einmal irgendwie so die Lust vorzuschieben. Daß ich dann einfach mal, ohne dann groß Remmidemmi zu machen, die Frau überfalle und das Ganze dann wesentlich kürzer ist, vielleicht bloß 10 Minuten dauert.»

«Den Spieß herumdrehen» ist eine merkwürdige Formulierung. Zuerst denkt man bei dieser Redensart an einen Angegriffenen, der plötzlich zum Angreifer wird. Es taucht das Bild eines Menschen auf, der alles, was er bislang auszuhalten hatte, jetzt mit gleicher Münze zurückzahlt: also ein Rollentausch der Handlungspartner, in denen das Opfer zum Täter und die Täterin vice versa zum Opfer wird. Doch so scheint die Formulierung nicht gemeint gewesen und im übrigen auch gar nicht zutreffend zu sein. Denn Stefan ist niemals in der Rolle eines passiven Opfers, sondern stets Täter, während die Partnerinnen immer diejenigen bleiben, mit denen etwas geschieht. Allerdings Unterschiedliches, und das Unterschiedliche ist es, das Stefan mit dem Bild des umgedrehten Spießes ausdrücken will. Es findet also kein Rollenwechsel statt, in dem sie seinen und er ihren Part übernähme, sondern allein er ändert sein Verhalten. Stefan wechselt von der Rolle des «Sexualtechnikers» zu der des «Sexualmatadors»[33], horcht hauptsächlich auf seine Begierde, überfällt und überwältigt die Partnerin damit. Ein weiterer Gedanke wurde bereits im Eingangsbild des Angreifenden – Angegriffenen angedeutet. «Den Spieß umdrehen» bedeutet auch, Gerechtigkeit einzuführen. Hier bricht das in der Rolle des «Competent Lovers» angelegte Unzufriedenheitspotential auf. Das «aufgestaute» Verzichten will sein «Recht». Es findet eine Umkehrung vom Geben ins Nehmen statt, eine Art Miniaturrevolution. Eigenartig ist, daß nur diese beiden Alternativen für Stefan denkbar sind. Entweder ist er Sexualtechniker, «der sich bemüht, seiner Partnerin multiplen orgiastischen Genuß zu bereiten; er fragt, oder noch besser, er spürt, was sie will und versucht dann, es zu verwirklichen, in seinen unermüdlichen Anstrengungen, sie zu befriedigen».[34] Oder Stefan wird zum «Sexualmatador», einem «unsensiblen Benutzer von Frauen, der ständig auf der Suche ist, keine Gelegenheit zur Sexualität ausläßt und sich befriedigt, ohne oder mit wenig Sorge beziehungsweise Gefühl für die Bedürfnisse des Partners».[35]

«Wenn es nur ein Techtelmechtel ist, […], da ist mir das eigentlich wurscht. Wenn der Partner dann für so ein kurzes Ding zu haben ist, dann ist mir das eigentlich wurscht. […] Wenn mir nichts dran liegt, wenn ich da bloß meinen Spaß haben will, dann denk ich vorrangig an mich.»

«Vorrangig an sich denken» kann Stefan, wenn er den Fokus verschiebt. Der Partnerin gegenüber entsteht eine (negative) Gleichgültigkeit, und die ganze Konzentration gilt dem eigenen Spaß. Die Voraussetzung einer solchen Konstellation ist, daß die Frau sich dazu hergeben muß. Sie muß sich aus Stefans Blickwinkel unter Wert verkaufen, das heißt, sie muß sich eigentlich erniedrigen. Erst wenn sie nicht mehr viel wert ist, kann er sich über das – von dem er denkt, daß sie es eigentlich möchte – hinwegsetzen. Am idealsten wäre solcher extreme Selbstbezug in Beziehungen denkbar, die in Stefans Vorstellungen eigentlich gar keine Beziehungen sind, «wo nix da ist». Er führt das Beispiel von der Sexualität mit Prostituierten an, in der er vollkommen selbstsüchtig sein könnte. Es ist der Schauplatz eines routinemäßigen Tausches von sexueller Stimulierung gegen monetäres Äquivalent. Sex wird zur Ware und erhält damit aber Qualitäten, die er (in Stefans Empfinden) vorher nicht hatte: Sex in einer Marktsituation ermöglicht hemmungslosen Genuß. Deswegen weil er ihr (der Prostituierten) nichts schuldig bleibt. Mit dem Äquivalententausch erlischt auch jede Verantwortung, die ja bezahlt worden ist.

«Die Äquivalente sind die Vergegenständlichung des einen Subjekts für andere; das heißt, sie selbst sind gleich viel wert und bewähren sich im Akt des Austausches als gleich geltende und zugleich als gleichgültige nebeneinander… Ihr sonstiger individueller Unterschied geht sie nichts an; sie sind gleichgültig gegen alle ihre individuellen Fähigkeiten.»[36]

Fazit: In Reinform ist sexueller Genuß nur in Beziehungen möglich, die augenblicksorientiert sind, in denen Sexualität und Partnerschaft entkoppelt sind, in denen an den eigenen Bedürfnissen ausgerichtete Handlungsorientierungen vorherrschen, in denen minimale kommunikative Bezugnahme existiert.

Allerdings darf bei der egoistischen Sexualität etwas nicht übersehen werden. Stefan erlebt sich dabei im Ausnahmezustand, «nicht der zu sein, der ich eigentlich bin». Er handelt gewissermaßen als dritte, ihm an sich fremde Person, weil sein Verhalten seinen eigenen Überzeugungen zuwiderläuft. Die Lust, die Frauen nur benutzt, um sich an ihnen zu befriedigen, sie aber als Partnerinnen konturlos und ihre Persönlichkeiten im dunkeln läßt, muß «vorgeschoben» werden: «Einfach einmal irgendwie so die Lust vorzuschieben.» Sie ist nicht da und überwältigt alle moralischen Prinzipien, sondern sie muß ganz bewußt inszeniert werden. Deswegen vermute ich, daß es Stefan weniger auf diese Lust ankommt (sie liefert ihm nur eine Rechtfertigung), sondern vielmehr darum, seinen eigenen Anforderungen an sich zu entkommen. «Daß ich dann einfach mal, ohne dann groß Remmidemmi zu machen, die Frau überfalle und dann das Ganze dann wesentlich kürzer ist.»

«Remmidemmi» steht als Symbol für einen sensationellen Aufwand, für übertriebene Anstrengungen. Ein großes *«Remmidemmi»* soll andere überzeugen, geschieht nicht um seiner selbst willen (zum Beispiel, weil es Spaß macht). An sich könnte Sexualität sehr *«einfach»* (im Sinne von anstrengungslos) sein, aber das würde den ganzen Normalablauf, der erfahrungsgemäß die Befriedigung der Partnerinnen erst gewährleistet, durcheinanderbringen, und Stefan würde dadurch deren Wertschätzung und in Konsequenz seine Selbstbestätigung aufs Spiel setzen. Er bewertet somit folgerichtig seine Sexualität der Eroberungen als egoistisch und selbstsüchtig. Er kann seinem eigennützigen Verhalten eigentlich nicht zustimmen. Die verurteilende moralische Betrachtung schlägt sich in der Unsicherheit seiner Beschreibungen nieder. Das gesamte Zitat stellt eine beachtliche Anhäufung abschwächender und vager Formulierungen dar: »mal/einmal» (viermal); «einfach» (zweimal); «irgendwie» (dreimal). (Vgl. dazu das Zitat auf S. 66 oben.)

Das bisherige Interpretationsergebnis legt die Vermutung nahe, daß Stefan als «Sexualmatador» eine Sexualität der Eroberungen inszeniert, die ihn zwar von Anforderungen befreit, sich aber dennoch mit seinen Bedürfnissen nicht deckt. Wir kommen demnach zum gleichen Ergebnis wie bei der Normalsexualität. Durch keine der beiden Varianten seiner Sexualität wird er umfassend zufriedengestellt. Entweder er schaut ganz auf die Bedürfnisse seiner Partnerinnen und vernachlässigt die seinigen. Hieraus resultiert Unzufriedenheit aus dem permanenten Leistungs- und Steuerungszwang, dem er sich unterwirft. Oder er verschafft sich schnelle körperliche Befriedigungen, ohne besonders auf ihre Wünsche zu achten. Dabei entsteht eine Art schlechten Gewissens, weil Stefan sich mit seinen eigenen Überzeugungen nicht im Einklang befindet. Zwischen diesen beiden Orientierungen gibt es für ihn keine Brücken. Sie sind in Stefans Erlebniswelt entgegengesetzt gepolt.

Die Hypothese, die ich im Anschluß an diese Interpretationen zwar nicht bestätigen, aber zumindest diskutieren möchte, lautet: Stefans Dilemma, das hier stellvertretend für viele Männer analysiert wurde, steht für das Aufeinandertreffen zweier (historischer) Orientierungen in der männlichen Sexualität. Beide Handlungsmuster konkretisieren sich in Verhaltensanforderungen für Männer, die widersprüchlich zueinander scheinen. Beide Handlungsstile sind aber, obwohl sie geradezu entgegengesetzt gepolt wirken, nach einem ähnlichen Konstruktionsprinzip entworfen. Und schließlich wirken beide Handlungsmuster so aufgesetzt, so von außen an einen Mann herangetragen, weil sie mittlerweile durch ein neues Muster, das Ideal des modernen Hedonisten (an dem sich viele der LeserInnen von Männer-Literatur orientieren, Stefan jedoch nicht) überholt und relativiert wurden. Mit sexuellen Handlungsmustern meine ich verschiedene Orientierungen mit unterschiedlichen Normen, Zielen, Praktiken, Selbst- und Partnerbildern. Jedes Handlungsmuster hat eine faktische (welche Handlungen finden tatsächlich statt) und eine normative (welche Ansichten werden vertreten) Dimension. Diese können sich auffällig voneinander unterscheiden. Die folgenden Darstellungen beziehen sich hauptsächlich auf die normative Dimension. Es wird versucht, drei idealtypische Handlungsstile entlang der Achse Modernisierung herauszupräparieren. Diese werden bewußt in ihrer extremen Ausprägung dargestellt, um sie kraß gegeneinander abgrenzen zu können. Das alltäglich Typische ist jedoch entweder ihre Vermischung (von allem etwas, aber nichts Extremes) oder aber ihr bewußtes Nebeneinander (so oder so – je nach Situation und Partnerin).

Sexualität als Eroberung oder der Sexualmatador

Das Bild des Sexualmatadors ist durch eine unübersehbare Verbindung von Sexualität und Macht und eine deutliche Trennung von Sexualität, Gefühl und Partnerschaft bestimmt. Es mutet, vom heutigen Denken her betrachtet, etwas archaisch an: Der Mann als triebbestimmtes und gleichzeitig rationales Wesen, das die eigene Männlichkeit durch seine schier unermeßliche Potenz unter Beweis stellen muß. Er tut dies, indem er auf Jagd nach Sexualpartnerinnen geht. An der Zahl der Eroberungen und Koitus demonstriert sich seine männliche Identität. Mindestens vier verschiedene Theorien beziehungsweise Ideologien stecken in diesem Bild.

1. Sexualität, vor allem männliche Sexualität, wird als natürlicher Trieb verstanden. Sie ist in dieser Sicht eine Art Naturenergie, die nur durch eine dünne Kruste Zivilisation in Schach gehalten wird. Die kulturelle Matrix, das heißt Normen und Moral, haben die Funktion, Sexualität sozialverträglich zu gestalten. Dazu ein beispielhaftes Zitat bei Malinowski: «Sexualität ist ein ungeheuer gewaltiger Instinkt... Es müssen (in einer Gesellschaft; Anm.) starke Mittel der Regulation, der Unterdrückung und Lenkung dieses Instinkts vorhanden sein.» [37]

Week schreibt dazu: «Die durch Darwin ausgelöste Revolution, die zeigte, daß der Mensch ein Teil der tierischen Welt ist, bedingte die Suche nach dem Tier im Menschen und fand es in seiner Sexualität.» [38] Das führte zu einem kulturellen Glaubenssatz, der die Sexualität als natürlichste Sache überhaupt begriff, die aber gesellschaftlich geformt werden müsse, weil die blanke Natur wild, gefährlich und unheilvoll sei. In den Werken Freuds, die die Triebvorstellung von Sexualität maßgeblich bestimmt haben, taucht das Bild der Triebe (wovon der Sexualtrieb der mächtigste ist) als ein vom Willen und der Vernunft des Menschen unabhängiges, weil phylogenetisch älteres Phänomen auf: «Bis sie (die Triebe; Anm.) als Spuk (!) hervortreten und sich des Körpers bemächtigen, der sonst dem herrschenden Ich-Bewußtsein gedient hat.» [39] «Das Ich ist (dann; Anm.) nicht mehr Herr im eigenen Haus.» [40] Triebe lassen sich nicht endgültig sozial formen, sie widersetzen sich jeder Kultur mit der Macht ihrer biologischen Verankerung. Sie lassen sich höchstens sozial moderiert ausleben. Deswegen gilt für die Sexualität ein psychohydraulisches Modell. Sie muß sich von Zeit zu Zeit entladen, um die aufgestaute Triebspannung zu reduzieren.

2. Die männliche Geschlechtsidentität spielt im Konzept der Eroberungssexualität eine zentrale Rolle. Männlichkeit, hier verstanden als Unabhängigkeit, Überlegenheit. Nicht-Weiblichkeit und Potenz, [41] zeigt sich in einem extensiven Sexualleben. Die (Hetero-)Sexualität gilt als ein Element von Männlichkeit, beziehungsweise Männlichkeit defi-

niert sich über sie. Damit ist Sexualität durch die Geschlechtsdifferenz organisiert: Geschlecht prägt Sexualität, und Sexualität bestätigt Männlichkeit. «Sexuelles Handeln ist einer der zentralen Bereiche, in denen Männlichkeit sozial konstruiert und aufgeführt wird.»[42]

3. Die Bestätigung der oben bezeichneten Männlichkeit kann nur durch eine spezifische Form von Sexualität erfolgen. Es muß eine Sexualität sein, der ein explizit hierarchisches Geschlechtsrollenmodell zugrunde liegt, wonach das männliche Geschlecht das weibliche dominiert. Der Mann muß sich in seinen konkreten sexuellen Handlungen als der Frau überlegen bestätigen können. Das setzt unterschiedliche sexuelle Rollen voraus, wie sie zum Beispiel in den Bildern vom Mann als Jäger und von der Frau als fliehender Beute symbolisiert werden. «Und weil er seinen Einfluß auf Frauen zu oft mit der Lust eines Jägers am Fangen und Beobachten ausgenutzt und mißbraucht hatte, war ihm fast immer auch das dazugehörige Bild begegnet, worin die Frau das Wild ist, das unter dem Liebesspeer des Mannes zusammenbricht, und es saß ihm die Wollust der Demütigung im Gedächtnis, der sich die liebende Frau unterwirft, während der Mann von einer ähnlichen Hingabe weit entfernt ist.»[43] — «Er sah ihre Gestalt unter dem Kleid wie einen großen weißen Fisch vor sich, der nahe der Wasseroberfläche ist. Er wünschte sich, ihn männlich zu harpunieren und zappeln sehen zu können, und es lag darin ebensoviel Abneigung wie Verlangen.»[44]

4. Sexualität muß, wie gesagt, als Eroberungsfeldzug verstanden werden, in dem der Stärkere die Schwächere überfällt und überwältigt. Das ist die Vorstellung, die Männlichkeit funktional unterstützt. Damit Sexualität so sein kann, muß sie separiert werden von allen Anteilen, die Gefühle, Zuneigung oder Gemeinsamkeit ausdrücken könnten. Deswegen kann die Sexualität des Sexualmatadors weder in einer egalitären Partnerschaft noch mit einer zustimmenden Frau richtig gelebt werden. Sondern Geringschätzung und Abwertung der Frau sind konstitutive Bestandteile.

Was die statistische Häufigkeit dieses Handlungsmusters betrifft, ist festzustellen, daß es neueren Untersuchungen nach in Reinform ziemlich selten vorkommt. Kam Helge Pross 1975 in ihrer Untersuchung über den deutschen Mann noch zu den Resultaten: «Männliche Initiative bei der Anbahnung sexueller Beziehungen beschreiben die männliche Sexualität und die männliche Sexualrolle, so wie die Mehrheit der Männer sie sieht»[45], so stellt Walter Hollstein in seiner Männerstudie von 1989 deutliche Wandlungen fest. Auf die Frage: «Welche Veränderungen haben die Männer in den letzten Jahren vollzogen?» waren die häufigsten Antworten: «Männer gehen mehr auf Frauen ein (38 %), Männer sind gefühlvoller geworden (36 %), Männer betrachten Frauen als Person und nicht als bloße Sexualobjekte (35 %)».[46]

Auch Sigrid Metz-Göckel und Ursula Müller kommen zu einem ähnlichen Resumee: «Dieser harte Mann, dem Schwächen gefährlich und peinlich sind, der seine Gefühle um jeden Preis kontrolliert und seine sexuelle Befriedigung auf jeden Fall durchsetzen will und wird, kommt nicht häufig vor. Nicht einmal jeder zehnte dürfte ein solcher in Reinkultur sein. (...) In der Tendenz hat er jedoch noch doppelt so viele Verkörperungen (22 %). Es stellt aber keineswegs das Männlichkeitsstereotyp für die Männer dar.» [47]

Die repräsentativen Ergebnisse legen die Vermutung nahe, daß die idealtypische Eroberungssexualität statistisch gesehen ein Minderheitsphänomen bildet. Dieser Typ von Mann kommt nicht häufig vor. Das heißt aber nicht, daß das Handlungsmuster des Sexualmatadors abgeschafft wurde. An Stefans Beispiel läßt sich das Gegenteil zeigen. Dieses sexuelle Handlungsmuster existiert nach wie vor, ist aber heute eines neben anderen und hat sich vermischt mit neuen Tendenzen. Männer verfügen über eine größere Bandbreite in ihrer Sexualität, können in verschiedenen Situationen verschiedene Inszenierungen an den Tag legen.

Sexualität als Kompetenz oder der Sexualtechniker

In den 30er Jahren hatte Wilhelm Reich verkündet: «Die Orgasmusformel ist die Formel alles Lebenden.» Von dieser therapeutisch revolutionären Botschaft ausgehend, wurde weitere 30 Jahre später der Orgasmus zum Indikator für sexuelles Vergnügen, aber darüber hinausgehend zum Indikator für Gesundheit[48] überhaupt erhoben. Reich verstand das von ihm ins Leben gerufene «Entladungsprinzip» als gezielte Gegenoffensive zur materiellen Entfremdung der Menschen. Er wollte eine Befreiung durch sexuelle Offenheit und begründete gleichzeitig als unbeabsichtigte Nebenfolge eine Konvention des «Orgasmuszwangs»[49]. Die Parallele zur Zielorientierung in der Arbeitswelt ist offensichtlich. Die Orgasmusideologie, die gegen das Prinzip der industriellen Rationalität konstruiert war, verhält sich im Prinzip ähnlich utilitaristisch. Sie ordnet sexuelle Mittel einem sexuellen Zweck unter, mißt Erträge und begründet ein Recht auf voll orgiastische Befriedigung. Der rationale Code lautet: optimale Stimulation → Erregung → Entladung → Glück und Befreiung. Das auf den Orgasmus als Ziel gerichtete zweckrationale Handeln wurde zur Richtschnur des Handelns schlechthin. Insbesondere für Männer zählte diese Norm. Denn beim Mann gilt das Erreichen des Orgasmus als selbstverständlich, während es bei der Frau eine nicht unbedingt als voraussetzungslose Leistung angesehen wurde.[50] Dahinter steckt die Auffassung, die Sexualität der Frau sei anspruchsvoller als die des Mannes. Oder die Vermutung, daß das, was der untrainierte Mann als die normale Sexualität ansieht, für Frauen zu wenig, zu simpel und zu grobmotorisch sei.[51] Weil der Orgasmus eine solch hohe Bedeutsamkeit erlangte und damit im Prinzip nur der Orgasmus der Frau gemeint war, entwickelte sich daraus ein neues Bewertungskriterium männlicher Sexualität. Für die Sexualleistungen eines Mannes war weniger sein direktes, psychophysisches Vergnügen bedeutungsvoll, sondern die Kompetenz, der Frau zu einem Vergnügen zu verhelfen. Potenz hieß nun Kompetenz, und zwar erarbeitete Kompetenz und nicht mehr naturwüchsige Geschlechtsstärke. Zu dieser These passen Elsbeth Meyers Forschungsergebnisse, die in einer qualitativen Studie feststellt, daß es bei den Sexualängsten der Männer heute «nicht (mehr) um die Angst zu versagen (geht), also zum Beispiel keine Erektion oder keinen Samenerguß zu haben. Es geht um die Angst, nicht alles richtig zu machen und als Liebhaber nicht perfekt zu sein.»[52] Die zweckrationale Orientierung auf ihre orgiastische Befriedigung hin bedingte den Einsatz spezifischer Techniken, die auf einem spezialisierten Sexualwissen beruhten. Sexualität wurde also von der natürlichsten zur unnatürlichsten Sache der Welt. Beispielhaft sind hier die ausgefeilten Methoden zur Verzögerung des Samenabgangs oder die genauen Kenntnisse der Anatomie und Physiologie weiblicher Geschlechtsorgane sowie deren Reiz-Reaktions-Funktionen zu nennen. Entscheidend bei all diesen Techniken ist nicht, daß es sie gibt und daß sie eingesetzt werden, denn es ist nicht zu bestreiten, daß ein gewisser Wissensstand über körperliche Funktionen aufeinander abgestimmte und dadurch zum Teil befriedigendere sexuelle Erlebnisse wahrscheinlich machen. Entscheidend ist aber das dahinterstehende «Um-zu-Motiv». Erst dadurch wird ein Handeln zur Technik, indem es auf ein zukünftiges, vom unmittelbaren Handlungszusammenhang sogar ablösbares Ziel bezogen wird. Aufklärung wird dazu betrieben, Leistungsfähigkeiten zu steigern. Der kompetente Sexualtechniker instrumentalisiert seine Sexualität. Er benutzt sie, um seine Partnerin zu befriedigen. Dadurch entsteht eine oft paradoxe Zwangslage, denn eigentlich gilt das Gebot des Orgasmus als die «Hingabe an das Strömen der eigenen natürlichen Energie» (Reich) auch für den Mann. Aber die Norm, auch seiner Partnerin ein gleiches Erleben zu ermöglichen, erfordert von ihm gleichzeitig auch, Betrachter der sexuellen Szenerie zu bleiben. «Der Spieler verliert die Beherrschung nicht, obgleich das, was mit dem Partner geschieht, ihn in wilde Erregung versetzen kann. Das Instrument verliert jedoch die Beherrschung – das ist mit einem leicht ansprechenden Instrument und einem versierten Künstler die eigentliche Konzertsituation.» [53] Die als Technik verstandenen Sexualpraktiken zielen darauf ab, der Situation, in der man sich befindet, zu entkommen, die physisch-geistige Verbindung zu ihr abzubrechen, um sie zu optimieren. Am Beispiel der Methoden zur Verzögerung der Ejakulation läßt sich diese These sehr anschaulich belegen. Die krasse, aber keineswegs seltene Variante ist der psychische Rückzug. Der Mann denkt an etwas anderes, das geeignet ist, sein Erregungsniveau abzusenken. In der abgeschwächten Form senkt der Mann die körperliche Anspannung durch gezielte Verlangsamung oder Unterbrechung seiner Bewegungen. Beide Praktiken des Ejakulationstimings setzen eine Distanzierung von der Erregung voraus. Sie verlangen ein hohes Maß an Selbstdisziplin, eine scharf kalkulierte Hingabe, die eine an sich paradoxe Situation darstellt, da ja Kalkül und Hingabe als einander ausschließende Handlungsorientierung angesehen werden. [54]

Die Wurzeln des Ideals kompetenter Sexualität sind vielschichtig. Neben den bereits genannten Aspekten sind noch einige andere Einflußfaktoren auszumachen. Einmal ist sicherlich die Liberalisierung der Sexualität zu nennen, wodurch die Spannung zwischen Sexualität und Moral aufgehoben wurde. Es fehlt das Verbot, das aus der Sexualität eine geheime, jedoch dadurch um so reizvollere Angelegenheit macht.[55] Wenn es für jeden und für jede moralisch erlaubt ist, Sexualität, welchen Ausmaßes auch immer, nach dem Motto: «erlaubt ist, was gefällt», zu (er)leben, verliert der Sexualmatador eines seiner wesentlichen Ziele. Es ist nichts mehr zu erobern, weil die Rollenverteilung Jäger – fliehendes Opfer aufgehoben wurde. Die Unterscheidung der Geschlechter, auf deren Asymmetrien das Orientierungsmuster des Sexualmatadors aufgebaut war, schleifen sich ab. Als Folge davon wird der Verhaltenscode des Sexualmatadors als männlicher Mythos enttarnt und kritisiert. Er verliert an Bedeutung. Statt dessen verkündete Oswald Kolle das neue Ideal der gekonnten Liebe: «Der Mann ist der Musiker, die Frau die Violine – der Könner entlockt auch einer schlichten Geige hinreißende Melodien.»[56] Damit kommt auch ein anderer wesentlicher Aspekt zum Tragen. Die Demokratisierung der Sexualität. Sie wird zu einem verständigungsorientierten Handeln gleichberechtigter Partner, das durch eine Art Gerechtigkeitsprinzip geregelt wird. «Das Verhältnis zum Partner muß fair sein, muß ihm auch eine Chance geben.»[57] Wie beim Sport läßt sich in der Sexualität eine Konzentration auf ein sozial als sinnvoll definiertes Körperverhalten beobachten. Eine diese Tendenz verstärkende Entwicklung ist in der Entdeckung der weiblichen Sexualität zu sehen. Die sexuelle Interaktion wird als total vom Mann geprägt und deformiert angesehen, in der die Frau als passives Objekt die Rolle des Opfers einnimmt. Dagegen wird eine Suche nach sexuellen Verhaltensformen von Frauen gesetzt, die stärker den spezifisch weiblichen Bedürfnissen gerecht werden. In dieser Phase werden die Männer mit einem Bündel von Forderungen und Anforderungen aus der entstehenden neuen Frauenbewegung konfrontiert. Sie verlangen im wesentlichen eine Abkehr von der Sicht auf Frauen als Sexualobjekte und dem Mißbrauch der Sexualität als Herrschaftsinstrument.[58] Ein zusätzlicher, nicht weniger wichtiger Aspekt ist in der Bedeutungssteigerung der Sexualität für Partnerschaft und Liebe zu sehen. Sexuelle Anziehung stellt sowohl den Ausgangspunkt für eine Partnerschaft dar, genauso wie die Sexualität als Bedingung für eine befriedigende Partnerschaft gilt. Die Sexualität fungiert als Mittel intimer Kommunikation und als Zeichen für gegenseitige Liebe. Sei es durch die intime Nähe, die es zu begründen vermag, sei es durch die sich an ihr entzündende Euphorie. «An nichts entzündet sich die bürgerliche Liebe so sehr wie an der schmeichelhaften Erfahrung, daß man die Kraft besitzt, einen Menschen in ein Entzücken zu jagen, worin er sich so toll benimmt, daß man geradezu zum Mörder werden müßte, wenn man auf zweite Weise die Ursache solcher Veränderungen werden wollte.»[59] Die Vervollkommnung partnerschaftlicher Sexualität hat eine ähnliche Bedeutung wie die moderne Beziehungsarbeit. Die Sexualratgeber haben Hochkonjunktur, und Alex Comfort schreibt in *Joy of Sex*: «Dieses Buch handelt (...) von Liebe ebenso wie von Sex: Auf keiner anderen Grundlage erzielt man erstklassigen Sex – entweder ihr liebt euch, bevor ihr dazu kommt, ihn zu wünschen, oder, wenn ihr ihn zufällig habt, liebt ihr euch deshalb, oder beides.»[60] Abschließend zu dieser Betrachtung soll angeführt werden, welche Merkmale und Standards trotz der doch weitreichenden Veränderungen unverändert blieben. Beginnend mit dem gewandelten Frauenbild ist festzustellen, daß der Sexualtechniker die Frau und ihre Sexualität als komplizierte, nicht einfach zu steuernde Apparatur begreift, während in der Eroberungssexualität die Frau in der Rolle des benutzbaren Objektes, das es als Opfer zu überwältigen gilt, auftaucht. Das Prinzip der Herrschaft ist, obgleich kritisiert, nach wie vor enthalten, auch wenn es raffinierter umgesetzt wird. Dementsprechend bleibt auch die Rolle des Mannes, trotz ihrer Veränderung, dem Grundsatz nach unverändert. Er tritt nicht mehr als triebgesteuerter Eroberer auf, sondern als kompetenter Experte in Sachen Sexualität. In beiden Rollen bleibt die Initiative weitgehend ihm vorbehalten. Beide Orientierungsmuster messen ihren Erfolg, und zwar quantitativ. Einmal ist es die Zahl der Eroberungen und sexuellen Kontakte, auf der anderen Seite die Zahl bewirkter Orgasmen. In beiden Kompetenzen besteht ein mechanistischer Zusammenhang zwischen Sexualität und Lust: je mehr von dem einen, desto mehr von dem anderen. Und schließlich hat in beiden Konzepten die Sexualität eine hohe funktionale Bedeutung für die männliche Identität.

Sexualität als Sebstverwirklichung oder der selbstbewußte Hedonist

Das Orientierungsschema, das beide eben geschilderte Muster überhaupt erst erkennbar macht, weil es ihnen etwas Neues gegenüberstellt und sie dadurch entweder optional oder sogar obsolet erscheinen läßt, nenne ich «Selbstverwirklichungssexualität». Männlichkeit spielt in der Sexualität des Hedonisten eine Nebenrolle. Keinesfalls ist Sexualität noch ein Instrument, um Männlichkeit unter Beweis zu stellen. Männlichkeit wird eher als biologische Faktizität betrachtet, deren Relevanz für das sexuelle Zusammenspiel geringgeachtet wird. Das beruht auf mehreren Veränderungen der männlichen Rolle in der Sexualität. Wobei zwei voneinander nicht unabhängige Haupteinflußfaktoren auszumachen sind: die Kritikkultur der Frauenbewegung sowie die Ideologie männlicher Emanzipation.

Wie schon im vorherigen Kapitel angedeutet wurde, zielten die ersten Bestrebungen der deutschen Frauenbewegung darauf, eine eigenständige Definition von weiblicher Lust und Sexualität zu entwerfen, die sich wesentlich von der männlichen Normalsexualität abhob. Dem Slogan der Studentenbewegung: «Wer zweimal mit derselben pennt, gehört schon zum Establishment», wurde entgegengehalten, daß die Liberalisierungen der sexuellen Revolution im wesentlichen den Männern zugute kamen und von den Frauen der Studentenbewegung oft als «sozialistischer Bumszwang» erlebt wurden. Die Kritik der Studentenbewegung an der Gesellschaft wurde in wesentlichen Aspekten als frauenfeindlich etikettiert. Die Verbindung von Sexualität und Macht, an der die sexuelle Revolution wenig geändert hatte, wurde thematisiert: «Befreit die sozialistischen Eminenzen von ihren bürgerlichen Schwänzen.» Das war die Zeit, die in der breiten Bevölkerung den Typus des Sexualtechnikers kreierte. Im Fortgang der Frauenbewegung fand eine immer deutlichere Abkehr von der männlichen Sexualität und eine Suche nach einer neuen, vom männlichen Verständnis unabhängigen Sexualität statt. Am deutlichsten kommt diese Abkehr in der weiblichen Homosexualität zum Ausdruck. Sie stellte einerseits eine fast programmatische Suche nach neuen, nicht patriarchal geformten Interaktionsmustern dar und war andererseits ein «Protest gegen die kulturelle Definition von Weiblichkeit, die den Wert von Frauen an ihrer Attraktivität für Männer mißt und Liebe, Heirat und Familie zu den wichtigsten Kriterien für den weiblichen Lebenserfolg macht».[61] «Die lesbische Frau ist nicht nur ökonomisch und intellektuell, sondern auch emotional und sexuell gegenüber Männern autonom; ihre Identität ist von der Beziehung zu Männern unabhängig.»[62] Insofern strahlte die feministische Homosexualität ein unübersehbares Signal aus, das besagte, daß es Alternativen zur Heterosexualität mit Männern gibt und diese, so, wie sie ist, keineswegs hingenommen werden muß. Ziel war nicht, Männer dazu zu bewegen, sich besser auf weibliche Bedürfnisse einzustellen, indem sie diese als diffizile psychophysische Phänomene ansahen, die ein hochspezialisiertes Können verlangen. Ziel war es, die Prinzipien, nach denen männliche Sexualität funktionierte, insgesamt zu verändern, also die als natürlich empfundene Normalität als überhaupt nicht natürlich, sondern sozial entstanden zu problematisieren. Das Bild, das der Feminismus von der männlichen Sexualität entwarf, war ein Desaster und führte (natürlich unterstützt durch andere kulturelle Strömungen) zu der heute beobachtbaren Selbstkritikkultur der Männer. Im Alltag, in der Wissenschaft, in der Literatur und durch soziale Bewegungen wurde den Männern klargemacht, welch defizitäres Verständnis sie von Sexualität haben, und die Ideologie der männlichen Emanzipation begründet. Unmittelbar betroffen davon war nur ein kleiner Kreis vorwiegend intellektueller Mittelschichtsmänner, aber es gingen vielerlei Impulse von diesen ersten «neuen Männern» aus. In der mittlerweile schon wieder historischen Figur des «Softie» sind die Neuorientierungen der entstehenden Männerkultur auf der Basis der Ablehnung aller traditional männlichen Eigenschaften idealtypisch zusammengefaßt: kritische Hinterfragung bzw. Abkehr von Härte, Stärke, Rationalität, Erfolg und Macht sowie gleichzeitig die Entdeckung von Weichheit und bislang als feminin stigmatisierten Tugenden.

Traditionale Männlichkeit als Identitätskonzept wurde rundum verworfen. Die Emanzipationsideologie, die den Wechsel von hart auf weich propagierte, zielte auf eine Zurückeroberung des emotionalen Irrationalen. Die Gleichung Effeminierung = Homosexualität wurde aufgehoben, und die Ethik des erfolgreichen Asketen bekam irreparable Schäden in bezug auf ihre Überzeugungskraft. Wenn auch nur eine kleine Gruppe das Extremprogramm des «Softie» absolvierte[63], so erfaßte doch die Idee von der Männerrolle, die sich vom männlichen Ich trennen läßt, breite Bevölkerungsschichten. Die männliche Rolle, die sich vom Wesen der Männer abhebt und ihnen zu ihrem Nachteil aufgezwungen worden war, konnte als (harte) Kruste gesehen werden, aus der sich der wahre Mann heraus«arbeiten» sollte.[64]

Mittlerweile ist eher ein Rückschwung des Pendels zu beobachten. Nicht alles Männliche gilt als erneuerungsbedürftig. Männliche Eigenschaften, allerdings auf einem hinterfragten Niveau, feiern Renaissance. «I don't want to be judged anymore, I would sooner be just blindly loved» (Ich möchte nicht länger be- und verurteilt werden, ich möchte lieber einfach geliebt werden)[65] fordert der britische Popstar Morrissey. Männerthemen sind keine Gettothemen mehr, und Männer sind der weiblichen Kritik und sich selbst gegenüber sicherer geworden. Zwei generelle Strömungen lassen sich unterscheiden:

- die Suche nach dem wilden Mann, der zu seinen an sich positiven, aber von der Gesellschaft degenerierten männlichen Energien zurückfindet«[66], und

- der androgyne Trend, demnach das biologische Geschlecht, wenn es einfach in ein soziales umgesetzt wird, eine eindimensionale Persönlichkeit ergibt. Über größeren Entfaltungsspielraum verfügen Menschen mit ausgeprägt männlichen und zugleich ausgeprägt weiblichen Eigenschaftsprofilen.[67]

Beiden Tendenzen liegen ähnliche Motivstrukturen, nämlich die der Selbstverwirklichung, zugrunde. Das Ziel ist die Ausschöpfung des eigenen Entfaltungspotentials unter ständiger Rückversicherung an die eigenen Bedürfnisse, egal, ob man damit einer kollektiven Orientierung entspricht oder nicht. Authentizität und Selbstverwirklichung sind das Programm. Ein gesunder Egoismus, der mit dem gesunden Egoismus der Partnerin in Einklang zu bringen ist. Welche Wirkungen gehen von diesen Entwicklungen für die männliche Rolle in der Sexualität aus?

Die oberste Richtschnur, fast im Sinne eines kategorischen Imperativs, sind die eigenen (Entwicklungs-)Bedürfnisse. Zu ihrer Befriedigung ist ein gesundes Maß an Egoismus notwendig. Die Parallele zum Sexualmatador ist unverkennbar, jedoch geht darin das Orientierungsmuster des Hedonisten nicht auf. Denn die eigenen Bedürfnisse werden in keine Waagschale zum Austarieren mit denen der Partnerin geworfen. Die Überzeugung lautet nicht: «Je mehr ich für mich tue, desto weniger kann ich für sie tun», sondern sie heißt: «Je mehr wir beide auf unsere Wünsche achten, je ehrlicher wir diese einfordern, desto prächtiger wird die gemeinsame Entwicklung sein.» Sexualität wird weder verstanden als Feld, auf denen Eroberungen zu machen sind, noch als Sporthalle, in der Können bewiesen werden muß, sondern als Medium gemeinsamer Selbstverwirklichung. Sie funktioniert jedoch in diesem Sinne nur, wenn sich beide Partner selbstbezogen und kommunikativ verhalten können. Der Rückbezug an die Entfaltungsverantwortung für die eigene Person ist das Nadelöhr, durch das hindurch die Partnerin, die Sexualität und die Beziehung gesehen und gestaltet werden. Dieses Verständnis, das die Selbstverantwortung für den eigenen Genuß betont, legt auch eine ganz andere Auffassung der sexuellen Rollen von Mann und Frau zugrunde. Sie sind nicht mehr asymmetrisch und aufeinander bezogen, sondern eher egalitär und aneinander interessiert. Eine Art Verständnismodell, dem zufolge «Männer in der Lage sind, sich in ihren sexuellen Bedürfnissen auf die Partnerin zu beziehen, wie diese auf sie».[68] Daraus folgt, daß das sexuelle Selbstbildnis der Männer und ihr sexuelles Handeln vielfältiger, aber auch komplizierter geworden ist, und daß vor allem die Abstimmungsprozesse zwischen den Partnern einen zentralen Stellenwert bekommen. Es folgt aus dem gewachsenen Facettenreichtum aber auch, daß es keine allgemeinen Auffassungen über die Kombination von Sexualität, Liebe und Partnerschaft mehr gibt. Sowohl das Ideal, das sich aus der Verbindung von Liebe, Sexualität und Ehe Glück erhofft, als auch die individualistische Entkopplung von Liebe, Sexualität und Partnerschaft sind denkbar. Die bisherigen Untersuchungsergebnisse sprechen für eine Polarisierung dieser beiden Lebensstile[69], wobei in der Kombinationsvariante das Handlungsmuster des Sexualtechnikers vorherrscht, während im entkoppelten Beziehungsideal die Selbstverwirklichungssexualität überwiegt.

Anmerkungen

1 Pross, Helge: Die Männer. Eine repräsentative Untersuchung über die Selbstbilder von Männern und ihre Bilder von der Frau, Reinbek 1984. Metz-Göckel, Sigrid Müller, Ursula: Der Mann. Die Brigitte Studie, Weinheim 1986. Hollstein, Walter: Die Männer – Vorwärts oder zurück?, Stuttgart 1990.

2 Honer, Anne: Lebensweltliche Ethnographie, Diss., Bamberg 1991, S. 142.

3 Vgl. Adorno, Theodor W.: Soziologie und empirische Sozialforschung, S. 89. In: Ders. (Hrsg.): Der Positivismusstreit in der deutschen Soziologie, Darmstadt 1976, S. 81–102.

4 Der hier verwendete Vorname, sowie die folgenden, entsprechen natürlich nicht den richtigen Vornamen.

5 Burkart, Günter und Kohli, Martin: Liebe, Ehe, Elternschaft, München 1992, S. 249.

6 Zit. nach: 1. Dailey, Dennis M./Rosenzweig, Julie: Variations in Men's

Psychological Sex Role Self-Perception as a Function of Work, Social and Sexual Life Roles, S. 233. In: Journal of Sex and Marital Therapy, Vol. 14, No. 3, Fall 1988, S. 225–240. 2. Flicker, Bernard: The New Sexual Revolution. The Male Struggle to Bury Supremacy, S. 426. In: The Journal of Psychohistory 9 (4) Spring 1982, S. 421–436. Die deutschen Übersetzungen stammen von Swanson, Janice M. und Forrest, Katherine A. H.: Die Sexualität des Mannes, Köln 1987, S. 31.

7 Mailer, Norman: Gefangen im Sexus.

8 Pross 1984, S. 153.

9 Bonordens These von der «Entthronung durch Individualisierung» scheint also nicht so ohne weiteres zuzutreffen: «Wenn die vorgegebene Verbindlichkeit tradierter Lebensformen real schwindet, verschränkt sich für den einzelnen der Freiheitsgewinn mit jener Belastung, die für individuierte Sinnfindungs- und Entscheidungsprozesse charakteristisch ist. Für Männer wiegt dabei schwerer, daß sie als alte Herren der Ordnung nicht nur die Umorientierung bewältigen müssen, vielmehr auch die Veränderungen als Verluste, Niederlagen erleben.» Vgl. Bonorden, Heinz: Ein neuer Mann?, S. 245. In: Ders. (Hrsg.): Was ist los mit den Männern?, München 1985, S. 237–254.

10 Everett, David & Schlechter, Harold: Das Männerhandbuch, Berlin 1987, S. 13.

11 Musil, Robert: Der Mann ohne Eigenschaften, Reinbek 1987, S. 216.

12 Kimmel, Michael S.: Rethinking Masculinity, S. 9. In: Ders. Changing Men, Newbury Park 1987, S. 9–24.

13 Gerson, Kathleen: What Do Women Want from Men?, S. 121. In: Kimmel 1987, S. 115–130.

14 Vgl. Illich, Ivan: Genus, o. O. 1983, S. 9 f.

15 Bonorden 1985, S. 242.

16 Illich 1983, S. 14 f.

17 Illich 1983, Fußnote 5, S. 136.

18 Illich 1983, S. 49.

19 Vgl. Bonorden 1985.

20 Norretranders, Tor: Männer reden nicht über ihre Orgasmen, S. 13. In: Norretranders, Tor (Hg.): Hingabe, Reinbek 1988, S. 12–22.

21 Metz-Göckel 1986, S. 152.

22 Vgl. Witkin-Lanoil, Georgia: Männer unter Streß. Symptome, Gefahren, Überlebensstrategien, München 1987, S. 70.

23 Witkin-Lanoil 1987, S. 69.

24 Stefans Gebrauch seiner Zärtlichkeit gleicht in diesem Punkt dem selbstkritischen Bekenntnis eines Mannes, der von sich erzählt, wie er Zärtlichkeit als Täuschung einzusetzen vermag: «(...) daß ‹der emanzipierte Mann› seine Zärtlichkeit abermals in Agressivität, seinen Verzicht in Herrschaft, seine Schwäche in Stärke verkehrt. (...) ich teile von meiner Seite aus Zärtlichkeit und Schwäche mit, aber diese waren letzte Mittel zur Verführung

und Eroberung; also Machtmittel in bezug auf ein Ziel (...) Ich (...) bediente mich dieser Gefühle wie ein Herrschender, gebrauchte umsichtig und kalkuliert die Schwächen». Lombardo-Radice, Marco: Der letzte Mann, Machismus + Feminismus, Die Krise der Rolle des Mannes, 4 Bekenntnisse, Reinbek 1978, S. 138 ff.

25 Vgl. Museumspädagogischer Dienst der Kulturbehörde Hamburg (Hrsg.): Männersache, Reinbek, S. 15.
26 Finkielkraut, Alain/Bruckner, Pascal: Die neue Liebesunordnung, München 1980, S. 7.
27 Finkielkraut 1980, S. 175.
28 Finkielkraut 1980, S. 242.
29 Vgl. Franks, Helen: Goodby Tarzan. Der endgültige Abschied vom Macho-Mann, Düsseldorf 1985, S. 51.
30 Bro-Rasmussen, Frede: Die Anatomie des männlichen Orgasmus, S. 83. In: Norretranders 1988, S. 83–92.
31 Norretranders 1988, S. 22.
32 Vgl. Gross, Alan E.: The Male Role and Heterosexual Behavior, S. 87. In: Journal of Social Issues, Vol. 34, No. 1, 1978, S. 87–108.
33 Dieser Begriff stützt sich auf die Formulierung von Alan Gross 1987, S. 87: «The Sexual Animal».
34 Gross 1987, S. 103. Die deutschen Übersetzungen stammen vom Verfasser.
35 Ebd.
36 Karl Marx, Grundrisse der politischen Ökonomie, zitiert nach: Heider, Ulrike: Sadomasochisten, Keusche und Romantiker. Vom Mythos neuer Sinnlichkeit, Reinbek 1986, S. 253.
37 Zit. nach: Weeks, Jeffrey: Sexuality, London 1986, S. 24.
38 Weeks 1986, S. 47.
39 Freud, Sigmund: Ein Fall von hypnotischer Heilung, S. 15, GW Bd. I, S. 1–17. In: Ders. Gesammelte Werke (GW), Frankfurt/M. 1940 ff.
40 Freud, Sigmund: Eine Schwierigkeit der Psychoanalyse, S. 11. In: GW Bd. XII, S. 1–12.
41 Vgl. Dailey 1988, S. 23.
42 Kimmel, Michael S.: Changing Men. New Directions in Research on Men and Masculinity, Newbury Park 1987, S. 19.
43 Musil 1987, S. 684
44 Musil 1987, S. 877.
45 Pross 1984, S. 112.
46 Hollstein 1990, S. 188.
47 Metz-Göckel 1986, S. 150.
48 Béjin, André: Die Macht der Sexologen und die sexuelle Demokratie, S. 254. In: Aries et al.: Die Masken des Begehrens und die Metamorphosen der Sinnlichkeit, Frankfurt/M. 1984, S. 253–272.
49 Schelsky, Helmut: Die Soziologie der Sexualität, Hamburg 1973, S. 112.
50 «Die Angst vor dem Sexualversagen ist bei der Frau auf das Erreichen des

Orgasmus gerichtet, beim Mann auf der Erreichen und das Erhalten der Errektion, wobei die Fähigkeit zum Orgasmus stets angenommen wird.» Masters, William und Johnson, Virginia: Die sexuelle Reaktion, Frankfurt/M. 1989, S. 194.

51 Vgl. Barz, Helmut: Männersache, Ein kritischer Beifall für den Feminismus, Zürich 1984, S. 58.

52 Meyer, Elsbeth: Enthüllungen, Männer über Verhütung, Kinderkriegen, Abtreibung, Sexualität, Reinbek 1986, S. 93.

53 Comford, Alex: Joy of Sex, Frankfurt/M. 1986, S. 14.

54 Niklas Luhmann thematisiert die gleiche Paradoxie am Beispiel des Lernens in der Sexualität. Dabei handelt es sich Luhmann zufolge um ein «kognitives Programm», das «suggeriert, daß man die Gegenwart im Hinblick auf eine Zukunft erlebt. Gerade dies sabotiert jedoch die Ausschöpfung dessen, was sich im aktuellen Moment bietet.» Luhmann, S. 134, Wahrnehmung und Kommunikation sexueller Interessen. In: Gindorf, Rolf und Haeberle, Erwin: Sexualitäten in unserer Gesellschaft, Beiträge zur Geschichte, Theorie und Empirie, Berlin 1989.

55 Vgl. Dannecker, Martin: Das Drama der Sexualität, Frankfurt/M. 1987.

56 Zit. nach: Psychologie Heute Magazin: Die Zukunft der weiblichen Sexualität, Weinheim 1991, S. 16.

57 Luhmann, Niklas: Liebe als Passion, Frankfurt/M. 1982, S. 204.

58 Vgl. Schenk, Herrad: Die feministische Herausforderung, München 1990, S. 126.

59 Musil 1987, S. 284.

60 Comfort 1986, S. 11.

61 Schenk 1990, S. 127.

62 Schenk 1990, S. 128.

63 und «die ungewollte Selbstparodie des sanften Mannes als hasenfüßiger Grinser, positionsloser Mea-culpa-Sager und unerotischer Totstreichler eine Gegenbewegung geradezu herausforderte» Frings, Matthias: Liebesdinge, Reinbek 1986, S. 146.

64 Vgl. Ehrenreich, Barbara: Die Herzen der Männer, Reinbek 1984, S. 143. Interessant ist im übrigen auch die Parallele zu Max Webers «stahlhartem Gehäuse der Hörigkeit».

65 Zit. nach: Männer Vouque.

66 Vgl. dazu: Bly, Robert: Eisenhans, München 1991 und Keen, Sam: Feuer im Bauch, Bergisch Gladbach 1992.

67 Vgl. Badinter, Elisabeth: Ich bin Du. Die neue Beziehung zwischen Mann und Frau oder Die androgyne Revolution, Wien 1987.

68 Metz-Göckel 1986, S. 149.

69 Vgl. Burkart 1992, S. 262.

FRANK SCHNELL

Schlechte Gefühle

«Viele Männer sind vom Sex mit Frauen frustriert und unbefriedigt oder haben sehr gemischte Gefühle in dieser Hinsicht, selbst wenn sie sagen, sie wollen mehr.» (Hite Report II, S. 206)

Shere Hite bringt es auf den Punkt. Sexueller Frust ist unter Männern weit verbreitet, auch wenn es oberflächlich betrachtet nicht so aussieht. Männer reden wenig über ihre Gefühle, und über schlechte Gefühle – und dann auch noch sexuelle Gefühle – schon zweimal nicht. Deshalb ein paar Zitate:

«Die meisten Frauen erwarten anscheinend, daß das Vorspiel mit ihnen gemacht wird; es ist nur sehr selten vorgekommen, daß eine Frau mit ‹mir› ein Vorspiel gemacht hat.» (Hite Report II, S. 83)

«Zu viele Frauen denken offenbar, sie erwiesen mir schon einen Gefallen, wenn sie sich von mir an ihren geheiligten Körpern anfassen lassen. Wie mir das die Lust nimmt!» (Hite Report II, S. 83)

«Ich soll die Führungsrolle übernehmen, den ersten Schritt tun, bestimmen, wie weit ich gehen will und – vielleicht durch PSI – genau wissen, was das Mädchen will, ohne daß sie nur einen Ton sagt. Offensichtlich glauben alle, ich sei daran gewöhnt, mit Taubstummen zu kopulieren.» (Hite Report II, S. 166)

Die Männer, die Sex ganz aus ihrem Leben gestrichen haben – etwa 10 Prozent, und darunter erschreckend viele junge –, fallen nicht auf. Wer zwar Sex will, aber erfolgreiche Anmache nicht zustande bringt – zu schüchtern, zu ungeschickt... –, geht leer aus. 20 Prozent der Männer haben erst mit zwanzig Jahren und später das erste Mal mit einer Frau geschlafen. Selbst Männer, die gut bei Frauen ankommen, geben an, daß sie sich innerlich wie tot fühlen. Was fehlt ihnen? Was vermissen sie? Können Männer Sex und «Gefühl» doch nicht so gut trennen? Was ist Dichtung, was ist Wahrheit?

Über männliche Sexualität ist wenig bekannt. Das Geprahle mancher (vieler?) Männer beschreibt nicht die Wirklichkeit. Der Hite-Report II über «Die sexuellen Vorlieben und Praktiken des männlichen Geschlechts» gibt Männern erstmals breiten Raum, ihr tatsächliches Erleben darzustellen. Die Resonanz auf Shere Hites Fragebogenaktion war überwältigend und stellte alles bisher Dagewesene in den Schatten. Die normale Rücklaufquote für Erhebungen dieser Art liegt zwischen 2,5 und 3 Prozent. In diesem Fall erreichte die Studie eine Rücklaufquote von 6 Prozent (über 7000 Antworten), trotz stattlicher 168 Fragen. Die Männer nahmen sich viel Zeit, ihr Innerstes nach außen zu kehren.

Susan Crain Bakos (*Liebe und Lust der Männer*) hat sich ebenfalls intensiv mit den Problemen befaßt, die Männer mit Sexualität haben. Als sie anfing, für *Penthouse* zu schreiben, war sie nach eigenem Bekunden der Ansicht, alles über Männer und Sex zu wissen. Nachdem sie einige Jahre lang die Briefe von Männern beantwortet hatte, änderte sie ihre Meinung. Sie lernte, das männliche Sexualerleben so zu sehen und zu akzeptieren, wie es tatsächlich ist. Sie ist jetzt der Ansicht, daß Männer Frauen sehr lieben und ein stärkeres Bedürfnis haben, Frauen sexuell zu befriedigen, als selbst befriedigt zu werden, also das Gegenteil dessen, was in Frauenkreisen als gesicherte Erkenntnis gilt: «Männer sind nur auf ihre eigene Befriedigung aus.»

Männer sind unter bestimmten Bedingungen also durchaus bereit, offen über sich selbst und ihre Gefühle zu reden, und zwar: wenn sie für das, was sie sind bzw. nicht sind, weder abgelehnt noch verurteilt werden. Diese Bedingungen sind selten gegeben.

Susan Crain Bakos brauchte als sexuell aufgeschlossene Frau immerhin drei Jahre, bis sie Männer, ihre sexuellen Ängste, Vorlieben und Einstellungen akzeptieren und schätzen lernte. Die überwältigende Mehrheit (Männer wie Frauen) bemüht sich noch nicht einmal um Verständnis (sonst wären solche Bücher Bestseller, oder nicht?).

Selbst Vollprofis tun sich schwer. Der Psychotherapeut Warren Farrel stellt mit Bestürzung fest, daß es bei ihm 17 Jahre gedauert hat, bis er bereit, fähig und willens war, Männern genauso offen zuzuhören wie Frauen. Aber immerhin: er hat es geschafft! Psychologinnen und Therapeutinnen mit so viel Offenheit für Männer sind nicht gerade häufig anzutreffen.

Wir stellen fest: In den meisten Köpfen (männlichen wie weiblichen) spuken falsche Vorstellungen über männliche (menschliche) Sexualität herum und treiben ihr Unwesen.

Am Beispiel von Susan Crain Bakos sehen wir, daß auch sexuell aufgeschlossene Frauen (zunächst) sehr wenig über tatsächliches männliches Sexualerleben wissen (woher auch?), und daß es Jahre dauert, bis
sie die Realität akzeptieren können. Männer reden bevorzugt sehr direkt und anschaulich über Sex und keineswegs so romantisch und sen-
timental, wie viele Frauen das gerne hätten. Nur sehr wenige Frauen
sind bereit, männliche Sexualität zu akzeptieren, wie sie nun eben mal
ist. Bei ihrer eigenen (weiblichen) Sexualität ist es allerdings auch nicht
viel anders.

Lustkiller

Barbara DeAngelis führt in ihrem ausgezeichneten Buch *Männer –
was jede Frau wissen sollte* eine Hitliste der 20 meistgenannten Lustkiller auf, die Männer abtörnen. Die Hitliste ist nicht quantitativ ge-
ordnet.

1. Wenn Frauen sich so verhalten, als würden sie keinen Sex mögen.
2. Wenn Frauen sexuell niemals die Initiative ergreifen.
3. Wenn Frauen der Körper des Mannes nicht vertraut ist und sie
   seinen Penis zu grob oder zu zaghaft behandeln.
4. Wenn Frauen den Mann für ihren Orgasmus verantwortlich machen.
5. Wenn Frauen im Bett Verkehrspolizei spielen und ständig Anwei-
   sungen geben.
6. Die sexuelle Leiche – wenn Frauen im Bett nicht reagieren.
7. Das sexuelle Plappermaul – wenn Frauen im Bett zuviel reden.
8. Wenn Frauen sich zuwenig pflegen: unrasierte Achseln und Beine,
   Mundgeruch, Damenbärte, unmodische Kleidung, ungesunde Er-
   nährung, überbehandeltes Haar, zu Hause mit Lockenwicklern
   oder unförmigen Hauskleidern herumlaufen, schlechter Intimge-
   ruch, schlaffes Gewebe, schlechte Haut, mit zentimeterdickem
   Make-up zugekleistert, Körpergeruch, abgestoßener, abgeblätter-
   ter Nagellack.
9. Wenn Frauen ihren eigenen Körper nicht mögen und sich selbst
   herabsetzen.
10. Wenn Frauen nur noch ihr Äußeres im Kopf haben.

11. Wenn Frauen keinen Cunnilingus mögen.
12. Frauen, die küssen wie fleischfressende Pflanzen – Schlabberküsse?...Igitt!
13. Wenn Frauen zu ernst sind – sie erinnern Männer an Lehrerinnen, Mütter und andere angsteinflößende weibliche Autoritätspersonen.
14. Frauen, die sich extrem anspruchsvoll und anhänglich verhalten.
15. Wenn Frauen dumm und oberflächlich sind.
16. Wenn Frauen nur am Geld eines Mannes interessiert sind – kein anderes Thema löst bei Männern so viel Verärgerung aus.
17. Wenn Frauen ihre Sexualität einsetzen, um Männer zu manipulieren. Die meisten Männer erzählen, daß so ein Verhalten sie sexuell zwar antörnt, gefühlsmäßig werden sie aber davon abgestoßen.
18. Wenn Frauen über ihre verflossenen Liebhaber reden.
19. Wenn Frauen beim Sex nicht spontan sind – sie kämen sich sonst billig oder nuttig vor.
20. Wenn Frauen häßliche Unterwäsche tragen.

Es gibt noch einiges mehr, was Männer abtörnt.

Anziehung und Abstoßung

In jeder Beziehung gibt es anziehende und abstoßende Kräfte. Überwiegen die anziehenden Kräfte, geht man aufeinander zu, überwiegen die abstoßenden, geht man sich mehr aus dem Weg. Probleme entstehen dann, wenn Abstoßung als nicht statthaft definiert wird, z.B. bei der «großen Liebe». Unweigerlich kommt der Vorwurf: «Du liebst mich nicht wirklich», begleitet von Groll und Strafaktionen. Wodurch die Abstoßung größer wird, dadurch wiederum vermehrt Vorwürfe, Groll, etc...

Lüge

Sexualität ist nach einem *Brigitte*-Artikel das meistbelogene Gebiet. Dichtung und Wahrheit, Schein und Wirklichkeit, Illusion und Realität sind bei diesem Thema in der Tat nicht leicht voneinander zu unterscheiden. Schauen wir genauer hin. Männer haben gute Gründe für schlechte Gefühle. Und die liegen nicht nur in ihnen selbst.

Was Männer von Frauen wollen

Männer wollen sich an ihrer Schönheit satt sehen, ihren Körper spüren, riechen, streicheln, lecken, ihre Zustimmung, Anerkennung und Wertschätzung haben, sie anbeten, für sie dasein, ihr Lust bereiten, das prickelnde Gefühl von Wollust und Geilheit mit ihr teilen – allerdings nur auf freiwilliger Basis, nicht unter Zwang. Sex hat bei Männern sehr viel mit Gefühlen zu tun.

Vorgespielte Orgasmen

Viele Frauen tragen von Beginn an die Lüge in ihre intime Beziehung zu einem Mann, in Form von vorgetäuschten Orgasmen. Unterschwellig spürt man allerdings, daß da etwas nicht stimmt, daß frau etwas vorgibt, was nicht da ist, daß sie nicht offen ist, nicht ehrlich ist, sich nicht hingibt, ihn anlügt und daß er ihr nicht vertrauen kann. Wenn er über sein Unbehagen sprechen will, wird sie in der Regel alles abtun und behaupten, daß für sie alles in Ordnung ist. Also schweigt er lieber und verdrängt sein Unbehagen.

Normen

Bei den Angaben zur Häufigkeit des Geschlechtsverkehrs wird viel ge-
flunkert. «Zweimal pro Woche» sei der Durchschnitt, lesen wir überall, wo «zweimal pro Monat» es eher treffen dürfte. Für viele wäre
«alle zwei Monate» bereits häufig. Ja, früher hat es schon mal Zeiten
mit «zweimal pro Woche» und mehr gegeben, früher. Und wer den
«Standard» nicht erreicht, kommt leicht zu der Überzeugung, zu kurz
zu kommen.

Der Versuch, die im Laufe der Sexuellen Revolution neu gesetzten
Normen zu erfüllen – das «richtige» Vorspiel, der Orgasmus der Partnerin als Zentrum allen Bemühens, genügend Nachspiel, sanft, aber nicht
«zu» sanft, wild, aber nicht «zu» wild, begehren, aber nicht zu gierig –
,führt zu mehr Streß als Lust. Die Frage ist: Warum unterwerfen sich
Männer diesen Geboten? Warum treten Sie zu Bedingungen an, die nicht
ihre eigenen sind? Wessen Bedingungen erfüllen sie eigentlich?

Bedingungen

«Frauen werden immer noch dazu erzogen, in sexueller Hinsicht vorsichtig zu
sein, bis zwei, drei oder alle vier Bedingungen – Anziehung, Respekt, Gefühl
und Intellekt – erfüllt sind. Viele Frauen fügen noch eine fünfte und sechste
Bedingung hinzu: Ledigkeit und Status/Erfolg. Bei vielen gibt es noch eine
siebte, achte und neunte Bedingung: Der Mann muß sie ausführen; er muß
zahlen; er muß das Risiko einer Zurückweisung auf sich nehmen, indem er die
Initiative zum ersten Kuß ergreift, als erster Händchen halten will und so weiter. (Wenn er das Risiko des ersten Kusses nicht auf sich nimmt, wird sie ihn
höchstwahrscheinlich nicht küssen.) Männer sind dazu erzogen, Sex zu wollen,
sofern nur eine Bedingung erfüllt ist – körperliche Anziehungskraft» (Farrel
S. 33).

Um von einer Frau Sex zu bekommen, muß ein Mann ihre Bedingungen
erfüllen. Wenn nicht, «läuft» halt nichts. Sein Sex gegen ihren Sex läuft
in der Regel nicht. Sein Sex *plus die Erfüllung aller ihrer Bedingungen*
(zumindest dem Anschein nach) gegen ihren Sex lautet die Formel.

Um besser zu verstehen, warum das so ist, müssen wir einen Blick in
die Geschichte werfen.

Vom Matriarchat zum Patriarchat

Die präpatriarchalische Zeit wird gerne als ideale Gesellschaft beschrieben. Die Frauen haben das Sagen, und es herrscht Liebe, Frieden und allgemeine Bedürfnisbefriedigung. Dieser Zustand soll sich erst geändert haben, nachdem die Männer aus unerfindlichen Gründen die Macht an sich gerissen haben. Als Begründung werden dem Mann «Machtgelüste» unterstellt und der Wunsch, Frauen zu unterdrücken und sexuell auszubeuten.

Dabei war alles mit Sicherheit ganz anders.

In der Urgesellschaft gibt es Sex für jede/jeden genug. Die einzigen Bedingungen für Sex sind Sympathie und sexuelle Attraktivität.

Der paradiesische Zustand endet, als die paradiesischen Voraussetzungen, Raum und Nahrung im Überfluß aufgrund der Bevölkerungsvermehrung, nicht mehr gegeben sind.

Die Menschen müssen sich jetzt auch in unwirtlicheren Gegenden niederlassen. Selbst für viele Nomaden ist es nicht mehr möglich weiterzuziehen, denn überall sind schon Menschen. Man ist gezwungen, sich an dem Ort, wo man gerade ist, anzusiedeln und das Land in Besitz zu nehmen. Auf diese Weise entsteht (Grund-)Besitz («das ist mein Land, mein Haus,...»). Das Überleben wird schwierig.

Als Hungersnöte nicht mehr durch Nachbarschaftshilfe behoben werden können, geschieht Schreckliches. Vom Hungertod bedrohte Individuen beschaffen sich gewaltsam Nahrung durch Überfälle, Raub, Plünderung. Plötzlich wird Muskelkraft zum Überlebensvorteil. Überfälle von Hungerleidern, erst individuell, dann in Gruppen, auf Menschen, die noch Lebensmittel besitzen, werden häufiger.

Die Folge: Abwehr wird organisierter. Verteidigungsarmeen entstehen. Führer werden benötigt. Kraft und Intelligenz, Führungskraft wird hoch geachtet. Verteidigungserfolge und Eroberungen führen zu besonderem Ansehen. Heldenverehrung.

Demonstration von Stärke, Machtsymbole, genügen häufig als Schutz vor Angriffen.

Frau, mit wenig Muskelkraft, sucht den Schutz eines starken Mannes, der sie miternährt und vor Überfällen bewahrt. Die Zuneigung der Frau beruht plötzlich nicht mehr auf Sympathie und sexueller Attraktivität des Partners, sondern auf seiner Fähigkeit, Schutz und Sicherheit zu bieten. Weibliches Kalkül bestimmt maßgeblich ihre Beziehungen.

Motiv: Todesangst. Bevor sie elend zugrunde geht, biedert sie sich lieber bei einem starken Mann an. Nicht nur in akuter Not, sondern vorsorglich. Sie streicht ihm Honig ums Maul, schmeichelt seinem Ego. Durch verschiedene Dienstleistungen, kochen, putzen, nähen, Wunden versorgen, Krankenpflege, Ratschläge, versucht sie, sich unentbehrlich zu machen.

Frau ist immer in Gefahr, daß ihr «Beschützer» sie wieder fallenläßt; wenn er eine andere attraktiver findet, wenn sie ihm zu sehr auf die Nerven geht…

Durch die Notwendigkeit, Rivalinnen aus dem Feld zu schlagen, wird sie eine Meisterin der Intrige.

«Wir verfügen über ein beträchtliches Reservoir, um das zu erhalten, was wir unserer Meinung nach brauchen. Andere Frauen erkennen diese Schachzüge, Männer nicht» (Clinebell S. 26).

Es kann sehr schmerzhaft und enttäuschend für einen Mann sein, sich diese «Schachzüge» und das «Verheimlichen» seiner (angebeteten) Partnerin klarzumachen. Für ihn bricht möglicherweise eine Welt zusammen.

Um den Mann lebenslänglich an sich zu binden, bringt frau bisher unbekannte Dinge in die Welt:

- die ausschließliche «Liebe» («du mein ein und alles», «keine liebt dich so wie ich»,…).
- Schuld und Schuldgefühle («nach allem, was ich für dich getan habe», «wie kannst du mir das antun»…).
- Höflichkeit, Manieren. Zu Hause soll sich mann nach ihren Regeln verhalten.
- Erhöhung der eigenen Attraktivität durch Make-up, Kleidung, Schmuck.
- Geheimniskrämerei, Glorifizierung weiblicher Fähigkeiten (Intuition und so).
- Schmuck als Rückversicherung. Falls der Beschützer umkommt, kann frau ihre Brillanten nach und nach verscherbeln. Deshalb muß Schmuck wertvoll sein, nicht nur schön.
- Sie erklärt ihre Kinder zu seinen Kindern. Sie redet ihm ein, er sei ihr lebenslänglich verpflichtet, da sie ja die Gebärerin «seiner» Kinder ist. Damit der Mann das auch tatsächlich glaubt, erhebt sie Mono-

gamie und sexuelle Treue zum Ideal. Die Hochstilisierung dieses bisher unbekannten Sexualverhaltens verbietet es frau, ihre eigene Sexualität voll auszuleben. Solange der Mann die Beschützerrolle beibehält, nimmt sie seine «Untreue» hin.

«Frauen sind besessen von dem Gedanken, den Sex bis zum richtigen Moment zu verwehren...» (Bakos, S. 99)

Die Folge: Sie reduziert und rationiert ihre früher uneingeschränkte Sexualität und bietet sie dem Mann, den sie als Beschützer auserkoren hat, zum alleinigen Gebrauch an. Was natürlich nur funktionieren kann, wenn die meisten anderen Frauen dabei mitmachen. Die «Abtrünnigen» werden als Flittchen diffamiert, zu minderwertigen Frauen erklärt. Besonders die Söhne sollen dies lernen. Mutter ist die Beste, kein «Flittchen». Sie ist tugendhaft und verdient lebenslange Dankbarkeit. Sie erzieht ihre Söhne so, daß sie die Beschützerrolle übernehmen, falls der Vater ausfällt (im Kampf stirbt, zum Zigarettenautomaten geht...).

Frau bringt die weibliche Tugendhaftigkeit in die Welt, die Unterscheidung zwischen «guten» Mädchen und «schlechten» Mädchen. Sie verkauft ihm ihre Sexualität als etwas ganz Besonderes, nur für ihn Reserviertes. Frau bestimmt den Preis, den mann zu zahlen hat.

«Der Mann ist noch immer bereit, für den Sex zu bezahlen, und zwar finanziell, und/oder indem er einen Teil seines Wesens dem Willen der Frau unterwirft.» (Bakos, S. 326)

«Man zahlt doch sowieso immer»... «Schließlich ist die Ehe auch nichts anderes als eine vertraglich geregelte Bezahlung fürs Vögeln.» (Hite Report II, S. 257)

«Verliebtheit nach Schablone: Die Februar-Ausgabe 1985 der Zeitschrift Good Housekeeping. Fünfzig ‹begehrenswerte› Junggesellen werden gewählt. In nur zwei Sätzen wird beschrieben, was sie begehrenswert macht: ihr genaues Gehalt, ihr Titel, die Quelle ihrer Macht, ihre Verfügbarkeit (wenn sie reich genug waren, konnten sie sogar verlobt sein, um trotzdem als ‹begehrenswert› zu gelten.)» (Farrel S. 60)

Der Mann als Geldsack und Prestigeobjekt. Sex gegen Sicherheit. Sex als Ware und Waffe. Bewußter Einsatz des Sex, vom Kopf gesteuert. Frau rationiert ihren Sex. Sex wird kompliziert. Verknappung erhöht die Nachfrage, erhöht den Preis. Berechnung, Falschheit, Intrige, die unter dem Mantel der «Wohlanständigkeit» und «Makellosigkeit» sorgsam verborgen wird.

Liebesbeweise

Männer schenken ihrer Liebsten Diamanten, Pelze (früher), Autos, Frauen ihrem Liebsten sich selbst. Mann muß seine Liebe beweisen. Seine Liebe, seine Gesellschaft betrachtet frau als minderwertig. Für ihre Liebe, ihre Gesellschaft muß er zahlen. Das steht ihr zu. Und viele Männer zahlen brav.

Ausgenützt

Erhält eine Frau nichts außer dem Sex und der Gesellschaft eines Mannes, fühlt sie sich «ausgenützt». Sie ist der Ansicht, daß ihr eigentlich noch etwas zusteht, was ihr der Mann böswillig vorenthält. Ja, was nur? Warum fühlen sich viele Frauen nach dem Sex, bzw. einige Tage danach, ausgenützt? Offensichtlich haben sie den Eindruck, daß sie mehr gegeben als sie bekommen haben. Ihr Sex, ihre Gesellschaft ist mehr wert als sein Sex und seine Gesellschaft. Frau ist von ihrer Höherwertigkeit und seiner Minderwertigkeit zutiefst überzeugt. Läßt sie sich auf einen Mann ein, eröffnet sie (in ihrem Kopf) ein Schuldkonto. Er ist ihr mindestens dies und das schuldig, mindestens. Da der Mann sich zunächst nicht als Schuldner betrachtet, versucht sie ihn, offen oder unterschwellig, von seiner «Schuld» zu überzeugen. Entweder er sucht das Weite – dann hat er sie «ausgenützt» –, oder er akzeptiert, läßt sich Schuldgefühle machen und arbeitet seine «Schuld» ab. Eine Sisyphos-Arbeit. Denn nicht nur jeder weitere Kontakt mit ihr, sondern auch seine Abwesenheit vergrößern seine Schuld. Wunderbare Beziehung!

Prostitution

Der Sex des Mannes gilt als minderwertig, der Sex der Frau als höherwertig. Hunderttausende Prostituierte verdienen mit leichter liegender Tätigkeit Summen, von denen der Durchschnittsmann nur träumen kann.

Solange Frauen ihre Liebe, ihren Sex und ihre Gesellschaft für wertvoller halten als die Liebe, den Sex und die Gesellschaft von Männern, sind gleichberechtigte, gleichwertige Beziehungen zwischen Mann und Frau illusorisch.

Make-up

Für das Vertuschen der Wahrheit wird viel Energie aufgewendet. 90 Prozent der ganzseitigen Anzeigen in Frauenzeitschriften preisen Kosmetika an. So manche Frau macht keinen Schritt vor die Haustür ohne perfekt angelegtes Make-up. Ihr wahres Gesicht möchte sie der Welt und sich selbst nicht zumuten. Bei Umfragen zeigt sich immer wieder, daß die Mehrzahl der Frauen auf nichts auch nur annähernd so viel Wert legt wie auf die äußere Erscheinung.

Die Kehrseite der Medaille

«Die Frau, die nichts als ihre Schönheit im Kopf hat, hat die größten sexuellen Probleme und ist zugleich diejenige, die ihre sexuellen Probleme am heftigsten leugnet», sagt Dr. Gwen Leavesley, eine Gynäkologin und Leiterin der West Australian Family Planning Association. «Wenn ich eine solche Frau frage, ob sie Orgasmen hat, antwortet sie höchstwahrscheinlich: ‹Darauf kommt es gar nicht an.› Solchen Frauen fällt es am schwersten, sich auf dem gynäkologischen Stuhl untersuchen zu lassen, und sie haben auch die größten Probleme mit jeder Form von Geburtenkontrolle; sie neigen dazu, Geburtenkontrolle abzulehnen, um nicht sexuell sein zu müssen. Unter den auf Schönheit versessenen Frauen haben diejenigen die größten Schwierigkeiten, sich zu öffnen, die ihre Schönheit als wesentliche Voraussetzung dafür ansehen, an die Spitze zu kommen – ehrgeizige Fotomodelle etwa.» (Farrel S. 90)

Bei «schönen» Frauen ist Vorsicht geboten. Bei weniger «schönen» nicht minder. Frau verbirgt ihre tatsächliche Sexualität auch vor sich selbst und stellt eine gelernte, aufgesetzte «Pseudosexualität» zur Schau, bei der sie sich sicher(er) fühlt. Sie verliert dadurch den Kontakt zu wesentlichen Gefühlen, ihre sexuelle Ansprechbarkeit. Und dann müssen natürlich wieder «richtige» Männer (= Traumprinzen) ran, um Dornröschen zu «erwecken», was allerdings nur im Märchen klappt.

Selbsterkenntnis

Frau steckt wenig Energie in Bemühungen, sich selber besser kennenzulernen. Sobald die Wahrheit zu schmerzhaft wird, bricht sie ihre Selbsterforschung ab. Joan Bitterman weiß davon zu berichten:

«Jegliche Therapie, der sich die Interviewten (968 Frauen) unterzogen, scheiterte. Besonders dann, wenn der Partner beteiligt war. Weil ein neutraler Dritter, der Therapeut, gar nicht anders kann, als beide Seiten zu berücksichtigen. Die (Frauen-)Gruppe aber läßt nur eine zu.» (Bitterman, S. 191 f.)

Man beachte das Wort «jegliche». Keine einzige der interviewten Frauen, 84 % mit Abitur, konnte einen genaueren Blick auf sich selbst ertragen. Sie weigern sich, sich selber besser kennenzulernen. Die Beziehungen dieser Frauen zu sich selber ist nur oberflächlich. Tief im Inneren lehnen sie sich ab. Wenn ich im Gespräch andeute, daß das Selbstwertgefühl der meisten Frauen nahe bei Null ist, widerspricht kaum eine Frau. Sie wissen schon, daß es so ist und erzählen mir als Rechtfertigung etwas von jahrtausendelanger Unterdrückung.

Das Phantom

Die «moderne», «selbstsichere» Frau geistert als Phantom durch feministische Publikationen und viele Frauenzeitschriften, und Männer haben angeblich furchtbar Angst vor ihr. Im täglichen Leben hat mann es dagegen mit pseudo-selbstsicheren, pseudo-emanzipierten Frauen zu tun (wie auch umgekehrt viele Männer pseudo-selbstsicher und pseudo-emanzipiert sind), die ihre Ängste und Unzulänglichkeiten hinter einer «modernen», «selbstsicheren» Fassade zu verbergen trachten. Alles – zum Teil gut gemachte – Show. Ausnahmen bestätigen die Regel.

Fassade

Sehr viel weibliche Energie fließt in die Aufrechterhaltung von Fassaden. Make-up und Kleidung müssen dabei keineswegs die Hauptrolle spielen. Es gibt die Sichaufopfernde, die Superfrau, die liebende Mutter, die Emanzipierte, die Feministin, die Weltverbesserin, das arme Opfer, den Vamp, die Gerechte... Ob es sich um Fassade oder um ein Leben in Übereinstimmung mit dem innersten Wesenskern handelt, kann nur ein genauerer Blick auf den Einzelfall zeigen.

Männer haben keine Chance

Marcus Wawerzonnek läßt in seinem Buch *Marionetten der Liebe* eine Frau zu Wort kommen, der bewußt geworden ist, welche Macht sie in Beziehungen hat und wie sie diese mißbraucht:

«Männer haben keine Chance... Ich versuche ihnen vorzuschreiben, wie sie sich zu verhalten haben, und lasse nur meine eigene Interpretation ihrer Person und ihres Lebens zu. Ich nehme ihnen die Luft zum Atmen, konfrontiere sie mit meiner Gegenreaktion auf ein von mir unterstelltes Verhalten ihrerseits und unterbinde damit jede Möglichkeit einer normalen Kommunikation. Ich werde immer ekelhafter, hysterischer und verheulter und setze sie damit unter Druck. Damit will ich ausreizen, wie tief und echt ihr Gefühl ist, denn sie sollen mich trotzdem mögen... Aussprachen, die in ewigen Monologen meinerseits enden, weil ich ihre Antworten und Bewertungen gleich mitliefere... Der Schwanz ist für mich der perfekte Manipulationsknopf, mit dessen Beherrschung ich den ganzen Mann unter Kontrolle bekomme... Ich genieße meine Macht, die Macht des Sexes... Ich streichle, um wiedergestreichelt zu werden, ich ‹liebe›, um geliebt zu werden, ich gebe, weil ich nehmen möchte. Ich möchte, ich will, ich fordere, mit Blicken, Berührungen, Gesten... Liebe? Wohl eher das Gängelband der Sexualität... Ich werfe ihnen die Ausnutzung meiner Person vor, dabei habe ich sie damit geködert... Vor einiger Zeit ist mir ein Mensch begegnet, der gnadenlos jede meiner Manipulationen erkennt... Er verweigert sich meiner Erwartungshaltung... Wenn ich ihn zu Emotionen und Handlungen zwinge, macht er mir klar, daß sein Handeln unter Zwang geschieht, und ich erkenne die Sinnlosigkeit meiner Manipulation.» (Wawerzonnek, S. 135 ff.)

Hochinteressant.

Frauengruppen

Joan Bitterman (*Rettet die Männer*) war selber überrascht und erschüttert über das Ergebnis ihrer Untersuchung:

«Die immer häufiger und schneller auftretende Unfähigkeit zu Partnerschaft/ Ehe und Familie wurde in den letzten Jahren mehrfach untersucht. Dabei hat sich, wie auch in meiner Studie, gezeigt, daß es in erster Linie die Frauen sind, welche sich als unfähig für eine Partnerbeziehung erweisen.» (Bitterman, S. 216)

Selbsterfahrungs- oder Therapiegruppen, esoterische Zirkel oder schlicht Frauengruppen bezeichnet sie als Kriegsschulen, wo Frauen lernen, ihrem Partner und «den» Männern einseitig die Schuld an allem und jedem zuzuweisen. Selbstkritik und Kritik an Frauen wird dort nicht geduldet.

Von Traumprinzen und Prinzessinnen

Ein weiteres wichtiges Element im Beziehungswirrwarr stellen Glückseligkeitsphantasien dar.

Im Märchen geht es so: Die Prinzessin sitzt da und ist schön. Der Traumprinz geht hinaus in die Welt, löst die drei unlösbaren Aufgaben, kommt als Held zurück und bekommt als Lohn für seine Mühe die Prinzessin und das halbe Königreich. Sie leben fürderhin glücklich und zufrieden bis an ihr Lebensende. Er bringt die ganze Action, und sie sitzt nur rum. In manchen Märchen ist das Mädchen nicht untätig, sondern handelt, es geschehen wunderbare Dinge, und am Ende bekommt sie ihren Prinzen. Von nun an herrscht Glückseligkeit, und es gibt keine Probleme mehr.

Die modernen Versionen dieser Märchen können wir in den Kinos und im Fernsehen bewundern. Pretty Woman = Aschenputtel. In Action-Filmen überwindet der Held alle Schwierigkeiten, rettet die Traumfrau und kriegt sie natürlich am Ende. Bei Dallas und Denver Clan lernt frau, wie schöne Frauen erfolgreiche Männer manipulieren können. Überall wird die Macht der Schönheit, die Macht der schönen Frau vorgeführt. Je schöner sie ist, desto mehr Auswahl hat sie, desto mehr bekommt sie. Männern nützt es wenig, wenn sie «nur» schön sind. Männer lernen, daß sie erfolgreich und mächtig sein müssen, um bei schönen Frauen anzukommen. Er läßt sie teilhaben an seinem Erfolg, seiner Macht, und sie gibt ihm dafür ihre Gesellschaft und ihren Sex. Natürlich gibt er ihr auch seine Gesellschaft und seinen Sex. Aber das ist nicht genug. Die Formel lautet: seine Gesellschaft und seinen Sex plus sein Erfolg, seine Macht und sein Geld gegen ihre Gesellschaft und ihren Sex plus gar nichts. Das ist die Traumprinzphantasie. Von seiten der Traumfrau ist hier eindeutig mehr Nehmen als Geben. Eine gleichberechtigte, gleichwertige Partnerschaft wird von solchen Frauen gar nicht angestrebt, auch wenn überall das Gegenteil behauptet wird.

Der Mann spürt unterschwellig, wenn die Frau nicht in erster Linie ihn begehrt, seinen Körper, seinen Sex, seine Aufmerksamkeit und seine Zärtlichkeit, sondern den Lebensstandard, den er bieten kann. Sensiblen Männern vergeht mit der Zeit jegliche Lust. Superstar Mikkey Rourke bekennt in der Öffentlichkeit, daß er seit Jahren keine Liebe mehr gemacht hat und jegliches Interesse am Sex verloren hat.

Der reale Mann

Für Traumprinzphantasien verwendet frau viel Zeit und Energie. Ebenso, sich als Traumfrau aufzupeppen. Wie groß ist das Interesse am real existierenden Mann, an seinen Gefühlen, Gedanken, Sehnsüchten und Wünschen?

Eines der besten Bücher über Männer stammt von Warren Farrel und hat den aussagekräftigen Titel: *Warum Männer so sind wie sie sind*, und man sollte erwarten, daß es eifrig gelesen wird. Endlich! Das große Schweigen ist vorbei und mann/frau erfährt Näheres über Männer! Nachdem die Taschenbuchausgabe ein halbes Jahr auf dem Markt war, fragte ich in meiner Stammbuchhandlung nach (über 1000 Kunden pro Tag), wie häufig dieses Buch inzwischen verkauft wurde. Die Inhaberin der Buchhandlung stellte anhand des Buchlaufzettels fest: viermal. Erschütternd wenig. Weder Männer noch Frauen interessieren sich offensichtlich dafür, «warum Männer so sind wie sie sind».

Werfen wir einen Blick in einen gut sortierten Zeitungskiosk. Was fällt uns auf, wenn wir die Titelbilder von Frauenzeitschriften betrachten? Überall lächeln uns durchgestylte Frauen entgegen. Und bei den typischen Männerzeitschriften? Auch lauter Frauen, nur wesentlich weniger bekleidet. Männer und Frauen haben augenscheinlich eines gemeinsam: Frauen interessieren sich im wesentlichen für Frauen und Männer interessieren sich im wesentlichen für Frauen. Genauer: für schöne bzw. schön zurechtgemachte (geschönte) Frauen. Sollte sich doch einmal ein Mann auf die Titelseite einer Frauenzeitschrift verirren, handelt es sich um einen Superstar oder um einen Vertreter des Adels oder Hochadels. Die Traumprinzphantasie läßt grüßen. Wieviel Energie Frauen in diese Phantasie stecken, läßt sich in etwa anhand von Verkaufszahlen erahnen. 2 Millionen Frauenzeitschriften und 1 Million Liebes(Groschen)romane finden *tagtäglich* ihre Käuferin (99 % weibliche Leserschaft). Für die gebildetere Leserin gibt es dasselbe auf leicht höherem Niveau als Taschenbuch oder gebunden.

Schlager und Film- und Fernsehschnulzen bringen die immer wieder gleiche Botschaft von Liebesfreud und Liebesleid und nicht enden wollender Glückseligkeit, auf immer und ewig. Da bleibt nur wenig Energie für reale Männer mit realen Gefühlen, realen Wünschen und realen Sehnsüchten.

In «ganz normalen» Beziehungen ist der reale Mann vor allem ein Ärgernis. Nachdem die Verliebtheitsphase abgeklungen ist, stellt so mancher Mann fest: was er auch tut, es ist nie genug. Frau ist nie zufrieden mit ihm. Immer hat sie etwas auszusetzen. Nörgel, nörgel, nörgel. Wen wundert's, daß ein Drittel aller Männer sich nichts sehnlicher wünscht, als daß ihre Partnerin endlich aufhört, an ihnen herumzunörgeln.

Glückseligkeit

Je stärker und plastischer die weibliche Glückseligkeitsphantasie ist, je mehr Energie sie in diese Phantasien steckt, desto weniger ist ein realer Mann (Mensch) in der Lage, sie zu erfüllen. Desto größer die weibliche Frustration. Desto mehr nörgelt, grollt, schmollt sie. (Bei männlichen Glückseligkeitsphantasien gilt selbstverständlich das gleiche: desto mehr nörgelt, grollt, schmollt er).

Für die meisten Frauen ist «die Beziehung», «die Partnerschaft» wesentlich wichtiger als der real existierende Mann mit seinen real existierenden Gefühlen. Frau steckt wesentlich mehr Energie in Beziehungs- und Partnerschaftsphantasien als in das Kennenlernen von Menschen aus Fleisch und Blut (z. B. sich selber). Wie sehen diese Partnerschaftsphantasien aus?

Partnerschaftsideale

Viele Frauen und (nicht ganz so viele) Männer unterwerfen sich bestimmten Beziehungsidealen, terrorisieren damit ihre(n) Partner und halten das für «Liebe». Da gibt es:

Das Gemeinsamkeitsideal. Alles muß immer gemeinsam gemacht werden.

Das Harmonieideal. Meinungsverschiedenheiten darf es nicht geben. Wegen irgend etwas bedrückt zu sein, ist nicht gestattet.

Das Offen-und-ehrlich-Ideal. Wenn er ihr nicht alles erzählt, legt sie das als Vertrauensbruch aus. «Mir kannst du es doch anvertrauen!» «So sag's mir doch!» Wenn er in Ruhe gelassen werden will – Panik! «Liebt er mich nicht mehr?»

Den Gleichklang der Seelen. Beide müssen immer dasselbe denken, fühlen und wollen.

Glückserwartung. Alles-wird-gut-wenn-ich-nur-genügend-liebe-Syndrom.

Das Ewigkeitsideal. Die «Gefühle» müssen immer gleich bleiben.

Das «Wenn-du-mich-wirklich-liebtest,-dann...»-Syndrom. Die wenigsten Männer wissen, daß sie ständig auf dem Prüfstand stehen: «Wenn er mich wirklich liebt, dann kennt und erfüllt er alle meine innersten Wünsche.»

Je nach Frau eine individuell ausgeprägte, in der Regel ziemlich unverdauliche Mischung: ein Gefühls-Erwartungs-Angst-Verklemmungs-Hoffnungs-Frustrations-ich-will-alles-haben-und-nichts-dafür-tun-und-du-sollst-mir-das-alles-geben-Klumpen, mit dem frau ihren Traummann überrollt. Natürlich ohne zu wissen, was sie tut. Der Durchschnittsmann hat dem nichts entgegenzusetzen und kann sein

Unbehagen nur vage formulieren: «Ich fühle mich bedrängt»…«Du verlangst zuviel»…«Ich kann machen, was ich will, es ist immer falsch.» Er ist in der Defensive und zieht sich meistens zurück (Arbeit, Verein, Geliebte, Kneipe).

Machtmittel

Um ihren «Liebsten» so hinzukriegen, wie es ihrer Traumvorstellung entspricht, verwendet sie (fast) alle Mittel. Solange sie gut gelaunt ist, lächelt, lobt, schmeichelt und lockt sie. Ist sie sauer, wird es ungemütlich. Dann gibt's Tränen, Vorwürfe, Szenen, Weltuntergangsstimmung, rote Wolken, schwarze Wolken, dicke Luft. Da wird moralisiert, belehrt, gestichelt und belächelt, sabotiert, intrigiert und gedroht, bis hin zu Mord und- Selbstmorddrohungen. Der Haussegen hängt schief. Entrüstung, stummes, demonstratives Leiden und sexuelle Verweigerung… was für ein Arsenal. Der Mann, dem da nicht jegliche Lust vergeht, verdient unsere Bewunderung.

Zusammenbruch

Frau bricht zusammen, wenn er nicht die «richtigen» Gefühle hat. Wenn er etwas «Falsches» sagt, ist sie beleidigt, wütend oder verletzt. Die wenigen Frauen, die nicht so reagieren und offen sind, erfahren dagegen alles darüber, wie einem Mann gerade zumute ist. Das ist fast nie die eigene Partnerin – denn die ist meistens die letzte, die das wissen will. Bei Barfrauen und Prostituierten schütten viele Männer ihr Herz aus, weil sie zu Hause kein offenes Ohr finden. Die meisten Männer haben niemanden, mit dem sie reden können.

Vertrauen

Offenes Reden hat viel mit Vertrauen zu tun. Wer vertraut, traut sich auch. Vertrauen kann ich nur jemandem, der nicht zusammenbricht, mich nicht verurteilt, nicht beleidigt ist, sich nicht angegriffen fühlt. Und mich akzeptiert wie ich bin, (auch) wenn ich mich öffne und Unangenehmes berichte.

Superfrau und Supermann

Die Superfrau will alles gleichzeitig: Supermann, Superkinder, Superkarriere, Superorgasmen und Superglückseligkeit. Und zwar sofort. Nicht gerade bescheiden. Wen wundert es, daß diese Frauen unzufrieden sind? Irrsinnig hohe Erwartungen, Ansprüche und Forderungen und dann die dröge Realität. Die psychischen Verdrängungs- und Projektionsmechanismen funktionieren prächtig, und als Sündenbock für weiblichen Frust ist «der» Mann auserkoren. Da sind sich die meisten Frauen und viele «neue» Männer einig.

Dieser weibliche Erwartungsdruck in Kombination mit ihrer Unzufriedenheit hängt als Schwingung schwer im Beziehungs-Raum und führt beim Mann zu beträchtlichem Unbehagen. Die abstoßenden Kräfte werden immer stärker, die Anziehung immer geringer. Er meidet sie immer mehr. Um mit ihr auf einer erträglichen Basis zusammenleben zu können, muß er sein Unbehagen, seine schlechten Gefühle verdrängen und eine schein-heile Welt für sich zurechtzimmern. Ein Gespräch über diese Dinge ist kaum möglich.

Intimität

Intimität heißt: sich öffnen. Und offen sein für den anderen. Intimität heißt: für sich selber offen sein, interessiert sein für das eigene So-sein und dieses So-sein dem Partner zu offenbaren. «So-sein» umfaßt (ist) die ganze Persönlichkeit. Die Maske, die Fassade ist ein kleiner Teil davon. Intimität heißt: für den anderen offen sein, interessiert sein für das So-sein des anderen. Intimität ist da nicht möglich, wo Fassade und Maske, Täuschung und Selbsttäuschung das So-sein überdecken. Wir erleben überall: Pseudo-Intimität, also Einsamkeit.

Nach dem Geschlechtsverkehr, nach intimster körperlicher Nähe spürt mann/frau das Fehlen seelischer Intimität besonders schmerzhaft. Nur mit Verdrängung, rosa Brille und Alkohol hält man's aus.

Die Sucht nach der Frau

Männer sind in mehrfacher Weise süchtig nach der Frau.

1. Das Lächeln der Mutter. Der kleine Junge lernt sehr schnell: nur wenn Mutter lächelt, ist die Welt in Ordnung. Wenn Mutter traurig ist, ist es seine Schuld, und er springt und tut und macht, um alles wieder in Ordnung zu bringen. Die Mundwinkelsteuerung beherrscht auch die jeweilige Partnerin bestens. Wie viele Männer spielen den «lieben Jungen»?

2. Sex. Männer wollen Sex. Sie sind deshalb anfällig für Manipulation, wenn ihre Partnerin Sex als Belohnung für Wohlverhalten und Sexentzug als Strafe einsetzt.

3. Das Anbetungsobjekt. Gott ist tot. Es lebe die Göttin. Das religiöse Vakuum unserer Zeit schmerzt. Was tun? Der Glaube an die Wissenschaft befriedigt nicht. Alle Attribute Gottes (Liebe, Lebensspenden, Weisheit, Frieden...) werden als weiblich definiert. Jede Frau ist weiblich, also ist jede Frau göttlich. Und anbetungswürdig. Na, ja. Vielleicht doch nicht jede, aber die «eine», die besondere, die man liebt, die schon. Hier trifft sich das religiöse (Anbetungs-)Bedürfnis des Mannes mit dem Bedürfnis der Frau, sich als überirdisch (Make-up, Ideologie, Gehabe) darzustellen. Die Attribute des Teufels (Zerstörung, Wollust, Machtbesessenheit...) werden dem Mann zugewiesen, also jedem Mann. Die Frau-Mann-Beziehung ist dann eine Göttin-Scheißkerl-Beziehung und ist nur möglich, wenn es frau gelingt, den Mann zum Traumprinzen hochzustilisieren. Wer wundert sich über das Unbehagen, das in solchen Beziehungen herrscht?

4. Existenzberechtigung. Sich für Frau und Familie abzurackern, gibt dem Leben des Mannes einen tieferen (höheren?) Sinn, gibt ihm eine

Existenzberechtigung. Die quälende Frage «Wofür lebe ich eigentlich?» ist beantwortet.

5. Die Angst, als homosexuell gebrandmarkt zu werden, verhindert, daß Männer sich Zuwendung und Zärtlichkeit von anderen Männern holen.

Erektionsverbot

Für den Mann besteht überall im Leben ein Erektionsverhinderungszwang. Beim Duschen nach dem Sport, am FKK-Strand, in der Sauna, im Schwimmbad... Es ist sehr peinlich, wenn sich durch die Badehose eine Erektion abzeichnet.

«FKK-Clubs und Nacktbadestrände sind betont asexuell, enterotisiert und beruhigend.» (Mischke, S. 343)

In sogenannten primitiven Gesellschaften gibt es überall Phallussymbole. In den sogenannten zivilisierten Gesellschaften nicht. Kann man daraus schließen, daß Zivilisation gleichbedeutend ist mit der Unterdrückung männlicher Sexualität?

Eine Erektion ist etwas Natürliches und kommt bei Männern mehrmals pro Tag, z.T. unbewußt und im Schlaf, vor. Viele Frauen sind beim Anblick eines erigierten Penis schockiert. Was schockiert sie? Angst vor Vergewaltigung? Angst vor Sex? (Ist «der» Mann ein Triebtäter? Geht man von 5 Erektionen pro Mann und Tag aus, sind das bei 100000 Männern pro Tag 500000, pro Monat 15 Millionen und pro Jahr 180 Millionen Erektionen. Laut Polizeistatistik gehen auf 100000 Frauen 15 Anzeigen wegen Vergewaltigung ein. Für diese Vergewaltigungsquote reicht ein einziger psychopathischer Triebtäter auf 100000 Männer [inklusive Dunkelziffer, $\times 10 = 150$, Quote 1 : 10000]. Auf Erektionen bezogen, ist die Vergewaltigungsquote 1 : 1 Million. «Der» Mann ist kein Triebtäter.)

Eine Erektion ist nur dann erlaubt, sogar ein Muß, wenn seine Partnerin es wünscht, wenn sie Geschlechtsverkehr haben will.

«Wir sagen, wir wollen keine Macho-Männer – bis wir es mit einem schlaffen Penis zu tun haben, der doch eigentlich hart sein sollte. (Es geht hier übrigens um denselben Penis, der nicht hart sein sollte, wenn er uns dadurch in peinliche Situationen bringt oder aggressiv auf uns wirkt.) (Bakos, S. 104)

Erst, wenn Erektionen an FKK-Stränden, in Saunas und Umkleidekabinen, zu Hause und überall als völlig natürlich angesehen werden und kein besonderes Aufsehen verursachen, sind Männer sexuell befreit.

Vorspielquälerei

Der einfühlsame Mann hat heutzutage ein ausgedehntes Vorspiel mit seiner Partnerin zu absolvieren. Hat er ebenfalls Lust auf ein ausgedehntes Vorspiel, ist die Welt in Ordnung. Will er jedoch eigentlich nur eine schnelle Nummer, einen Quicky, traut er sich in der Regel nicht, das seiner Partnerin zu sagen, denn er weiß, daß sie ihn dann mit Sicherheit als lüsternes, egozentrisches Schwein betrachtet und empört ablehnt. Beim Abspulen seiner Vorspielroutine ist er dann nicht ganz bei der Sache, sondern ungeduldig und unkonzentriert. Seine Partnerin merkt das natürlich. Ergebnis: Er gibt sein Bestes, und ihr vergeht die Lust. Für den Mann ist es auf die Dauer unerträglich, daß Sex immer nach ihren Regeln ablaufen muß und seine Bedürfnisse weder interessieren noch befriedigt werden. Frauen, die es schaffen, ihre Sperre im Kopf zu überwinden und sich mit ihrem Mann auch mal ohne Vorspiel ins sexuelle Vergnügen zu stürzen, berichten einmütig davon, wie scharf sie dabei werden, wie geliebt sie sich fühlen und wie positiv es sich auf die Beziehung auswirkt.

Pawlow

Pawlow war der Erforscher des bedingten Reflexes, der Konditionierung. Er brachte Hunden bei, das Klingeln einer Glocke mit der Erwartung von Futter zu assoziieren, so daß allein das Bimmeln ausreichte, bei den Hunden Speichelfluß zu erzeugen, Lust auf Fressen. Unlustgefühle können – auch ganz unabsichtlich – genauso erzeugt werden. Nach genügend vielen schlechten sexuellen Erfahrungen bekommt so mancher Mann bei jeder sexuellen Regung sofort schlechte Gefühle, mal stärker, mal schwächer. Um dennoch sexuell aktiv zu werden, müssen schlechte Gefühle verdrängt (rosa Brille) oder betäubt (3 Bier und 2 Schnäpse) werden.

Forderungen

Die «moderne», «emanzipierte» Frau hat keine Wünsche, sondern Forderungen an Männer (in einer «Partnerschaft»):

Die Gefühle sollen immer gleich bleiben, er soll sie anerkennen, bewundern, dies und das (unaufgefordert) tun, dies und das (unaufgefordert) unterlassen, sie lieben, treu sein, aufrichtig sein, sie auf keinen Fall verletzen, alles mitteilen, alles mit ihr gemeinsam tun, sie sexy finden, sie begehren, mit ihr bumsen, wenn sie Lust hat, Spaß dabei haben (das ist sowieso selbstverständlich), sie in Ruhe lassen, wenn sie keine Lust hat, ihr jeden Wunsch von den Augen ablesen und ihn erfüllen (und zwar sofort), sie auf Händen tragen, ihr jede Sorge abnehmen, sie permanent beglücken, höflich sein, sie trösten, wenn sie traurig ist, sie verstehen (egal wie unklar sie sich ausdrückt), die gleichen Gefühle haben wie sie, ihr spontan Blumen schenken, die halbe Hausarbeit machen, sich über ihre «Geschenke» freuen, alles, was sie tut und denkt, großartig finden, alles, was sie nicht mag, auch ablehnen, was sie kocht, mit Begeisterung essen... Alles hat gefälligst auf Gegenseitigkeit zu beruhen.

Dieser Wust von Erwartungen und Forderungen bricht mit Urgewalt über den Mann herein, ohne daß er benennen kann, was da mit ihm geschieht. Er gerät in Panik: «Wenn ich ihre Forderungen nicht erfülle, verläßt sie mich. Das wäre schrecklich!» Viele unterwerfen sich, viele bleiben lieber Single.

Lösung

Emanzipation des Mannes bedeutet: sich lösen von diesen Fixierungen auf «die» Frau und sich eine Zeitlang fernhalten vom Suchtmittel. Eine schwere Aufgabe.

«Männer können nur zu sich selbst kommen, wenn sie ihre Frauenfixiertheit aufgeben und herausrücken aus den ihnen von den Müttern, Tanten, Lehrmeisterinnen, Partnerinnen, Geliebten und Töchtern angewiesenen Positionen.» (Mischke, S. 335)

Wichtig ist die Beschäftigung mit Aussagen über Männer. Was mann zuallererst braucht, ist Klarheit im Kopf. Das, was stimmt, als richtig anerkennen, das was falsch ist, entschieden zurückweisen. Jeder kann sich dafür entscheiden, sich selber zu definieren, d. h. alte Denkgewohnheiten aufzugeben und durch förderliche zu ersetzen. Beispielsweise:

- Ich lerne immer mehr, mich selber und meine Gefühle ernst zu nehmen. Ich lerne immer mehr, das, was mich bewegt, auszudrücken, zu offenbaren. Ich lerne immer mehr, die Reaktionen auf meine Offenheit auszuhalten.
- Ich beuge mich weder weiblicher noch männlicher Definitionsmacht. Ich bin nicht verantwortlich für die Glückseligkeit meiner Frau, Partnerin, Freundin, Mutter... Jede ist ihres Glückes Schmied(in). Wenn sie nicht «schmiedet», die Hände in den Schoß legt und auf den «Traumprinzen» wartet, ist das *ihre* Entscheidung.
- Das Risiko einer Trennung nehme ich in Kauf. Eine eventuelle Trennung ist schmerzlich, aber keine Katastrophe.
- Ich bin weder ein «Traumprinz» noch ein «Scheißkerl», ich bin ein Mensch. Ich lasse mir nicht mehr die Vorstellungen und Werte von Frauen (und Männern) aufpfropfen. Ich nehme Demütigungen von Frauen (und Männern) nicht mehr hin. Ich verwahre mich dagegen. Ich bestehe darauf, von Frauen (und Männern) menschlich behandelt zu werden. Ich beteilige mich nicht mehr an der allgemeinen Männerverachtung.
- Ich verachte weder Männer noch Frauen. Ich verachte bestimmte Verhaltensweisen und Einstellungen (Scheinheiligkeit, Selbstbeweihräucherung, Destruktivität, Macht- und Manipulationsspielchen, Selbstglorifizierung, Anbetung von Superstars, Superfrauen), nicht Menschen. Ich arbeite daran, mich immer mehr davon zu lösen.
- Ich bitte darum, einfühlsam behandelt zu werden (denn: Wer der Ansicht ist, daß Männer unsensibel sind, behandelt sie entsprechend. Unsensibel. Worauf Männer wütend reagieren. Womit sich die Ansicht selbst bestätigt.).
- Ich höre auf, Frauen zu glorifizieren. Frauen sind Menschen mit allen positiven und negativen menschlichen Möglichkeiten.
- Ich wehre mich gegen die Verteufelung des männlichen Körpers

(erigierter Penis) und der männlichen Sexualität. Lust zeigen ist erlaubt. Geilheit ist etwas Natürliches. Superorgasmen, Superekstasen gibt es nur in Romanen. Ich höre auf, danach zu suchen. Falls es sich doch ereignet – nichts dagegen. Männliche Sexualität ist nicht schweinisch. Meine Erektion gehört mir. Kinder sollen frühzeitig damit vertraut gemacht werden, was eine Erektion ist. Eine Erektion ist etwas Natürliches.

- Selbstbefriedigung ist kein «Ersatz», sondern eine von vielen Möglichkeiten. Ich brauche kein Vorspiel und kein Nachspiel zu machen. Ich kann es genau so machen, wie ich will, kann mir vorstellen, was ich will, brauche niemanden zu verführen, bin nicht der Beurteilung ausgesetzt.
- Mein Selbstwertgefühl hängt nicht von der Wertschätzung (m)einer Frau ab. Ich schätze mich selbst!
- Ich bin nicht mehr bereit, für die Gesellschaft einer Frau zu zahlen. Ich bin nicht mehr bereit, für Sex zu bezahlen. Auch wenn meine Partnerin sexuell erregt ist, bin ich nicht verpflichtet, mit ihr zu schlafen.

Schluß mit dem Katastrophieren

- Es ist keine Katastrophe, wenn ich keine Frau finde.
- Es ist keine Katastrophe, wenn ich keinen hochkriege.
- Es ist keine Katastrophe, wenn ich sie nicht befriedigen kann.
- Es ist keine Katastrophe, wenn sie mich auslacht.
- Es ist keine Katastrophe, wenn sie mich abweist.
- Es ist keine Katastrophe, wenn sie unzufrieden ist.
- Es ist keine Katastrophe, wenn ich keine Lust habe.

Es ist eben so, wie es ist: mehr oder weniger unangenehm, aber keine Katastrophe.

Statt zu sagen «Ich habe im Bett versagt», könnte der Mann sagen:
- Ich war zu müde («zu müde» ist o.k.).
- Ich hatte keine Lust (keine Lust ist o.k.).
- Ich bin kein Roboter, keine Sexmaschine.
- Ich bin jetzt zwiespältig.

- Meine Partnerin hat zuwenig für mich getan.
- Worüber wundere ich mich eigentlich? In letzter Zeit war die Beziehungskiste nur noch nervig.

Je besser ein Mann wahrnimmt und erkennt, welches Bedürfnis er im Moment «wirklich» hat, desto klarer kann er es auch formulieren.
- Ich möchte jetzt nur deine Nähe genießen, sonst nichts.
- Ich möchte, daß du dich in mich einfühlst, Anteil nimmst an dem, was mich bewegt.
- Ich bitte dich um deine Unterstützung.
- Ich habe in letzter Zeit nicht mehr das Gefühl, daß dir etwas an mir liegt. Wie siehst du das? Was kann man da tun?
- Ich hätte gern etwas (mehr) Körperkontakt.
- Heute habe ich mächtig Lust (zum Bumsen, Geschlechtsverkehr).
- Heute möchte ich noch einen Orgasmus haben. Den verschaffe ich mir am besten in aller Ruhe allein.

Der Sex wird dann entlastet von Dingen, die er nicht leisten kann. Das suchtartige «noch mehr Sex» verebbt.

Möglichkeiten, die Partnerin um «nicht-koitale» Zuwendung im Alltag zu bitten (zwei, drei Worte und zwei, drei Minuten genügen meistens; «bitte» kann man sich schenken, wenn man sie mit warmer, sanfter Stimme auffordert):
- (Bitte) Rücken reiben.
- (Bitte) Kopfhaut massieren.
- (Bitte) Hände auf die Schultern legen.
- (Kopf auf ihren Schoß legen) Bitte gar nichts machen.
- An sie kuscheln. Ich möchte nur so liegen.

Wenn ihr nicht danach ist, o. k. Wenn sie ihn bittet und ihm nicht danach ist, auch o. k. «Mir ist jetzt nicht danach.» Kein Drama daraus machen.

Eine Möglichkeit, mit seiner Partnerin das Gespräch über Sex in Gang zu setzen und voranzubringen, ist, Bücher über männliche Sexualität (siehe Literaturliste) zu kaufen und ihr immer wieder mal einen Abschnitt vorzulesen. Geht man allmählich und sanft vor, wird Sex zu einem «normalen» Thema, über das immer unbefangener geredet werden kann (mit der Brechstange Veränderungen und Verständnis erzwingen zu wollen, führt zum Gegenteil des Gewünschten).

Besonders empfehlen möchte ich folgende Bücher:
Barbara DeAngelis, «Männer – Was jede Frau wissen sollte; eine Anleitung zum besseren Verständnis des anderen Geschlechts», Heyne. (Hilft viele Mißverständnisse zwischen Mann und Frau zu klären; wohltuender, nicht-verurteilender Tonfall; enthält die Hitliste der Lustkiller).
Alan P. Brauer/Donna J. Brauer, «ESO – Extensiver Super Orgasmus. Wie Sie und Ihr Partner höchste Erfüllung finden, eine Illustrierte Liebesschule», Heyne. (Weder moralinsauer noch wissenschaftlich kalt, sondern wohltuend menschlich).

Literatur

Adams/Lenz: Frauenkonferenz, Heyne, 1989.

Bakos, Susan Crain: Liebe und Lust der Männer. Ihre geheimen sexuellen Wünsche und Ängste, Knaur, 1991.

Benard, Cheryl/Schlaffer, Edit: Männer. Eine Gebrauchsanweisung für Frauen, rororo, 1988.

Berkowitz, Bob: Was Männer nicht sagen... was Frauen aber wissen wollen, Bastei Lübbe, 1990.

Bitterman, Joan: Rettet die Männer, Nymphenburger, 1991.

Bloom/Coburn/Pearlman: Die selbstsichere Frau – Anleitung zur Selbstbehauptung, rororo, 1979.

Borneman/Körner u. a.: Männertrauma, lucy körner, 1984.

Botwin, Carol: Die Beziehungsfalle. Wie sich Frauen von eingefahrenen Mustern lösen, Heyne, 1991.

Brothers, Joyce: Ich liebe ihn und ich möchte ihn auch verstehen, Heyne, 1989.

Cassell, Carol: Die Sehnsucht nach dem siebten Himmel, rororo, 1986.

Clinebell, Charlotte H.: Befreite Partnerschaft. Über die Emanzipation von Frau und Mann, Pfeiffer, 1975.

DeAngelis, Barbara: Männer – Was jede Frau wissen sollte. Eine Anleitung zum besseren Verständnis des anderen Geschlechts, Heyne, 1992.

Dane/Schmidt: Frauen & Männer und Pornographie, Fischer, 1990.

Dodson, Betty: Sex for One – Die Lust am eigenen Körper, Goldmann, 1989.

Dowling, Colette: Der Cinderella-Komplex, Fischer, 1981.

Ehrenberg, Miriam und Otto: Erziehungsproblem Sexualität, Heyne, 1988.

Elsner, Constanze: Wie man ein Mädchen aufreißt, Heyne, 1990.

Elsner, Constanze: Frauen, Frauen, Frauen, Heyne, 1984.

Farrel, Warren: Warum Männer so sind, wie sie sind, Kabel, 1989.

Glogger, Helmut-Maria: Der sprachlose Mann – Warum es den Männern neu-
erdings Liebe, Lust und Worte verschlägt, Ariston, 1992.

Goldberg, Herb: Der verunsicherte Mann, rororo, 1979.

Goldberg, Herb: Veränderungen. Das neue Verhältnis zwischen Mann und
Frau, rororo, 1987.

Gordon, Thomas: Familienkonferenz in der Praxis, Heyne, 1978.

Haas, Peter: Lustverlust. Vom falschen Umgang mit richtigen Männern, Econ,
1988.

Hite, Shere: Hite Report II – Die sexuellen Vorlieben und Praktiken des männlichen Geschlechts, Goldmann, 1978.

Jeffers, Susan: ... aber lieb sind sie doch. Die notwendige Demontage des Feind-
bildes Mann, Econ, 1991.

Keen, Sam: Feuer im Bauch – Über das Mann-sein, Kabel, 1992.

Kurtz, Irma: Was Männer meinen... wenn sie reden, Knaur, 1986.

Lerner, Harriet Goldhor: Zärtliches Tempo. Wie Frauen ihre Beziehungen verändern, ohne sie zu zerstören, Kreuz, 1989.

Lerner, Harriet Goldhor: Wohin mit meiner Wut? Neue Beziehungsmuster für
Frauen, Fischer, 1987.

Levine, Stephen B.: Angstfreie Sexualität. Glück und Erfüllung in der Liebe,
Heyne, 1992.

Massow, Martin: Nach dem Feminismus. Perspektiven für eine neue Partnerschaft, Econ, 1991.

Mischke, Roland: Nur Mut, Männer!, Bastei Lübbe, 1990.

Müller-Luckmann, Elisabeth: Die große Kränkung. Wenn Liebe ins Leere fällt,
rororo, 1988.

Noorwood, Robin: Wenn Frauen zu sehr lieben, rororo, 1985.

Rhodes, Sonya/Potash, Marlin: Wenn Männer sich nicht binden wollen,
Knaur, 1988.

Russianoff, Penelope: Bin ich ohne Mann nichts wert?, Heyne, 1990.

Schneider, Sylvia: Männerleben. Sexualität, Beziehungen, Gesundheit, Brigitte, 1990.

Schönberger, Margit: Rettet uns den Mann!, Knaur, 1982.

Shaevitz, Morton: Liebe und Rivalität, Knaur, 1990.

Stern, Felix: Wer befreit die Männer, Ullstein, 1991.

Wawerzonnek, Marcus: Marionetten der Liebe – Die tagtägliche Manipulation im sexuell-emotionalen Bereich, Knaur, 1990.

Wieck, Wilfried: Männer lassen lieben. Die Sucht nach der Frau, Kreuz-Verlag,
1987.

Zilbergeld, Bernie: Männliche Sexualität – Was (nicht) alle schon immer über
Männer wußten..., dgvt, 1983.

KARL FELDKAMP

Der schamhafte Mann
oder
Mann zeigt nicht, was mann hat

Mann kennt sich und man kennt jenen. Vor Jahren gab es ihn und selbst heute – nach der angeblich sexuellen Revolution – zeigt er sich noch immer ungern vollkommen nackt – der Mann, der schamhafte.

Schlaff, verhüllt oder gar nicht

Die einschlägigen Sexfilme, die an Wochenenden vorwiegend von den nicht-öffentlich-rechtlichen Fernsehprogrammen SAT 1 und RTL plus ins deutsche Heimkino als Er- und Anregungsmittel für den Freitag-und-Samstagabendsex ausgestrahlt werden, zeigen – wie in einem Lehrfilm für den Biologieunterricht der Oberstufe – bei den Weibchen von der eregierten Brustwarze bis zu den kleinen Schamlippen alles, während die Männchen ihr Begattungswerkzeug entweder schlaff – lieber aber verhüllt – oder gar nicht präsentieren. Und jenes schlaffe, selten deutlich sichtbare und kaum aus den Schamhaaren heraushängende Utensil richtet sich nicht einmal bei den lüsternsten Rangeleien mit attraktivsten weiblichen Lustkampfpartnerinnen zu seiner möglichen Größe auf. Während sie dabei übrigens schamlos ekstatisch – vom Stöhnen bis zum spitzen Schrei – ihr gesamtes weibliches Urschrei-repertoire ausspielt, bringt ihr männlicher Gegenspieler allenfalls ge-preßte Atemlaute, die ausschließlich und bemüht dezent nach körper-licher Anstrengung klingen, zwischen seinen schmalen Lippen hervor. Im übrigen öffnet sich sein Mund bei zunehmender Lust nur noch, um züngelnd ihre offenen Lippen und einige andere eindeutig hocheroge-nen Zonen zu reizen oder der weiblichen Zunge widerstrebend Einlaß zu gewähren.

Und während oben ihre starke Zunge eindringt, rafft sich unten bei ihm offensichtlich nichts auf, um dort in die Höhle jener feuchtwarmen Wohligkeit vorzustoßen.

Selbst Werbefotografen arbeiten so geschickt mit Licht und Weichzeichner, daß auf jenes Merkmal eindeutiger Männlichkeit entweder ein schamhafter Schatten fällt oder alles irgendwie verschwommen bleibt. Und das sogar bei Werbefotos für Potenzmittel und erotisierende Männerparfums. Sind sie etwa doch alle ohne Wirkung?

Wer aufrechte Männlichkeit will, muß sich schon gedruckte oder gefilmte nicht-jugendfreie Pornos kaufen, bei denen es zum Genre gehört, sämtliche Tabus – in diesem Fall auch kleinste Slips – fallen zu lassen und das Schlaglicht direkt auf jene Schamregion zu setzen – dramaturgisch einem spannenden Strip mit möglichst mehrfachen Ergüssen folgend, versteht sich.

Dort müssen Männer zu dem stehen, was steht.

Männerstripshows für Hausfrauen und andere Damen gibt es allerdings auch schon – wie jedermann weiß. Aber diese Shows sind noch Ausnahmen in der deutschen Entkleidungskunst. Selbstverständlich lassen die Duschen öffentlicher Hallenbäder ebenfalls kurze Blicke zu, die einen zeitlich knapp bemessenen Größenvergleich des eigenen Organs mit dem des möglicherweise Konkurrierenden erlauben. Dann aber heißt es, ganz schnell ins Nichts oder an die Kachelwand zu starren und anschließend sofort freundlich lächelnd – in die Augen des genauso Nackten zu sehen – vorausgesetzt, jener hat bei der Säuberungsaktion wirklich die Hose heruntergelassen. Und nach dem Lächeln umgehend das Pokerface aufgesetzt, das keine Rückschlüsse darauf zuläßt, ob sich nun jener wegen seines Kleinen oder mann selbst sich wegen der Geringfügigkeit des eigenen Organs schämen muß. Zur Not bleibt der Trost, der im Ruhezustand Kleine könne bei Erregung ungeahnte Ausmaße annehmen. Wahre Größe hat es eben nicht nötig, öffentlich zu protzen.

Ist mann hier etwa in sensiblen Bereichen äußerst rücksichtsvoll zu anderen Männern? Alles spricht deutlich für eine gewisse Fairneß gegenüber der Konkurrenz der eigenen Art. Oder steckt hinter allem nur das unausgesprochene Gesetz: Mann gibt sich einfach keine Blöße. – Und wenn, dann wird sie eben gemeinsam geflissentlich übersehen?

Frauen setzen da übrigens ihre Brüste ganz anders ein. Aber das ist auch ein ganz anderes Thema.

Und dann gibt es noch diese unerotisch biederen FKK-Campingplätze und -strände. Auch hier gilt – wie in der Sauna: Schau mir in die Augen, denn unter Augenhöhe beginnt schon das Niemandsland vor der Schamgrenze! Und sollte sich unterhalb der männlichen Gürtellinie gar unwillkürlich Erregung zeigen, droht auf dem FKK-Gelände der Platzverweis.

Es gäbe noch viele Beispiele – wie etwa dieses, das mich bis hierher vermeiden ließ, ihn beim Namen zu nennen.

Öffentlich darf er entweder wissenschaftlich-medizinisch-nüchtern (oder besser: -schüchtern?) Penis – oder männerbewegt – aber eindeutig anatomisch falsch – Schwanz benannt werden. Wäre er nämlich ein solcher, müßte er ja wohl die knöcherne, immer gleich lange und damit jeglichen Größenvergleichen entzogene, gelenkige Fortsetzung des Rückgrats sein und nicht jener mit Schwellkörpern zu beträchtlicher Härte und Unbeweglichkeit sowie – von Träger zu Träger – unterschiedlicher Länge anwachsender männlicher Geschlechtsapparat. Außerdem weist er – wenigstens in seinem vollen Ausmaß – nach vorn und wird nicht nur hinterhergezogen. Darüber hinaus ist es seinem Herrn nicht gegeben, ihn zum Ausdruck von Freude oder zur Begrüßung eines lieben Freundes oder einer Freundin aufgeregt und freudig hin- und herwedeln zu lassen.

Er baumelt entweder, schlenkert oder wippt.

Pipimann oder Piephahn

Klar – alles liegt – wie immer an der Erziehung – oder zeitgemäß entwicklungspsychosoziologisch ausgedrückt – an der männlichen Sozialisation.

Aber hier will ich dem Leser nicht besserwisserisch vorgeben, welche hemmenden und verklemmenden pädagogischen Versuche von Eltern und sonstigen Erziehern und Erzieherinnen ihn zu dem schwanzeinziehenden Wesen werden ließen, als das er sich zur Zeit mehr oder weniger linkisch und männlich seiner Umwelt präsentiert.

Erinnern Sie sich noch?!

O Mann! Sind doch wieder an allem die Mütter schuld?

Schließlich haben sie jenem Fortsatz unter deinem Bauch zu Kleinkinderzeiten nur Verdauungsaufgaben zugewiesen und ihn Pipimann oder Piephahn genannt. Auch Pimmel klingt zwar lustig, meint aber bestimmt nicht die Lust, die dieser Joystick bei kleinen Jungen schon auslösen kann.

Vögelhahn, Bumsmännchen oder Geschlechtsverkehrsmann wären doch ehrlichere, wenn auch – zugegebenermaßen – nicht gerade überzeugendere oder gar griffigere Wortschöpfungen.

Doch selbst auf solche Bezeichnungen kommen nicht einmal die Väter, von denen wiederum einige durchaus nicht die Scham besitzen, jenen drohend, symbolisch, größenwahnsinnig und weithin sichtbar, aber entfremdet, als Kanone, Rakete, Fabrikschlot und Kirchturm aufzurichten.

Er existiert namenlos oder mit Tarnnamen, um seine lustbringenden Qualitäten zu vertuschen.

Bleiben die Namensgebungen doktorspielender Knaben: Pillermänner, Dicke, Pisser oder «mein Ding». Jedoch lassen sie ebenfalls keinen eindeutigen Hinweis auf Lustgewinn – ja nicht einmal auf jene für die Menschheit notwendige und wohl kaum ehrenrührige Fortpflanzung erahnen.

Mann weiß einmal mehr nicht, wie er es sagen soll, und genießt und schweigt – ganz Kavalier alter Schule.

Verlegen, aber ausdauernd versucht er es mit dem ihm eigenen Humor und wiederholt allenfalls leicht variiert, jene zweideutigen Witzchen aus vorpubertärer und pubertärer Zeit. Seine Scherze sind überwiegend eindeutig, obwohl sie Eindeutigkeit gerade ausschließen und nur den eingeweihtesten männlichen Geschlechtsgenossen lauthals und dreckig lachen lassen wollen. Da fahren immer noch männliche Schnellzüge in weibliche Tunnel oder rassige Sportwagen in Tiefgaragen. Und die besten Witze sind scheinbar immer noch jene, die bei Frauen auf schlichtes Unverständnis stoßen und gleichzeitig wieder einmal ein Beweis für weibliche Dummheit und die geistige Überlegenheit des Mannes sein könnten. Könnte man sich dadurch doch, wie es bei oberflächlicher und männerverkennender Betrachtung aussieht, sowohl erhaben über die Unwissenheit der Frau zeigen als auch mit der eigenen Geheimsprache seinen Männergeheimbund erhalten! Oder ist der eigentliche und wahre Geheimbund gar kein Männerbund, sondern vielmehr einer mit der ersten, wahren, einzigen und ewig Geliebten, mit Mama? Wenn Mutter sagt, er sei fürs Pipi da, dann ist er das auch.

Ist es letztlich Männern – diesen zeitlosen Söhnen – etwa nur darum lieber, wenn Mütter und Frauen nicht mitbekommen, über welchen «Schweinkram» sie sich gerade unterhalten, um das Verhältnis zu ihrer einzigen wirklichen Liebe nicht zu gefährden? Dabei war Aufklärung doch angeblich immer eine Domäne männlicher Wissenschaft und Geistesüberlegenheit. Die sexuelle Aufklärung allerdings wird wohl eine der wenigen Ausnahmen bleiben müssen. Wissen ist Macht – und Geheimwissen erst recht.

Leider hat schon die Mutter des kleinen Knaben nach dieser Devise ihr Wissen für sich behalten – oft über Jahre und nicht selten für immer.

Armer Bub, du mußt im trüben fischen!

«Was hab ich eigentlich beim Doktorspiel falsch gemacht, Herr Doktor?»

Ja, natürlich, Mann, er gehört auch zu deinem Körper. Er ist nicht etwa ein siamesischer Zwilling, obwohl er nicht selten eigenwillig und aufmüpfig sich seinem Träger gegenüber gewisse Freiheiten herausnimmt.

Er ist nicht nur ein Teil von dir – er ist du!

Auch in der Frauenbewegung haben sie vor Jahren einmal mit Selbstuntersuchungen anfangen müssen. Sie tun es immer noch und gehen mit ihrer besonderen Art von Höhlenforschung in sich. Und das, Mann, kannst du wiederum nicht. Er da unten hängt irgendwie nur außen vor.

Allerdings hat das auch seine praktischen Seiten, da er beim Pinkeln eine ziemlich handliche Zielvorrichtung darstellt – allerdings leider nur mit relativer Zielgenauigkeit. Immerhin läßt er problemloses Wasserlassen im Stehen zu, während Frauen sich zum gleichen Zweck in eine eher unterwürfige und unbequeme Hockstellung begeben müssen.

Diesen wesentlichen Vorteil entdecken – selbstverständlich mit Mamas Erlaubnis – schon die jüngsten Vertreter unter den männlichen Artgenossen und genießen – überlegen lächelnd und mit unverdorbenem Stolz – jenen weiten Bogen, der sich gegen Bäume und Mauern richten läßt, während kleine Mädchen, obwohl breitbeinig und verzweifelt übend, ihren Bach kaum anders als senkrecht zu Boden laufen lassen können.

Nur ein Loch… stellen Jungen selbstbewußt beim Doktorspiel fest, da sich bei ihnen doch eigentlich eine Menge mehr tut. Groß und klein kann er werden, steif und schlapp sein, es kann in ihm kribbeln und bei älteren Jungen kann er sogar spucken. Und bei Doktorspielen haben die kleinen Ärztinnen und Ärzte wenigstens etwas zum Anfassen.

Wozu also dieses Wesentlichste und Männlichste am Mann verstekken? Es wird doch nicht Rücksicht auf die Mädchen und Frauen sein, die zwischen ihren Beinen offensichtlich weniger Interessantes verbergen.

Selbstredend lassen Höhlen eher die spannende Entdeckung von Geheimnissen vermuten, während das, was sich aufragend oder auch nur abstehend hängend der Öffentlichkeit präsentiert, dem menschlichen Forscherdrang wenig Nahrung bietet.

Hat etwa das Männer dazu gebracht, ihn hinter Vorhängen und in künstlichen Höhlen aus Tuch zu verstecken?

Sollten es tatsächlich nur Hemmungen sein, so gibt es für alle Schüchternen und Zukurzgekommenen längst ein reichhaltiges und kostspieliges Angebot an Doktorspielen für Erwachsene, bei denen sie «mal ganz selbstverständlich und ohne Scham im angstfreien Raum» herzeigen können, was sie da so haben.

Natürlich tragen auch diese Doktorspiele jene bei den Männern so beliebten Tarnnamen. Ich will hier nur einige der gängigsten verraten: «Körpertherapie für Männer», «Selbsterfahrungsgruppe mit Körpererfahrung» oder «Mein Körper und ich – workshop für Männer».

Wenn alles nicht helfen sollte, bleibt immer noch der Weg zum Arzt oder Psychotherapeuten mit der Frage: «Was habe ich beim Doktorspiel eigentlich falsch gemacht, Herr Doktor?»

Pflicht-Small-Talk jeder Gehobenen-Mittelschichts-Party

Wer die Kosten der Doktorspiele für Erwachsene scheut (einige zahlt sogar die Krankenkasse) und weniger auf die Verschwiegenheit von – gelegentlich – selbsternannten Therapeuten und Selbsterfahrungsgruppenleitern angewiesen zu sein glaubt, der kann auch in eingeschränkter Öffentlichkeit wenigstens verbal seine Männlichkeit präsentieren.

Heute redet mann öffentlich und im Beisein von ihm mehr oder weniger bekannten Frauen und Männern über seinen Sex. Jeder darf gern wissen, daß er ab und zu – und das sogar unwillkürlich und im Schlaf – einen hoch kriegt, wobei es schon mal zum Erguß kommen kann. Aber das passiere ihm nur bei längerer Abstinenz. Und die komme bei ihm natürlich kaum vor. Er habe da ja genügend Gelegenheit, womit er nicht etwa andeuten wolle, ein Sexprotz zu sein, aber...!

Und daß er sich manchmal einen runterholt – in Anwesenheit von Damen sagt man onaniert –, ist längst auch kein absolutes Geheimnis mehr.

Die Pille für den Mann, Sterilisation, Kondome jeder Art und Beschaffenheit oder die Tatsache, daß Mann nicht immer Lust hat, gehören heute zum Pflicht-Small-Talk jeder Gehobenen-Mittelschichts-Party in der Bundesrepublik (einschließlich der fünf neuen Bundesländer) und in den meisten angrenzenden Nachbarstaaten.

Auch den Genuß von Softpornos kann mann und frau dort – wenn die Atmosphäre mittels Alkohol oder anderer leichterer und entspannender Suchtstoffe etwas lockerer wird – ohne Erröten zugeben, und damit sogar eine gewisse Fortschrittlichkeit und natürliche Unbefangenheit unter Beweis stellen, wenn nicht der einladende Hausherr ohnehin schon den Videorecorder zwecks Vorführung sanfter Erotik vorbereitet hat.

Dennoch bleiben die nackten Tatsachen bei Leuten, die um ihren guten Ruf besorgt sind, weiterhin im verborgenen. Schließlich ist Verbal- und sanfter Videosex längst noch kein selbstbloßlegender Striptease – und erzählen und auf Bildkonserven zeigen kann mann viel.

Germanische Scham im Lexikon

Zwischen Schaluppe, einem Boot, das im 30jährigen Krieg zu militärischen Zwecken genutzt wurde, und Schamade, Trommelzeichen, die die beabsichtigte Kapitulation kundgeben, findet sich zum Stichwort Scham im Lexikon des Deutschen Taschenbuch Verlags folgendes: Scham (german. Stw.) 1) Schamgefühl, Gefühl des Bloßgestelltseins;

eine instinktive, doch spezifisch menschliche Reaktionsform, oft begleitet von vegetativen Erscheinungen wie Erröten und Herzklopfen. 2) die äußeren Geschlechtsteile, bes. die weiblichen (Geschlechtsorgane).

Also – das Schamgefühl ist menschlich und Scham besonders weiblich. Schamlosigkeit ist dann aber wohl tierisch und männlich. Welch ein Unsinn!

Dennoch bleibt – laut Lexikon – dem Mann als Mensch – also nicht einmal ihm ganz allein – das Schamgefühl, die Angst, bloßgestellt zu werden.

Nun zeigt die Frau, wenn sie nicht gerade in eindeutiger Pose die Beine spreizt, außer einem Haardreieck – wie schon festgestellt – eigentlich weniger Aufregendes oder gar Aufgeregtes. Während der Mann mit bloßgelegtem Geschlecht einiges mehr offenbaren muß als nur Haare, vor allem wenn ihn die Lust packt und sein Luststab ein deutliches Zeichen setzt.

Und solcher Art Erregung versteckt mann ja vielleicht wirklich besser!? Warum? Ich kann als Mann darauf kaum schlüssig und bisher nur mit einem männlich-vernünftigen, aber nicht beweisbar-wissenschaftlichen Argument antworten. (Mann könnte den Kleineren haben.)

Wäre ich Frau, könnte ich mir leisten, einfach zu sagen: Es ist halt so ein Gefühl…! Und alle – Frauen und Männer – würden verständnisvoll nicken.

Der Moraltheologe
und die unehrenhaften Körperteile

Vor gut 20 Jahren hat ein katholischer Moraltheologe – ein Mann, der offensichtlich – so wie Männer nun einmal (Gott sei Dank) sind – klare Grenzen liebte – den menschlichen Körper in ehrenhafte, weniger ehrenhafte und unehrenhafte Teile aufgegliedert. Dabei geht die Zugehörigkeit zu den absolut ehrenhaften Körperteilen kaum über Hände und Gesicht hinaus, während die unehrenhaften bei – je nach Schamgefühl und gerade herrschender Moral – fließenden Grenzen im Bereich des mehr oder weniger Unaussprechlichen bleiben. Die Grenze zwischen

den ehrenhaften und den beginnenden unehrenhaften Teilen aber –
und sie ist schließlich die wesentlichere – ist eindeutig.

Allenfalls Ärzten war und ist es gestattet, mittels ihrer nur an absolu-
ter Sachlichkeit orientierten Fachsprache Latein – das zu den sogenannten toten Sprachen gehört (der Tod ist das Ende aller Lust), jene
Körperteile mit medizinisch sterilen und lustfeindlichen Bezeichnungen zu bedenken. Auch der katholische Theologe in Gestalt des Beicht-
vaters beherrscht die lateinische Sprache, muß im Beichtstuhl aber
deutsch reden und die Geschlechtsteile mit Fragen wie: «Hast du Un-
schamhaftes angesehen, willentlich berührt oder darüber nachge-
dacht?» geschickt, und ohne ihnen Namen zu geben, einkreisen. Die
katholische Kirche ist bekanntermaßen eine nahezu reine Männer-
angelegenheit, die das Schamgefühl entsprechend kultiviert hat. Auch
sie ist ein Beweis dafür: Sie schämen sich – die Männer. Und sie werden
ihre Gründe haben!

Wollen sie verhindern, daß der gleichgeschlechtliche Konkurrent
Gelegenheit findet, Weibchen anzulocken, indem er mit dem größeren
und geschwolleneren Lustbringer wippt?

Oder wollen sie wirklich dem Kleineren, der den kürzeren gezogen
hat, auch eine faire Chance bieten?

Dabei kann mann sich gar nicht so eindeutig darauf verlassen, behaupten Frauen, daß sie sich von derartiger männlicher Größe angezo-
gen fühlen. Aber welcher Mann kann schon Frauen glauben? Haben
sie ihm doch als Jungen schon nicht die Wahrheit gesagt, als er erfahren
wollte, wozu das da unten am Bauch auch noch gebraucht wird.

Doch was soll das die Kirchenoberen scheren?

Sie gehen und gingen nur nach der Maxime vor – jedenfalls behaupten das Kritiker –: Was wir uns als Männer der Kirche mit dem Keusch-
heitsgelübde versagen, muß auch anderen Männern verboten oder darf
nur unter erschwerten Bedingungen erlaubt sein.

Aber muß mann Männern – auch wenn sie Kirchenämter bekleiden –
immer gleich böse Absichten unterstellen?

Wahrscheinlich wollten die männlichen Kleriker ihren geplagten Ge-
schlechtskampfgenossen nur die selbstmörderische Konkurrenz um die
Frauen und die Abhängigkeit vom Weibe ersparen, der sie sich selbst
seit Jahrhunderten – allerdings nicht ohne Rückfälle – durch zölibatä-
res Leben zu entziehen versuchen!?

Oder fürchten sie doch nur, unkeusche Männer könnten, wie einst

Heiden, jenen sichtbaren Phallus zu ihrem Gott – nein! Götzen – erklären und mehr verehren als ihren christlichen, aber unsichtbaren, körperlosen Gott.

Also: Gleiche Chance – beide wirken nur im verborgenen. – Eine faire Vereinbarung fairer Männer!

Die Frau – das Objekt

Betrachten wir, verehrte Geschlechtsgenossen – und das, dem wilden unwiderstehbaren innersten Triebe nachgebend –, lustvoll die andere Hälfte der Menschheit, von der ein leider nicht gerade geringer Teil sich wehrt, Objekt lüsterner Männeraugen zu sein.

Gibt es – selbst wenn es nur aus purer Rache passiert – nicht auch die Berechtigung der Männer, ihren Lustbringer weiblichen Blicken zu entziehen?

Frauen haben allerdings – obwohl gerade sie dazu neigen, sich in Sittlichkeitsvereinen oder artverwandten Gruppierungen zu organisieren – eine wesentlich längere Tradition in Sachen Schamlosigkeit.

Sind sie nicht schon immer begabte Entkleidungskünstlerinnen gewesen, die bei Tanz und Musik raffiniert Reizvolles – offensichtlich schamlos – bloßzulegen verstanden und verstehen, während Männern das allenfalls als ungeschickter Exhibitionismus ausgelegt wird.

Und für Exhibitionismus werden sie obendrein noch bestraft. Das Leben ist ungerecht, aber der wahre Mann stellt sich den unabänderlichen Tatsachen. Wer sich nicht schämen will, so hat es den Anschein, muß zwangsläufig tragisch enden.

Weniger Fortpflanzung wäre arterhaltender

Sicherlich gab es, um der menschlichen Art das Überleben zu sichern, vor Jahrhunderten noch Gründe, die Fortpflanzungsorgane besonders zu schützen. So gesehen, wäre unser Schamkult heute möglicherweise eine Art ritualisierter Schutz besonders überlebensnotwendiger und empfindlicher Körperteile. Doch in der Gegenwart ist die menschliche

Vermehrung in ihren wuchernden Ausmaßen längst zu einem nicht mehr zu bewältigenden Problem geworden. Die menschlichen Artgenossen sind gerade wegen ihrer ausufernden Verbreitung längst Schädlinge für die eigene Gattung geworden. Weniger Vermehrung wäre arterhaltender. Fortpflanzung benötigt keinen besonderen Schutz mehr. Es bleibt – mann kommt stets darauf zurück – die Lust. Nur ihr gilt offenbar das Versteckspiel – und das in zweifacher Hinsicht. Einmal werden die Zeichen lüsterner Erregung versteckt, zum anderen fördert das Verstecken die Lust des Entdeckens, und die steigert wiederum die Lüsternheit.

Nur, was geheimnisvoll im verborgenen blüht wie die blaue Blume, läßt immer wieder auf die Suche gehen, weckt und erhält Begehrlichkeit und langweilt selten.

Somit nützt die katholische Kirche ungewollt – oder vielleicht doch gewollt – der Lust und damit wiederum der Fortpflanzung, indem sie zusätzlich – außer der unsicheren natürlichen – (wie raffiniert!) jede Form künstlicher Verhütung und Abtreibung verbietet.

Die Kirche braucht Mitglieder. Am schnellsten steigt die Mitgliederzahl, wenn gläubige Katholiken möglichst viele Kinder bekommen. So viele neue Seelen kann der beste und begnadetste Missionar nicht gewinnen.

Wie mann sieht, komme ich immer wieder auf Kirche zurück. Wer sich in Mitteleuropa mit männlicher Sexualität auseinandersetzen will, der kommt an der christlichen Kirche, die von den Wurzeln her eine katholische ist, einfach nicht vorbei. Mutter Kirche ist, wie die Mama des kleinen Knaben mit der Verheimlichung des Lustgewinns, Herrin über Lust und Wahrheit geblieben und hat damit unumstößlich Maßstäbe gesetzt. Ich kenne keine Institution, die eine derartige und jahrhundertealte Tradition in Sachen Sex hat.

Da steckt die aufgeklärte Wissenschaft noch tief in den Windeln. Und erwachsene Sexualität läßt sich nun einmal nicht in Windeln überzeugend präsentieren.

Aber wer packt auch heute noch – obwohl die männlichen Teilnehmer bei Wickelkursen seit Jahren zunehmen – die meisten Windeln aus?

Natürlich Mütter!

Sein bester Freund und er

Es soll, falls mann einigen Filmen und Büchern glauben darf, Männer geben, die gelegentlich mit ihm ausführliche Gespräche führen. (Ich kann mich auch an diese merkwürdige Mischung von Monolog und Dialog erinnern, wenn er nicht so wollte, wie ich es von ihm erwartete.) Er – des Mannes intimster Freund, mit dem er in innigster Lebensgemeinschaft lebt, mit dem er zusammengewachsen ist, das pralle Leben teilt oder sich klein und überflüssig vorkommt – er kann ihm nicht mit Worten antworten.

Dennoch gibt er Richtungweisendes von sich und treibt entweder vorwärts, weist, traurig hängend, zu Boden oder schwankt unentschieden zwischen Höhen und Tiefen. Aber gerade wenn er vorwärts drängt, dann ist auf unseren Breitengraden allenfalls eine einzige weibliche Zuschauerin gestattet – oder je nach Toleranz der näheren Umwelt – ein einziger männlicher. Zustände körperlicher Erregung – sei es nun Wut, Tränen oder sonstige Aufwallungen – sind nun einmal in der Öffentlichkeit verpönt. Sie nerven und sind deswegen – wie schon erwähnt – eine Realität, derer mann sich besser schämt.

Lockere Gelassenheit ist einfach angenehmer, läßt flexibles Schlenkern nach allen Seiten zu und will nicht stur und steif nur das eine. Und wenn es schon nur noch geradeaus zu gehen scheint, sollte es wenigstens nicht jeder offen sehen können. Außerdem ist der blinde Geradeauslauf der Tod jedes Kampfstiers, während der Torero dem todbringenden Horn des gereizten männlichen Rindviehs mit elegantem, eher weiblich anmutenden Hüftschwung und unter dem Beifall der Zuschauermassen auszuweichen versteht.

Und er, er stieße so ohnehin nur noch ins Leere!

Spanner für Mutter

Nur der, der zeigen will, aber nicht kann, obwohl der andere sehen will, ist sicherlich nicht schamhaft, sondern verklemmt. Aber es gibt – natürlich handelt es sich dabei wiederum vorwiegend um Männer – unfreiwillige Voyeure, die in aufopferungsvoller Kleinarbeit sich jener schamlosen Druck- und Filmerzeugnisse annehmen müssen, um entscheiden zu können, welche Anblicke noch sittlich und welche schon sittenwidrig sind. Diese offiziell oder selbst beauftragten Spanner müssen allerverwerflichste Anblicke ertragen, um zum Wohle der Allgemeinheit entscheiden zu können, was ein Normalbürger und eine Normalbürgerin sowie unverdorbene Jugendliche noch ertragen können. Die selbstlosen Spanner arbeiten nicht zuletzt im Auftrage jener Mütter, die alles Lüsterne als Geheimnis bewahren. Das Liebesleben zwischen Mutter und Sohn darf nun einmal, da sind sich beide einig, kein lüsternes sein.

Doch wenn der Sohn schon mit einer anderen als mit der ersten Frau seines Lebens fremdgehen muß, dann bitte heimlich und voller Scham, Ödipussi!

HERMANN TERTILT

İBNE
Zum Verständnis zwischen-männlicher Sexualität in der Türkei

Als tabuisierte Bereiche sind Sexualität und insbesondere Homosexualität in der Türkei – wie in vielen anderen Kulturen – einer ethnographischen Beschreibung nur bedingt zugänglich. Wer jedoch mit Männern aus der islamischen Welt zu tun hat, spürt schon an ihrem Habitus, daß sie ein anderes Modell von Männlichkeit und Sexualität leben, als es den Westeuropäern vertraut ist. Sexualität und Männlichkeit sind immer kulturell geformte Verhaltensmuster, selbst wenn sie sich für die jeweiligen Akteure stets als natürlich, spontan und unmittelbar gegeben darstellen. Diese kulturellen Formen haben keineswegs eine statische Gestalt im Sinne fester Zuschreibungen, sondern können historisch verändert und weiterentwickelt werden. Der kulturelle Pluralismus, in dem und mit dem wir leben, verpflichtet zugleich zur Achtung fremder Verhaltensweisen, führen sie uns doch vor Augen, daß auch die eigenen Vorstellungen von Sexualität nur eine kleine Variante aus dem Spektrum der kulturellen Möglichkeiten des Menschen darstellen. Aus einer kulturanthropologisch-vergleichenden Perspektive heraus möchte ich zeigen, wie Homosexualität als ein Teilbereich der Männersexualität in der Türkei wahrgenommen, praktiziert und beurteilt wird. Das Wissen um die fremdkulturelle Bedeutung von Homosexualität relativiert einerseits unseren eigenen Horizont und kann andererseits Verständnis für die sexuellen Befangenheiten und Unbefangenheiten fremder Kulturen wecken. Daß die folgenden Ausführungen zu diesem Thema zustande kamen, verdanke ich hauptsächlich einem Gespräch mit dem neunundzwanzigjährigen Juristen Süleyman A.

Süleyman A. lebt seit Anfang der siebziger Jahre in Westberlin, ist aber in İzmir geboren und aufgewachsen. Er verfügt in Deutschland wie in der Türkei über sexuelle Erfahrungen mit Männern und hat sich besonders mit den kulturellen Unterschieden in bezug auf gleichgeschlechtliches Sexualverhalten beschäftigt. Aus der Sichtweise seiner Herkunftskultur konnte er mir ein differenziertes Verständnis für sexuelle Handlungen zwischen Männern in der Türkei vermitteln. Die Informationen, die ich auf diese Weise aus erster Hand erhalten habe, stimmen zudem überein mit zwei weiteren Quellen, auf die ich mich in der Darstellung des Themas vorwiegend stützen werde: den für den islamischen Raum ausgearbeiteten Thesen über Homosexualität in der muslimischen Gesellschaft von Arno Schmitt[1] sowie den journalistischen Recherchen über «Schwule in der Türkei» von Heribert Mürmann[2]. Anhand dieses ebenso wertvollen wie seltenen Quellenmaterials möchte ich gewissermaßen die «Grammatik» zwischenmännlicher Sexualität im Kontext der türkischen Kultur beschreiben.

Die in der westlichen Welt vorherrschende Einteilung sexueller Praktiken nach den Geschlechtsmerkmalen der Partner in Hetero-, Homo- oder Bisexualität ist der muslimischen Kultur als Klassifikationsprinzip fremd. Zumindest verfehlt eine unmittelbare und unreflektierte Übertragung dieser Kategorien die muslimische Vorstellungswelt wie auch die gelebten Sexualpraktiken und führt in der Gleichsetzung zu kulturellen Mißverständnissen. Den Untersuchungen Arno Schmitts zufolge gibt es «in der Gesellschaft des islamischen Kernraumes (Nordafrika und Vorderasien)... ‹den Homosexuellen› weder im Denken (als Begriff) noch in der Sprache (als Wort), noch in der Realität».[3] Abgesehen von Amerikanismen und modernen Lehnübersetzungen habe die arabische Sprache kein eigenes Wort, das «Homosexualität» bezeichne. Dieser Befund läßt sich auch auf die Türkei übertragen. Die in der türkischen Sprache als Fremdwörter eingegliederten Begriffe *homoseksüel* und *gey* bzw. das neutürkische Wort *eşcinsel* werden zwar vom türkischen Bildungsbürgertum in der westlichen Bedeutung des Begriffs «Homosexueller» verwandt, von der Allgemeinheit jedoch mit dem Schimpfwort *ibne* gleichgesetzt. In dem Begriff *ibne* ist aber ein weitgehend anderer Bedeutungshorizont enthalten als in der Bezeichnung «Homosexueller», wobei die Übersetzung von *ibne* ins Deutsche sich nur annähernd mit «Schwuler», «Schwuchtel», «Tunte» oder «Gefickter» wiedergeben läßt. Mit Ausnahme einer kleinen subkulturellen und an der europäischen Schwulenbewegung orientierten Minderheit in den Metropolen İstanbul, İzmir und Ankara existieren in der Türkei keine dauerhaften oder offen gelebten homosexuellen Beziehungen nach westlichem Muster. Was es jedoch in der türkischen Tradition gibt, sind sexuelle Aktivitäten zwischen Männern. Entscheidend für die Klassifizierung dieser Sexualpraktiken ist nicht das Geschlecht des Partners, sondern die Stellung (durchaus auch wörtlich zu verstehen), die jemand im Geschlechtsakt einnimmt. So werden zwei Männer, die sexuell miteinander verkehren, nicht beide gleichermaßen als *ibne* bezeichnet, sondern getrennt voneinander nach ihrer jeweiligen Rolle im Geschlechtsakt definiert. Der Begriff *ibne* bezeichnet nur denjenigen, der sich als Mann anal oder oral penetrieren läßt. Süleyman A. unterscheidet zwischen der aktiven und passiven Rolle bei homosexuellen Handlungen, um anhand dieser Differenzierung die türkische Sichtweise transparent zu machen: «Ein aktiver Mann, der nach deutschen Maßstäben schwul handelt, ist in der Türkei nicht schwul. Der ist Mann. Also einer, der sich einen blasen läßt, oder einer, der beim Geschlechtsverkehr selbst aktiv ist, also bumst, der ist in der Türkei nicht schwul. Das macht überhaupt keinen Abbruch – ganz im Gegenteil! Das bekräftigt ihn in seiner Männlichkeit. Schwul ist wirklich nur der, der passiv beim Geschlechtsverkehr ist, der bläst oder sich bumsen läßt.»[4] Die Kategorien «aktiv» oder «passiv», die die türkische Klassifizierung sexueller Handlungen deutlich machen, sind auf den Akt der Penetration zu beziehen. Dieses Klassifikationsprinzip hat nicht nur im Verhältnis zwischen Männern, sondern allgemein Bedeutung. Wer den anderen Körper, also Os, Anus oder Vagina penetriert, gehört zur aktiven Kategorie der Männer. Wer dagegen den Penis aufnimmt, also penetriert wird, gehört zur passiven Kategorie der Nicht-Männer. Zu den Nicht-Männern zählen neben Frauen (*kadınlar*) und Huren (*fahişeler*) auch völlig heterogene Gruppen wie Knaben (*oğlanlar*) und Schwule (*ibneler*). Die Gruppe der Knaben spielt hier freilich eine Sonderrolle in dem Sinne, daß sie zwar dem weiblichen Bereich zugeordnet sind und damit auch zur «Nicht-Mann»-Kategorie gehören, aber doch bloß in einem sozialen und nicht primär sexuellen Sinne die passiv-untergeordnete Rolle einnehmen. Dennoch hat das Schema «Mann» versus «Nicht-Mann» auch beim sexuellen Mißbrauch von Knaben noch seine Gültigkeit. Denn ein *oğlancı* (Päderast) ist nicht mit dem *ibne* gleichzusetzen, sondern gilt auch hier als «Mann», als aktiv penetrierender Part, während der Knabe (*oğlan*) selbst in der passiv-penetrierbaren Position wahrgenommen wird. Aufgrund seiner sozialen «Geschlechtslosigkeit» ist aber auch der *oğlan* nicht mit dem *ibne* zu verwechseln, er hat als «Nicht-Mann» durchaus eine eigenständige Position.

Das entscheidende Merkmal sexueller Klassifizierung in der türkischen Gesellschaft (und allgemein in der muslimischen Kultur) ist die Frage, wer im Geschlechtsakt die dominant-aktive bzw. die untergeordnet-passive Rolle spielt. Diese Differenzierung macht sich bis in die Details der Sexualpraktiken hinein bemerkbar und ist für die Wertigkeit sexueller Aktivitäten von entscheidender Bedeutung. So läßt sich beispielsweise verstehen, warum in der Türkei die Fellatio als unmännlich-passive, der Cunnilingus dagegen als männlich-aktive Handlung aufgefaßt werden kann. Denn bei diesen in gleicher Weise aktiven Oralpraktiken macht die Differenzierung in «aktiv» und «passiv» erst dann einen signifikanten Unterschied, wenn sie auf die Penetration bezogen wird. Während bei der Fellatio der Penis den Mund des Partners penetriert, verhält es sich beim Cunnilingus genau umgekehrt: die Zunge wird zum Penisersatz und penetriert die Vulva. In diesem Sinne wird die Fellatio als eine passiv-unterwürfige, der Cunnilingus als eine aktiv-dominierende Sexualhandlung gewertet.

Die gegenseitige Fellatio zweier Männer ist nach Aussage von Süleyman A. in der Türkei schon deshalb unwahrscheinlich, weil dadurch das für die Sexualität konstitutive Dominanzgefälle nicht gewahrt bliebe und beide Partner sich als «unmännlich» erwiesen: «Mit dem sexuellen Akt ist immer ein Ungleichgewicht verbunden. Dann muß mann sich schon wirklich anstrengen und sagen: wir haben wirklich beide Lust zu blasen und geblasen zu bekommen... Es ist eine wahnsinnige Anstrengung zu sagen: ich habe wirklich Lust auf Blasen. O Gott, äh, würg! Das käme also wirklich, ich glaube, kaum jemandem über die Lippen.»[5] Die Handlung des aktiv penetrierenden Partners wird im Türkischen mit dem Verb *sikmek* («ficken»), die des passiv penetrierbaren Parts mit *sikilmek* («gefickt werden») oder auch in der kausativen Wendung mit *siktirmek* («sich ficken lassen») wiedergegeben. *Siktirmek* («sich ficken lassen») ist dabei der stärkere Ausdruck, weil er die Bereitschaft zur Unterwürfigkeit impliziert. Das biologische Geschlecht des Partners, mit dem man verkehrt, ist dabei von untergeordneter Bedeutung (vgl. Abb. 1 und Abb. 2).

So wie in der Türkei der Geschlechtsakt zwischen Mann und Frau durch die starre Form männlicher Dominanz geprägt ist und eine klare Rollenverteilung aufweist, spielen sich auch die sexuellen Beziehungen

deutsche Klassifizierung

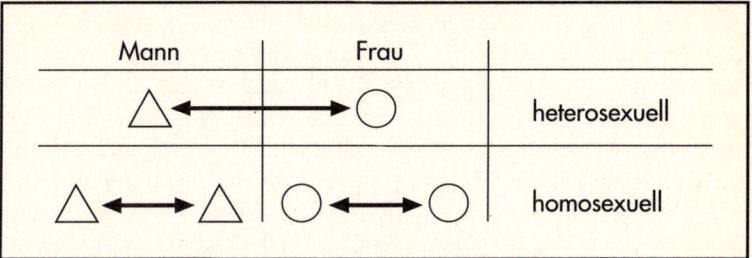

Abb. 1: Einteilung sexueller Praktiken nach deutschem Muster

türkische Klassifizierung

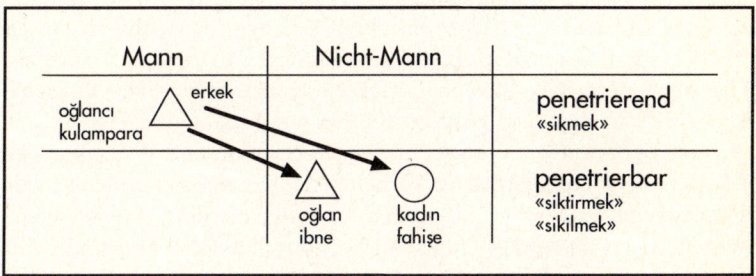

Abb. 2: Einteilung sexueller Praktiken nach türkischem Muster

zwischen Männern in einer fixierten Rollenstruktur ab. Es gibt den
«aktiv-penetrierenden» und «passiv-penetrierbaren» Part. Anders als
bei homosexuellen Praktiken in der Bundesrepublik ist ein reziproker
Wechsel zwischen den Rollen nicht möglich. Die psycho-sexuelle Identität als Mann oder Nicht-Mann ist durch die definitive Rollenübernahme im Sexualakt festgelegt. In einem Vergleich zwischen europäischen und islamischen Sexualbeziehungen unter Männern faßt Schmitt
die Unterschiede wie folgt zusammen: «Während europäische Mittel-
stands-Homo-Sexualität durch Oszillieren zwischen männlichen und
weiblichen Rollen... und durch Sich-erleben im Identischen... gekenn-

zeichnet ist, ist die Normalform mann-männlicher Sexualität im islamischen Kernraum Dominanzsexualität – was natürlich nicht heißt, daß keine Identifikation mit dem Partner stattfindet, sondern ‹nur›, daß die Oberflächenstruktur ganz klar einen Aktiven und einen Passiven aufweist, einen Starken (männlich Aussehenden, in den besten Jahren) und einen Schwachen.»[6] In der sexuellen Begegnung zwischen türkischen Männern ist diese Rollenaufteilung faktisch und auch begrifflich festgelegt. Der die aktive Rolle ausübende Mann wird als *erkek* (Mann) oder auch als *kulampara*[7] (»Ficker»), der die passive Rolle einnehmende als *ibne* («Gefickter») bezeichnet. Während der Begriff des *kulampara* mit der positiven Bedeutung von Männlichkeit assoziiert ist, bezeichnet *ibne* das genaue Gegenteil. Der *kulampara* fühlt sich beim Sex in seiner Männlichkeit durch den *ibne* bestätigt und grenzt sich zugleich von ihm ab. Umgekehrt ist der *ibne* auf die Komplementärrolle fixiert und orientiert sich in seinem sexuellen Verlangen am aktiven männlichen Part. «Den Wert der Männlichkeit», schreibt Mürmann in seiner Insider-Reportage über Schwule in der Türkei, «hat fast jeder zutiefst verinnerlicht. So tief, daß auch die eigentlichen ibneler – also die Gefickten – nicht ibneler [also ihresgleichen, H. T.]…, sondern richtige Männer begehren.»[8]

Die Orientierung der *ibneler* an einem betont männlich auftretenden Mann läßt sich tendentiell als Verhaltensmuster auch in der deutschen Homosexuellenszene wiederfinden, wenngleich dort die Rollenzuschreibungen in «passiv» und «aktiv» durchlässiger sind und beide gleichermaßen als «schwul» gelten. Die «passive» Rolle kann hier ebenso wie die «aktive» Rolle vertreten werden. Wer dagegen als Mann in der Türkei die passive Rolle einnehmen und penetriert werden will, kann dies aufgrund der sozialen Ächtung nur dann tun, wenn es nicht öffentlich wird. Denn die anale Lust eines Mannes gilt als krankhafte Erscheinung und wird allgemein als Schande und Verlust von Männlichkeit empfunden. In einem Interview mit dem İstanbuler Journalisten und Transvestiten Ali Kemal Yılmaz heißt es dazu: «Wenn du passiv bist, dann sei's sehr heimlich. Erzähl es nicht! Wenn du es heimlich machst, erfährt es niemand, denn es gibt sehr viele heimliche Schwule. Denn wir leben in einem Land, in dem Männer und Frauen getrennt leben, und die Menschen haben sexuelle Bedürfnisse, die sie nur mit Menschen des eigenen Geschlechts befriedigen können. Das setzt sich so fort, bis sie heiraten. Nach dem Heiraten machen sie es vielleicht hin und wieder, aber bis zur Heirat ist es in der Türkei Tradition, daß ein Mann mit dem eigenen Geschlecht schläft, aber heimlich, erzähl es nicht...! Wenn du es erzählst, wird es zum Problem. Sagst du es nicht, gibt es keine Probleme.»[9]

Diese Äußerungen machen deutlich, daß homosexuelle Handlungen nicht in stabilen Männerbeziehungen ausgelebt werden, sondern einen Gelegenheits- und Ersatzcharakter haben. Die Aussage, in der Türkei sei es «Tradition», daß ein Mann bis zur Heirat mit dem eigenen Geschlecht schläft, muß freilich in dem Sinne relativiert werden, daß Sexualität zwischen Männern kein fester kultureller Bestandteil, also keine kulturell anerkannte oder gar geforderte Form männlicher Sexualität ist, sondern lediglich, falls es dazu kommt, mehr Verständnis und Toleranz dafür aufgebracht werden kann. Denn aufgrund der rigiden Geschlechtertrennung und der besonderen Bedeutung der Jungfräulichkeit in den islamischen Ländern ist außerehelicher Sexualverkehr mit einer Frau nur bei Prostituierten möglich. Denjenigen, die sich keine Prostituierte leisten können, bleibt lediglich die Befriedigung in Ersatzformen, etwa dem Analverkehr mit einer unverheirateten Frau, oder aber mit einem Ersatzobjekt, sei es in Form von Homosexualität, Päderastie oder auch Sodomie. Als Notlösungen werden diese sexuellen Formen in der Gesellschaft stillschweigend toleriert, werden aber nicht als deviante Sexualpräferenzen aufgefaßt.

Tahar Ben Jelloun hat für den Maghreb die Homosexualität als «notwendige Etappe» auf dem Weg zur Heterosexualität beschrieben, «da den Jugendlichen der sexuelle Kontakt zum anderen Geschlecht verwehrt ist».[10] Darüber hinaus, so betont Jelloun ebenfalls, «wird ein Mann, der neben heterosexuellen Beziehungen auch homosexuelle pflegt, gesellschaftlich nicht diskriminiert».[11] Denn bei homosexuellen Handlungen findet sich ja nur der passive Part in der für Männer diskriminierenden weiblichen Position wieder, während der aktive Part seine legitimen Bedürfnisse nur stellvertretend mit einem gleichgeschlechtlichen Partner befriedigt. Schmitt hat eine Reihe von Motiven zusammengetragen, mit denen Männer aus der arabischen Welt ihr sexuelles Verhältnis zu einem passiven Mann legitimieren, den Verdacht der Homosexualität aber weit von sich weisen. Er schreibt: «Im Gespräch mit mir gaben viele Araber, die ‹sich einen blasen lassen› oder ‹ficken›, an, daß sie das ja lieber von einer Frau machen ließen, und der Typ sei nur Ersatzfrau, er sei der Mann und nicht etwa homosexuell. Andere sagten, sie stünden im Prinzip auf Frauen, nur mit einem bestimmten Kumpel täten sie es ab und zu wie früher – aus Gewohnheit; mit *anderen* Männern oder Jungs könnten sie nicht; außerdem machten sie es ganz heimlich und seien ja auch verheiratet; sie seien nicht homosexuell. Andere sagten, mit Männern mache es nicht richtig Spaß, sie müßten sich vorstellen, sie fickten eine Frau; sie seien jedenfalls nicht homosexuell. Andere sagten, sie täten es nur des Geldes wegen, oder in der Hoffnung, Visum und Arbeitsgenehmigung organisiert zu kriegen oder um an einen Job zu kommen; Spaß mache es ihnen kaum, aber der Samen müsse ja irgendwie raus, und Nutten seien zu teuer ... Andere sagten, sie täten es nur gelegentlich, wenn sie mal keine Freundin hätten oder während der letzten Monate der Schwangerschaft ihrer Frau; sie seien jedenfalls nicht homosexuell. Andere sagten, sie empfänden nichts für den Typen, den sie fickten. Der brauche das, der brauche Männer, aber ihm könne doch völlig egal sein, was um das Loch drumherum sei.»[12]

Die Legitimationsstrategien der zitierten Männer weisen eine ähnliche Struktur auf. Sex mit einem passiven Mann gilt als eine Übergangslösung, die die Identität des aktiven Mannes nicht in Frage stellt. Die Befriedigung der sexuellen Bedürfnisse des Mannes hat dabei unbedingten Vorrang, auch wenn sie auf dem Umweg über einen anderen Mann erreicht wird. Sexuelle Bedürfnisbefriedigung für den Mann erscheint hier nicht nur absolut legitim, sondern auch unumgänglich («der Samen muß ja irgendwie raus»). Der in Westeuropa gängige und von Sigmund Freud theoretisch ausformulierte Sublimationsgedanke, daß sexuelle Bedürfnisse sich auch in Arbeit und andere kulturell akzeptierte Formen transformieren ließen, ist der islamischen Männerwelt fremd bzw. wird dort mit Unverständnis aufgenommen. Männlichkeit ist so stark mit dem Akt der Penetration identifiziert, daß auch der tabuisierte Geschlechtsakt mit einem passiven Mann zur Befriedigung sexueller Bedürfnisse und als Bestätigung der eigenen Virilität legitim ist. Die primäre sexuelle Orientierung bleibt jedoch auf die Frau gerichtet. Nur in Situationen, in denen keine Frau zur Verfügung steht, ist das Objekt der Begierde austauschbar und kann durch einen passiven Mann ersetzt werden.

Im Hinblick auf die Häufigkeit und Bedeutung der zwischenmännlichen Sexualität in der Türkei betont auch Süleyman A. den Ersatzcharakter dieser Beziehungen: «Ich würde nicht sagen, daß diese Form der sexuellen Handlung eine der verbreitetsten ist. Aber wer die Affinität dazu hat, der macht das sicher regelmäßig…Ganz sicher ist es dann verbreiteter, solange noch keine feste sexuelle Beziehung zu einer Frau besteht. Es geht auch im Grunde nur um den sexuellen Druck, den man loswerden will. Und wenn sich da einer zur Verfügung stellt – und ich drücke das auch genauso aus, wie die Denkweise ist –, der diesen Druck entlastet, dann ist es gut so… Es ist auch nicht so, daß man solche Verhältnisse öffentlich macht…, aber wenn es herauskommt, dann ist schon ganz genau darauf zu achten, wer ist aktiv und wer ist passiv gewesen. Und derjenige, der passiv gewesen ist, der ist abqualifiziert.»[13] Und an anderer Stelle: «Das ist etwas, was man macht, aber was man nicht in der Öffentlichkeit zugibt. Das gibt man nur in ganz, ganz engen freundschaftlichen Beziehungen zu bzw. ist dann auch stolz darauf.»[14]

Weder die Ehre noch die Männlichkeit des aktiven Mannes sind durch homosexuelle Kontakte in Frage gestellt. Das erotische Verhältnis des aktiven zum passiven Mann scheint rein instrumentaler Natur und nur an der sexuellen Bedürfnisbefriedigung des aktiven Parts orientiert zu sein. Das darin enthaltene Machtgefälle bestärkt die Virilität des *kulampara*, dessen nach deutschem Verständnis «homosexuelle» Praktiken als zusätzlicher Beweis seiner männlichen Potenz gewertet und in diesem Sinne der überlegenen Stellung gegenüber einer Frau gleichgesetzt werden. Nur der *ibne*, der den passiven Part einnimmt, muß mit einer öffentlichen Schmähung rechnen. Seine Position ist identifiziert mit männlicher Schwäche, was zugleich Unehre und Schande bedeutet. Werner Schiffauer sieht die sexuelle Rollenaufteilung in der Türkei eng mit der sozialen Rollenaufteilung verknüpft, die auf dem Konzept der Ehre (*namus*) basiert. Die Verteidigung der Familienehre wie auch der Ehre als Mann erfordert seine ständige Bereitschaft, Provokationen, die an ihn und seinen Haushalt herangetragen werden, phallisch-aggressiv zu beantworten. Das Spiel von Herausforderung und Gegenherausforderung, das verbal in einer Sexualmetaphorik ausgetragen wird und bis zur physischen Gewalt eskalieren kann, setzt den aktiven, phallisch-aggressiven Mann voraus, der sich im Kampf gegen seinen Rivalen notfalls auch körperlich behaupten muß. Wer sich als Mann aber dieser phallischen Aggressivität im sozialen wie auch im sexuellen Bereich entzieht, kann in der Männerwelt nicht bestehen, vor allem dann nicht, wenn sein unmännliches Verhalten öffentlich wird. Dies trifft insbesondere für den sexuell passiven Mann zu, der sich penetrieren läßt. Schiffauer schreibt: «Der passive Homosexuelle (*ibne*) wird in die Rolle der Frau gezwungen, er wird gleichsam zur Frau gemacht, er wird kastriert. Er ist damit nicht mehr in der Lage, die Aufgaben zu übernehmen, die das Konzept der Ehre den Männern zuweist. Der passive Homosexuelle hat seinen Personenstatus verwirkt und damit sein Recht auf eine würdevolle und angesehene Existenz.»[15]

Das Konzept der Ehre, das die sozialen Beziehungen in der Türkei regelt und über eine enorme gesellschaftliche Tragweite verfügt, hat für den *ibne* Ausschluß und Verachtung zur Folge. Die Stellung des *ibne* ist darin a priori negativ bestimmt. Unter welchen Umständen und mit welchem Interesse sich ein Mann dennoch bereitfindet, die passive Sexualrolle zu übernehmen, läßt sich angesicht der drastischen Sanktionen nur schwer beantworten. Geschieht die passive Rollenübernahme im homosexuellen Akt freiwillig oder, wie Schiffauer beschreibt, in einem «Kampf» durch die Unterwerfung eines «Rivalen», der «in die Rolle der Frau gezwungen wird»?[16] Der homosexuelle Akt «als Kampf» käme einer Nötigung oder Vergewaltigung gleich, was in der Praxis nur schwer vorstellbar ist. Wer kämpft, kann zwar unterliegen und sich als schwächer erweisen, aber er ist dennoch Teil der Männerwelt. Der *ibne* dagegen nimmt überhaupt nicht an der Männerwelt teil, er kämpft nicht mit seinen Rivalen, sondern begibt sich ohne äußeren Druck in die sozial wie sexuell passive Position hinein.[17]

Auch der İstanbuler Transvestit und homosexuelle Stricher Ali Kemal Yılmaz schildert seine Erfahrungen mit Männern, die mit ihm passiven Sex haben wollten, als zwanglose Rollenübernahme, ja, sogar Rollenerwartung, der weder Kampf noch Rivalität vorausgingen: «Was hier sehr interessant ist, die Heteros waren alle passiv. Es überrascht dich ziemlich; wenn du schwul bist, wollen alle aktiv sein. Wenn du Transvestit bist, kommen alle Heteros, die auf Transvestiten stehen, und wollen passiv sein. Wenn du fragst: ‹Warum?›, sagen sie: ‹Ich sehe dich nicht als Mann, für mich bist du eine Frau mit Penis...› Das sind Menschen, die sexuelle Beziehungen mit Frauen haben und männliche Schwule verabscheuen, ganz und gar nicht auf männliche Schwule stehen... Männer, die passiven Sex mit einer Frau haben möchten, gehen zu Transvestiten. Und ihre Zahl ist in der Türkei unglaublich hoch.»[18]

Der hier beschriebene Rollenaustausch des aktiven Mannes in die passiv-penetrierbare Position scheint also gegenüber einem Transvestiten durchaus zwanglos vonstatten gehen zu können, ohne notwendigerweise mit der Vorstellung einer gewaltsamen Unterwerfung verbunden zu sein. Daß dabei der aktive Mann in der Gestalt eines Transvestiten mit weiblichen Attributen ausgestattet ist, mag zwar den Akt der Penetration entdramatisieren, zeigt aber zugleich, daß die Rolle der Passivität von niemandem abgetrotzt werden muß. Der in der Türkei betriebene und durchaus populär zu nennende Kult der Travestie erscheint geradezu als Ventil für die Kehrseite der Männlichkeit; er gestattet es, das gesellschaftlich tabuisierte Bedürfnis nach sexueller Passivität in einer kulturell akzeptablen Form auszuleben. Die Lust an der gespielten, aber öffentlich nicht vertretbaren sexuellen Unterwerfung setzt immer auch eine gegenseitige Affinität und Zustimmung voraus, ohne die das Zustandekommen homosexueller Handlungen nicht plausibel erscheint. Nach außen hin kann diese Rolle jedoch nicht ohne einen totalen Gesichtsverlust vertreten und beansprucht werden. Wer im Verdacht steht, *ibne* zu sein, hat die beiden wesentlichen Funktionen des Mannseins verloren: er gibt seine Macht und Ehre preis.

Die Darstellung zwischen-männlicher Sexualität sowie des männlichen Selbstverständnisses in der Türkei wirft zugleich ein Licht auf die kulturelle Bedingtheit unserer eigenen Sprach- und Denkkategorien, mit denen wir Sexualität wahrnehmen und als «normal» oder «abweichend» qualifizieren. Vor dem Hintergrund einer kulturrelativistischen Betrachtungsweise kann der eurozentrische Blick nicht mehr als eine Froschperspektive hergeben, die sich – wie jeder Zentrismus – ironischerweise für universal hält und sich vorschnell anmaßt, auch für andere Kulturen normativ und verbindlich zu sein. Gerade in einer multikulturellen Gesellschaft, in der Menschen verschiedenster Herkunft miteinander leben, tut Verständigung über den eigenen Erfahrungshorizont hinaus not, um Konflikte, auch sexueller Art, besser begreifen und angemessener damit umgehen zu können. Dazu gehört die Aneignung und Achtung fremdkultureller «Wahrheiten» ebenso wie die Relativierung der eigenen Sichtweisen und Kategorien, mit denen wir immer schon auf der Seite der «Objektivität» zu stehen glauben. Was negativ als Verlust eigener Glaubensgewißheiten zu Buche schlägt, kann positiv zur kulturellen Bereicherung beitragen. Die brüske Ablehnung des türkischen Männlichkeitsverständnisses, sei es aufgrund der sozialen Diskriminierung des *ibne*, sei es wegen der aus deutscher Sicht «homosexuellen» Anteile oder des ungebrochenen Machismus, wäre nicht nur selbstgerecht, sondern blind gegen die eigenen Formen sexueller Diskriminierungen. Ein interethnischer Dialog sollte vielmehr die Entwicklung und Herausbildung vorurteilsfreien Verhaltens in einer multikulturellen Gesellschaft fördern und sich am Abbau selbstherrlicher Klischees beteiligen.

Anmerkungen

1 Arno Schmitt: «Kleine Schriften zu zwischen-männlicher Sexualität und Erotik in der muslimischen Gesellschaft», Berlin 1985.
2 Heribert Mürmann: «İbne. Schwule in der Türkei». In: Magnus. Das schwule Magazin, 1. Januar 1992, S. 22–25; und ders.: «İbne. ‹Wenn du passiv bist, dann sei's sehr heimlich!› Interview mit dem schwulen Journalisten Ali Kemal Yılmaz». in: ebenda, S. 26–27.
3 Arno Schmitt, a.a.O., S. 11.
4 Gespräch mit Süleyman A., a.a.O., S. 4.
5 Ebenda, S. 21.
6 Arno Schmitt, a.a.O., S. 20. Tahar Ben Jelloun, der in seinem Buch «Die tiefste der Einsamkeiten» ein Kapitel zur Homosexualität in den maghrebinischen Ländern geschrieben hat, hält die Unterscheidung von «aktiv» und «passiv» für unangemessen, handelt es sich doch um Hilfskonstruktionen, die die unterschiedlichen Bewertungen der am homosexuellen Akt Beteiligten ins Deutsche zu übertragen und plausibel zu machen suchen. Er schreibt: «Im Arabischen verwendet man eher den Begriff der Wechselbeziehung: ‹oben–unten›, ‹unten–oben›. Es gibt aber doch ‹den, der gibt› (sein Gesäß), und den, der in den anderen eindringt.» (Jelloun: Die tiefste der Einsamkeiten, Hamburg 1989, S. 72.)
7 Der Begriff *kulampara* wird in Steuerwalds Türkisch-Deutschem Wörterbuch nur ungenau mit «Päderast» übersetzt. Zugegebenermaßen ist dieser Begriff selbst unter Türken nicht sehr verbreitet. Für den aktiven Part einer homosexuellen Beziehung mangelt es, strenggenommen, an geläufigen Bezeichnungen – ein Hinweis darauf, daß kaum ein Unterschied zwischen dem aktiven Mann in einer heterosexuellen und homosexuellen Beziehung gemacht wird. Denn weder seine soziale Stellung als Verteidiger der Familienehre noch seine Virilität sind durch die Beziehung zu einem *ibne* gefährdet. Der aktive Mann ist und bleibt, auch bei einer homosexuellen Handlung, in erster Linie Mann.
8 Heribert Mürmann, a.a.O., S. 22.
9 Zitiert bei Heribert Mürmann, a.a.O., S. 26.
10 Tahar Ben Jelloun, a.a.O., S. 72.
11 Ebenda, S. 71.

12 Arno Schmitt, a. a. O., S. 4 f.
13 Gespräch mit Süleyman A., a. a. O., S. 10.
14 Ebenda, S. 12.
15 Werner Schiffauer: «Der Fall Akar – eine Fallstudie zu den psychosozialen Konsequenzen der Arbeitsmigration für die zweite Generation», unveröffentlichtes Manuskript, Frankfurt/M. 1990, S. 8.
16 Ebenda, S. 7.
17 Treffender als mit dem Attribut der «Unmännlichkeit» ließe sich der *ibne* als «Un-Mann» beschreiben. Denn er ist nicht dadurch «unmännlich», daß er sich gegenüber einem anderen im Kampf als der Schwächere erwies, seine Rolle als Mann aber dennoch wahrgenommen hat, sondern weil er den kulturell definierten Funktionen des Mann-Seins nicht gerecht wird, indem er sich dem Kampf entzieht. Soziale und sexuelle Rolle der Männlichkeit fließen hier tatsächlich ineinander.
18 Zitiert bei Heribert Mürmann, a. a. O., S. 27.

HARRY ASKITIS

Sexuelle Attraktion und Liebe bei schwulen Männern

1. Einleitung

Ohne den Anspruch, eine fertige Theorie zum Verhältnis von sexueller Erregung, Begehren und Liebe bei schwulen Männern zu formulieren, möchte ich auf den folgenden Seiten gern wie mit einem Scheinwerfer einige Aspekte dieses Themas beleuchten. Ich schildere hier Beispiele, die ich mit Klienten, Freunden oder Bekannten ausführlicher besprochen habe. Die exemplarische Darstellung habe ich gewählt aus der Überzeugung heraus, daß es zwar einige generalisierte Mechanismen im Spiel von Begehren, Attraktion und Liebe gibt, daß aber die Bedeutung der sexuellen Phantasien, Vorlieben und Aktivitäten in jedem Einzelfall erneut aufgespürt werden muß. Ich möchte so einer Bewertung der Sexualität *vor* den empirischen Fakten entgehen, sowohl im negativen, moralisierenden Sinn wie auch im positiven, abstrakt politisierenden Sinn, etwa von Guy Hocquenghem (die schwule Subkultur als Ort der Freiheit des polymorph-perversen Verlangens). Ich glaube, daß Sexualität, sexuelles Begehren und sexuelle Praxis sich nicht über Klassifikationen verstehen lassen (hetero/homo, normal/pervers o. ä.). Es gibt also nicht *die* schwule oder *die* heterosexuelle Sexualität.

Natürlich ist der Bereich des Sexuellen wie kaum ein anderer gesellschaftlich geprägt. Nicht die soziologischen Hintergründe sind aber hier mein Thema. Statt dessen gehe ich von den Subjekten und ihrer konkreten Lebensgestaltung aus, um an ihrem Beispiel die psychischen Hintergründe und die individuelle Bedeutung ihrer sexuellen Praxis für ihr Leben genauer untersuchen zu können. Es hat mich interessiert, ein wie befriedigendes und erfülltes Leben oder auch ein wie großes Maß an persönlicher Weiterentwicklung (im Gegensatz zu Fixierung) ihre sexuelle Praxis den Betreffenden ermöglicht.

Die sexuellen Phänomene möchte ich dann mit Hilfe der Theorien anderer Autoren oder eigener Überlegungen transparent machen, und zwar speziell unter dem Gesichtspunkt von Liebe und Beziehung. Dabei meine ich mit Beziehung nicht in jedem Fall eine feste Zweierbeziehung.

Trotzdem kommt vermutlich ein anderer Gesichtspunkt in diesem Aufsatz zu kurz: Gerade manches anonyme sexuelle Verhalten von Schwulen läßt sich auch unter Aspekten des Rauschhaften, Archaischen betrachten: Hier können wir die «unzivilisierten, wilden» männlichen (und weiblichen?) Anteile von uns leben, jagen und gejagt werden, erobern und sich hingeben ohne die Verbindlichkeit einer Beziehung. Zwei «wilde Männer» treffen sich: Ein Privileg der Schwulen. Gelegentlich scheint es zur Schicksalsfrage einer Beziehung zu werden, wieweit diese Aspekte sich in sie integrieren lassen oder ob sie «nur» außerhalb des Rahmens einer Beziehung gelebt werden können.

Es gibt so viele schwule Sexualitäten, wie es schwule Männer gibt. Außerdem können sexuelle Vorlieben im Laufe des Lebens oder auch von einer Situation zur nächsten schwanken. Ich habe aus der Vielfalt der Möglichkeiten willkürlich wenige Beispiele herausgegriffen in der Hoffnung, an ihnen einige exemplarische Gesichtspunkte deutlich machen zu können, die vermutlich für eine größere Zahl schwuler Männer von Bedeutung sind. Ich beanspruche aber nicht, eine repräsentative oder vollständige Übersicht über schwule Sexualität zu geben.

Dabei wird der heterosexuelle Leser vermutlich feststellen, daß die meisten der dargestellten Gesichtspunkte für ihn genauso gültig sind wie für viele Schwule. Nur wenige Punkte erscheinen mir als spezifisch für schwule Männer (vergleiche etwa unten Punkt 5 d und g).

Für einen Forscher kann schwule Sexualität auch deshalb interessant sein, weil hier zwei *männliche* Sexualitäten aufeinandertreffen, die nicht durch eine Frau moduliert werden. Ich vermute, daß sich so ein Großteil der graduellen Unterschiede zur heterosexuellen Praxis (mehr anonymer Sex etwa) erklären läßt. Unter Schwulen kann sich die Sexualität dann «unverblümter» ausleben.

Andererseits könnte die eine oder andere Leserin möglicherweise eher als ein heterosexueller Mann Anknüpfungspunkte etwa dort finden, wo Männer sich im schwulen Bereich auch als Sexualobjekt begreifen, eine Rolle, die traditionell ja eher den Frauen zugedacht wurde.

Alle von mir befragten Männer leben offen schwul. Das muß noch nicht heißen, daß sie ihre schwulen Seiten wirklich ganz akzeptieren und lieben können. Es bedingt aber, daß ich z. B. nicht über die unglücklichen Schwulen schreibe, die sich immer wieder in heterosexuelle (als «die richtigen») Männer verlieben, andere Schwule dagegen nicht attraktiv finden bzw. das eigene Schwulsein so außen ablehnen.

Zur Sprache: Ich habe die natürliche Sprache der Männer, mit denen ich über ihre Sexualität sprach, übernommen, sie nicht «sterilisiert».

Die Namen und Daten meiner Gesprächspartner habe ich so geändert, daß ihre Anonymität gewährleistet ist.

2. Klappensexualität

Folgen Sie mir nun bitte als erstes auf die Klappe, eine öffentliche Bedürfnisanstalt, in der schwule Männer sich treffen, meist, um direkt vor Ort eine kurze sexuelle Begegnung zu suchen. (Eine noch immer hervorragende Monographie zu diesem Thema hat Laud Humphreys geschrieben.)

Soeben kommt Peter, 33, von Beruf Krankenpfleger, herein. Er schaut die an den Urinalen stehenden Männer an: Sind sie schwul? Und wer erscheint ihm attraktiv, d. h. groß, kräftig, männlich, mit großem Schwanz? Er hat Glück und findet einen jener Typen, die er so sehr begehrt. Er zittert am ganzen Körper vor Erregung, fühlt sich klein und schwach neben diesem großen Typ. Seine Schritte zu dem freien Urinal neben seinem begehrten Objekt versucht er locker erscheinen zu lassen. Er öffnet seine Hose, holt seinen vor Erregung schon steifen Schwanz raus, guckt auf den ebenfalls erigierten großen Schwanz seines Nachbarn und masturbiert, sich gelegentlich absichernd, ob nicht unbeteiligte Passanten hereinkommen, relativ schnell bis zum Orgasmus.

Da sein Nachbar auf ihn eingestiegen ist, wartet er heute ausnahmsweise noch einige Augenblicke bis zu dessen Orgasmus. Meist wendet er sich jedoch unmittelbar, nachdem der zum Höhepunkt kam, zum Gehen. Mit einem Tempo-Taschentuch reinigt er seinen Schwanz, schließt die Hose und verläßt mit einem Gefühl der Erleichterung den Ort des Geschehens, ohne sich auch nur einmal umzugucken. Draußen guckt er auf die Uhr, bemerkt, daß er noch einige Erledigungen machen kann, und hat das eben Geschehene schon fast völlig vergessen.

Peter ist mit einem vier Jahre jüngeren Mann, nennen wir ihn Erwin, befreundet in einer recht emotionalen, durchaus liebevollen Partnerschaft. Die Anfangsprobleme in der Beziehung, deretwegen er zu mir in Therapie kam, haben beide Partner gut bewältigt.

Peters Klappengänge haben eine wichtige Funktion innerhalb der Beziehung zu Erwin: Es scheint, als nutze er diese sexuellen Ausflüge, um sich gegen eine befürchtete Vereinnahmung durch Erwin zur Wehr zu setzen. Dabei ist es gleichgültig, ob Erwin ihn vereinnahmen möchte oder Peter das nur vermutet aufgrund seiner eigenen Sensibilität in diesem Bereich. Ähnlich wie beim Klappengang hat er auch bei anderen Formen der Abgrenzung gegenüber Erwin ein schlechtes Gewissen, und Erwin fühlt sich durch Peters Klappenerlebnisse zurückgewiesen, verletzt, zurückgesetzt. Er spürt also Peters indirekte Abgrenzung deutlich und erlebt sie als Angriff.

In dem Maße, in dem Peter lernt, sich auch direkt und zum Teil aggressiv von Erwin abzugrenzen, verliert seine Aggressivität Erwin gegenüber an Schärfe und der Klappengang an Bedeutung.

Aber auch er selbst kann sich mit diesem Verhalten nicht akzeptieren. Er empfindet den Klappengang als einen Zwang, gegen den seine bewußte Kontrolle versagt. Er fühlt sich klein, widerwärtig, dreckig und sein Verhalten als selbstschädigend. Er fühle sich viel wohler, wenn er eine Woche nicht auf die Klappe gegangen sei. Dabei ist Peter kein im konventionellen Sinne moralischer oder verklemmter Mensch. Warum also, so fragt er sich immer wieder, treibt es mich so oft auf die Klappe? Bei einer genaueren Analyse wird folgendes deutlich:

Wenn Peter sich richtig wohl fühlt, verwirft er eventuell auftauchende Gedanken an einen Klappengang als völlig uninteressant. Die ersten Wünsche, wieder mal auf die Klappe zu gehen, tauchen als «Gefährdung» auf, wenn er sich in irgendeiner Weise unzufrieden fühlt: Ärger auf der Arbeit, Langeweile oder Generve zu Hause, ein Gefühl des Unerfülltseins, wenn Erwin für zwei Tage zu seinen Eltern fuhr usw. In all diesen Fällen fühlt Peter sich unbefriedigt, irgendwie geschwächt, auch etwas klein, analytisch gesprochen: Sein narzißtisches Gleichgewicht ist gestört, energetisch gesprochen: Seine selbstregulierende lustvolle Pulsation ist unterbrochen.

An diesem Punkt nun, so findet Peter bei genauerer Betrachtung heraus, entsteht in ihm ein Drang, der sich bei ihm an die Vorstellung der Klappe heftet und der ihn unwiderstehlich antreibt. Je stärker dieser

Drang wird, desto stärker wird auch sein inneres Mangelgefühl und um so weiter tritt die Phantasie der Er-Lösung dieses Dranges durch die sexuelle Betätigung auf der Klappe in den Vordergrund. Es zeigt sich immer deutlicher (und darin ist diese Sucht vielen anderen ähnlich), daß es Peter auch gar nicht mehr um eine sexuelle Lust geht, sondern nur um die Beseitigung dieses narzißtischen Spannungszustandes. Er erlebt sich als schwach, seine Klappennachbarn als stark.

Dabei meinen «stark» und «schwach» zuerst einmal die Ebene von Bildern, inneren wie äußeren, etwa vom breitschultrigen, großen, behaarten Mann mit dem Riesenschwanz. Diese Bilder symbolisieren aber zugleich ein vorhandenes gutes Körpergefühl («stark») oder umgekehrt ein Körpergefühl, bei dem Energie, Lebendigkeit, Pulsation, Zufriedenheit fehlen («schwach»). Fühlt er sich «schwach», dann begehrt er die «Stärke» als Symbol dieses guten Gefühls außen. Und auch breitschultrige, muskulöse, behaarte Männer mit großem Schwanz können sich innerlich oft erstaunlich schwach fühlen.

Die Vorteile des Symbols: Es ist leichter her- oder darstellbar als ein wirklich gutes Körpergefühl. Es verdoppelt dieses quasi nach außen. Und dadurch wird etwas zweites möglich:

Mann kann sich mit diesem Bild identifizieren, es durch äußere Attribute, etwa von Kleidung, Frisur oder über Bodybuilding auch von der Körperstatur her «verkörpern».

Da mein Gegenüber mich beim anonymen Sex nicht wirklich kennenlernt (daß ich vielleicht gerade ziemlich viel Angst habe oder etwa deprimiert bin und mich einsam fühle), kann er bei diesem äußeren Bild von mir bleiben, mich noch einmal damit identifizieren. Das ermöglicht von außen her eine Idealisierung (der andere bewundert meine scheinbare Stärke). Daß dieser attraktive «starke» andere mich zur Kenntnis nimmt, stärkt mein Selbstwertgefühl. Würde ich meine Bewunderung für den anderen oder er seine für mich allerdings zu deutlich machen, bräche die Idealisierung zusammen. Wenn er mich bewundert, muß er ja «schwach» sein (wie ich). Deshalb ist «coolness» angesagt. Die läßt uns beide stark erscheinen und verhindert zugleich den möglicherweise entlarvenden wirklichen Kontakt. Diese Ent-Persönlichung ist jedoch nötig, um mir mein Sehnsuchtsbild im anderen und damit die sexuelle Spannung zu erhalten.

Im Moment des Orgasmus schlägt der Prozeß um: Der Orgasmus bringt ein *körperliches* Wohlgefühl, das es mir erlaubt, das Sehnsuchtsbild des anderen loszulassen, da ich mich nun selbst wieder stark fühle. Dadurch – und weil eine andere Beziehung zu meinem Gegenüber fehlt – wird er schlagartig uninteressant für mich.

Dieser Prozeß ist bei Peter besonders ausgeprägt, wenn er, wie in der geschilderten Situation, einen äußerst attraktiven Sexgenossen findet. Im Augenblick des Orgasmus löst sich die bis dahin bestehende Spannung, und er fühlt sich wieder stark, alles ist in Ordnung, der süchtige Rausch ist vorbei. Schlagartig ist er wieder nüchtern, fragt sich fast, was er in dieser Situation soll, und schaltet übergangslos auf den normalen Alltag um.

Peter gesteht sich allerdings selbst ein, daß eine Situation wie die geschilderte die seltene Ausnahme ist. Meist findet er nicht so einen attraktiven Partner, läßt sich sogar oft auf Männer ein, die er sonst als furchtbar häßlich ablehnen würde. (Das ist noch ein Hinweis darauf, wie losgelöst von seinem «normalen Leben» dieser ganze Prozeß abläuft.) In solchen Fällen wird die Stark-schwach-Diskrepanz nicht so deutlich, die Erleichterung ist allerdings dementsprechend auch weniger ausgeprägt.

Wie wichtig dieses Gegensatzpaar für Peter ist, wird deutlich, als er in der nächsten Therapiestunde folgenden Traum erzählt, den er sehr häufig etwa so träumt: *Ich bin in einer Stadt und sehe, wie ein Jumbo-Jet sehr niedrig über die Stadt fliegt. Ich habe Angst, daß er abstürzen könnte, und da passiert es auch schon.*

In der Identifikation mit einzelnen Teilen des Traumes erlebt Peter folgendes:

Als Peter im Traum: *Ich bin erstarrt vor Angst. Dadurch verursache ich aber erst den Absturz. Dann sehe ich, wie dieses riesige Ding einige Häuser weggemäht hat und in einem Hinterhof liegt, anscheinend ganz unbeschädigt. Ich bewundere seine Größe ehrfürchtig.*

Als Flugzeug anfangs: *Ich bin groß und leicht, ein wundervolles Gefühl der Stärke. So geht es mir gut. Alles andere ist klein von hier oben. Ich stürze nicht ab!*

Als Stadt: *Da ist sogar das Flugzeug klein, der Unfallschaden ganz unbedeutend, ich bin gelassen: Das heilt wieder!*

Warum er nicht *das abgestürzte Flugzeug* sein möchte? *Das ist so eingeengt, eingeschränkt.* Aber es hat sich doch seinen Platz geschaffen. Peter staunt: *Ja, das stimmt. Wie kann es seine Freiheit behalten? Er: Durch meine Kraft und durch Wut. Ich: Zeig doch mal die Wut, die in* dem Absturz drinliegt. Er: *Mir fallen nur peinliche Worte ein: Du blöde Torte, dich müßte man mal richtig durchknallen!* Ich: Wie? Brutal? Er: *Nein, sie hat auch Lust dabei. Das macht ein großer, starker Typ, aber sehr heftig.* Ich: Warum nicht du? Er: *Dazu wäre ich zu klein.*

Auch für Peter ist es klar, daß das riesige Ding im Hinterkopf seine sexuelle Vorliebe bezeichnet, die Stärke seines Partners in sich zu spüren, dem er sich im Analverkehr hingibt.

Einige Monate später berichtet Peter, der in der Therapie vor allem aggressive Auseinandersetzungen und eine direktere Form von Abgrenzung (auch mit seinem Partner) gelernt hat: Er habe dabei zunehmend seine eigene Stärke erfahren. Auch seien die Auseinandersetzungen mit Erwin zunehmend weniger destruktiv geworden. Er beginne, das Kräftemessen zu genießen. Außerdem macht ihm in der Sexualität auch eine aktivere Rolle im Analverkehr Spaß: Da erlebt er seine eigene Männlichkeit: «Vor allem, weil Erwin so ein knurriger, widerborstiger Kerl ist, genieße ich es, ihn zu bumsen. Er genießt das auch!»

Ich möchte die theoretischen Erkenntnisse zusammenfassen:

1. Peter benutzt die anonyme Sexualität, um sich in der Beziehung von Erwin abzugrenzen. Als er andere Möglichkeiten der Abgrenzung gelernt hat, verliert der Klappengang für ihn viel von seiner emotionalen Bedeutung.

2. Peter geht es in der anonymen Sexualität darum, Kraft und Stärke zu erleben, ein lustvolles männliches Eigengefühl. Dieses symbolisiert sich für ihn im fremden, anderen Mann. Die Anonymität schützt die Idealisierung. Die Sexualität mit dem anderen erlaubt momentweise einen Aufbau eigener Stärke. Vorher erlebt er einen deutlichen narzißtischen Mangel, der sich im Moment des Orgasmus (vorübergehend) löst.

3. In dem Maße, wie Peter es lernt, ein Gefühl eigener Stärke und Lebendigkeit in seinem Körper zu halten, ändert sich seine Sexualität. In der Beziehung zu Erwin übernimmt er im Analverkehr öfter die aktive Rolle, die anonyme Sexualität kann er besser akzeptieren, aber sie verliert für ihn an Bedeutung. Und er genießt die kämpferische Auseinandersetzung mit Erwin mehr.

3. O-na-nie allein

Die vermutlich bei allen Männern häufigste sexuelle Aktivität findet allein statt: die Onanie. Ich möchte hier etwas über die zugrundeliegende psychische Dynamik (a) und die begleitenden sexuellen Phantasien (b) erzählen:

a) Es gibt nach meinem Verständnis der Sexualität u. a. zwei idealtypische Pole: den des Mangels und den des Überflusses.

Der Mangel meint ein Gefühl des inneren Leerseins, des Unbehagens, der quälenden Sehnsucht, evtl. auch das Gefühl der Leblosigkeit. Dieses kann sich in innerer Unruhe, einem Gefühl des Getriebenseins oder der unerträglichen inneren Spannung manifestieren.

Partnerschaftlich hieße das: «Ich brauche die Sexualität mit dir, um mich nicht mehr so leer zu fühlen. Damit instumentalisiere ich meinen Partner, mir meine unguten Gefühle wegzumachen. Auf diese Weise kommt in unsere Beziehung etwas Zwanghaftes. Die Sexualität mag zwar auch sehr triebhaft und leidenschaftlich sein, doch bleibt sie eher unpersönlich und findet wenig Boden in der gegenseitigen Liebe innerhalb der Beziehung.

Allein meint es folgendes: Ich setze die Onanie zur Spannungsabfuhr ein, sie soll meine unangenehmen inneren Gefühle beenden, mir zumindest kurzfristig ein Wohlgefühl vermitteln. Dahinter steht oft eine wirkliche Not, das eigene Selbstgefühl und Selbstwertgefühl nicht anders aufrechterhalten zu können. Da auch die Sexualität instrumentalisiert wird, kann ich ihre sinnlichen Qualitäten wahrscheinlich gar nicht ausschöpfen.

Der Überfluß meint ein Gefühl der inneren Fülle, des Wohlbehagens, ein pulsierendes Gefühl innerer Lebendigkeit, das mich mich selbst auch sehr stark als Mann fühlen läßt. Dieses Wohlgefühl quillt dann quasi über, etwa zu meinem Partner hin, den ich daran teilnehmen lasse, mit dem ich es gemeinsam leben möchte. Hier ist die Bejahung, ja der Genuß des aktuellen Gefühls die Grundlage, nicht die Gefühlsverdrängung. Wir können uns ganz aufeinander als Person einlassen, bejahen uns. Ich brauche dich nicht aus einem Mangel heraus, aber ich begehre dich, mag dich bereichern und mich durch dich bereichern lassen. Die Sexualität kann sehr persönlich sein, leidenschaftlich oder sehr entspannt, vertrauend auf die gute Basis des Gefühls in mir und die gegenseitige Zuwendung in der Beziehung.

Auf die Onanie bezogen: Ich feiere ein Fest mit mir. (Es gibt irgendeinen Grund, keinen Partner hinzuzuziehen.) Ich fühle mich sehr wohl, genieße mich, mache es mir gemütlich. Vielleicht zelebriere ich gar meine Sexualität: Eine Kerze, schöne Musik, angenehme Düfte, vielleicht in der Badewanne, ich kann mir sogar eine «Liebeserklärung» machen usw.

Ich vermute, daß diese Art der Selbstbefriedigung relativ selten ist. Denn meist wird etwa schon das Fehlen eines Partners als Mangel erlebt. Wo die «Überfluß-Sexualität» ihrerseits quasi nebenbei das Selbst- und Selbstwertgefühl steigernde Aspekte hat, erfüllt sie einen lebensenergetischen Grundsatz: Wo viel ist, kommt mehr dazu. Als Ausfluß dessen könnte es auch mal eine Onanie-Feier allein geben, etwa um die eigene Unabhängigkeit in diesem Bereich mehr spüren zu können.

In der Regel werden sich aber vor allem solche Männer der Onanie widmen, die zur Zeit in keiner oder einer manche ihrer sexuellen Wünsche nicht befriedigenden partnerschaftlichen Beziehung leben. Da kommt dann, recht grausam, oft der umgekehrte lebensenergetische Grundsatz zur Geltung: Wo wenig ist, kommt wenig hinzu.

Fehlt die Bestätigung, die eine befriedigende Beziehung bietet, so muß ich mir viel Gutes tun oder besorgen, um diesen Mangel auszugleichen und nicht überhaupt in die «Mangel-Sexualität» hineinzugeraten. Da kann dann im Extremfall die Selbstbefriedigung etwas Suchtartiges bekommen: Um den Mangel auszugleichen, onaniere ich, aber wenig lustvoll. Da sich daraus wenig Befriedigung ergibt, kehrt das Mangelgefühl schnell wieder usw.

b) Als nächstes möchte ich etwas zu den die Onanie begleitenden Phantasien ausführen.

α) Robert J. Stoller (1976) hat genauer untersucht, welche Faktoren dazu beitragen, daß ein Mensch sexuelle Erregung spürt. (Er klammert physiologische Aspekte und die direkte Stimulation der erogenen Zonen dabei aus.) Da mir seine Ideen dazu sehr einleuchten, möchte ich sie hier kurz darstellen: Laut Stoller hängt sexuelle Erregung von einer Geschichte ab, die die Person, die erregt wird, seit ihrer Kindheit geschrieben hat. Diese Geschichte ist ein Abenteuer, ein Stück Autobiographie, das sich als fiktive Erzählung darstellt. In dieser Erzählung bringt der Held bedeutsame intrapsychische Konflikte, Geheimnisse oder Erinnerungen an tatsächliche traumatische Ereignisse unter und auch die Lösung dieser Elemente in ein glückliches Ende, das durch den Orgasmus gefeiert wird. Die Funktion der Phantasie ist es laut Stoller, die schmerzhaften Erfahrungen aufzunehmen und sie in Genuß und Triumph umzuwandeln. Erregung entsteht nun durch das Hin- und Herschwingen zwischen der Furcht vor der Wiederholung des alten Traumas und der Hoffnung auf eine diesmal befriedigende Lösung. Um diese Erregung zu steigern, führt man in die Geschichte Elemente von Risiko (Annäherung an das Trauma) ein, die Langeweile verhindern sollen, aber auch Sicherheitsfaktoren (unterschwellige Signale an den Geschichtenschreiber, daß die Gefahren nicht wirklich gefährlich sind).

Nach dieser Theorie wäre also reine Schönheit oder Liebe ohne Ambivalenz nicht sexuell erregend, sondern schön-langweilig.

β) Stoller (1979) hat sich auch mit *sexuellen Perversionen* beschäftigt, bei denen er denselben Umkehrmechanismus von Trauma in triumphierende Lust feststellte. Er behauptet auch, daß es offene oder verdeckte *Feindseligkeit* sei, die sexuelle Erregung erzeugt und steigert, während das Fehlen zu sexueller Gleichgültigkeit und Langeweile führe. Dieses Überwiegen von Feindseligkeit in der Erotik versuche, Kindheitstraumata und Enttäuschungen aufzuheben, die die Entwicklung der Geschlechtsidentität (männlich/weiblich) bedrohen.

γ) Das Trauma könne auch *fetischisiert* werden: Das Kind «entmenschlicht» den traumatisierenden Täter, es tötet ihn in seiner Phantasie, er wird leblos. Dadurch wirkt er weniger bedrohlich. Parallel dazu wird ein isoliertes Attribut des Traumatisierenden «vermenschlicht», etwa ein Kleidungsstück, Körperteil o. ä., das dadurch zum Fetisch wird. Gegen diesen Fetisch empfinde mann keinen Haß, sondern sexuelles Begehren. Die Racheimpulse des Kindes gegen den Traumatisierenden finden sich in der Entmenschlichung wieder, mit der es in seiner Phantasie den ursprünglichen Täter nun zu seinem Opfer macht.

δ) Einige von Stollers Beispielen lassen sich ohne Probleme auch auf Schwule übertragen: Eine Frau, die seit ihrer Kindheit unter der Furcht litt, erniedrigt zu werden, erzählte, daß für sie der lustvollste Moment im Geschlechtsverkehr nicht ihr Orgasmus sei, sondern vorher, kurz bevor ihr Partner kommt, wenn sie weiß, daß er sich nun nicht länger kontrollieren kann. Sie verhielt sich auch so, daß ihr Partner jedesmal vor ihr zum Orgasmus kam: (Eine Umkehr der Angst, beherrscht zu werden.)

Eine Masturbationsphantasie: «Mein Geliebter sammelt eine große Zahl attraktiver Männer, die sich danach sehnen, mit mir zu schlafen. Sie sterben fast, um zu mir zu kommen.» (Eine Umkehr der quälenden Sehnsucht und ihrer Abweisung.)

Oder: Ein Mann, der andere beim Onanieren beobachtet, seine eigene Selbstbefriedigung jedoch als schmutzig und Zeichen der Schwäche auffaßt. Er fühlt sich für kurze Zeit überlegen, wenn er sein Gegenüber beobachten kann, der sich seiner Lust beim Onanieren vollkommen überläßt.

Oder eine längere Verführungsgeschichte, bei der «ich meinen Partner langsam um die Fassung bringe. Äußerlich bleibe ich ganz cool, ziehe mich langsam aus, beginne mich zu streicheln und beobachte, wie er zunehmend die Kontrolle verliert.» (Die Angst davor, die Kontrolle in der Sexualität zu verlieren, wird umgekehrt.)

ε) Oder auch sexuelle Phantasien mit sehr viel jüngeren Partnern: Hier dient das Alter als Sicherheitsfaktor: Weil er nur ein Kind ist, fühle ich mich ihm nicht ausgeliefert. Bei einem Klienten erlebte ich folgendes: Er gab seinem jugendlichen Freund ganz viel von dem, was er als Kind nicht bekam. Dadurch konnte er teilhaben an einer symbolischen Befriedigung. Andererseits konnte er diese Zuwendung für sich selbst nicht einfordern, da er eine so starke Angst davor hat, selbst in die Kindrolle zu geraten, daß dadurch sicher seine sexuelle Erregung untergraben würde.

So zeigt der jugendliche Geliebte dem Pädophilen zugleich, was dieser für sich selbst brauchen könnte, verbunden mit der Hoffnung, daß die einseitige Rollenverteilung (ich Vater, stark, kontrolliert, du Kind, schwach, unkontrolliert) sich irgendwann umkehren und vielleicht schrittweise auflösen lassen kann.

ζ) Oder endlose Verfolgergeschichten, in denen ein fremder Mann mich verfolgt, fesselt, schlägt und vergewaltigt. Die Umkehr liegt hier in zwei Aspekten:

Erstens bin *ich* der Herr der Phantasie, es ist *meine* Kreation. Und zweitens habe ich auch hier die Lust des Gegenübers unter Kontrolle.

Ich glaube, daß diese beiden Mechanismen häufig auftauchen, wenn mann Pornos (Hefte, Videos etc.) verwendet: Die dargestellten Personen sind meinen Blicken hilflos ausgeliefert, ich kann sie immer wieder angucken, ohne daß es mir peinlich werden muß, dabei von ihnen entdeckt zu werden. Damit mache ich sie zu Objekten unter meiner Kontrolle. Das gilt in gleichem Maße für sexuelle Phantasien: Hier kann ich mir meine Wünsche frei gestalten, so wie ich es will, ohne daß der vorgestellte «Partner» sich seiner sexuellen Verwendung entziehen kann. Diese Phantasien greifen evtl. auf Vorläufer in der Kindheit zurück, Tagträume des erniedrigten Kindes, in denen die eigene Erniedrigung umgekehrt wird. Diese können verschiedene Funktionen haben:

- Das Gefühl für das eigene Selbst zu retten;
- das Gefühl zu retten, ein Mann zu sein;
- das Kräftegleichgewicht zwischen Kind und Angreifer wieder herstellen;
- die eigenen erotischen Fähigkeiten zu bewahren oder
- sich zu rächen.

η) Ein weiterer Aspekt der sexuellen Erregung ist *das Geheimnisvolle* der Geschichte. Ein pornographisches Buch ist beim ersten Lesen schon deshalb so erregend, weil ich nicht weiß, was passiert und es mir oft aufs aufregendste ausmale. Nach wiederholtem Lesen wird es langweilig.

ϑ) Stoller vermutet, daß es nur sehr wenige Menschen gibt, die ganz ohne diese Mechanismen auskommen und bei denen die sexuelle Erregung nur mit Liebe, Zuneigung, Sorge und anderen nicht feindseligen Gefühlen einhergeht. Diese Menschen müssen dann auch ihr Gegenüber nicht entmenschlichen, weil sie nicht so viel *Angst vor Intimität* haben.

Hier deutet Stoller einen sehr wichtigen Aspekt an: Je weniger Angst ich vor wirklicher Intimität habe, desto weniger muß ich mein Gegenüber entmenschlichen, desto weniger brauche ich Fetische oder Bilder, Projektionen oder Phantasien, und desto mehr kann ich mein Gegenüber als die wirkliche Person sehen, die er tatsächlich ist. Ich glaube, daß sich diese These auf alle in diesem Aufsatz genannten Aspekte schwuler Sexualität anwenden läßt, und überlasse es dem Leser, das zu tun.

4. Eine Andeutung von Fetischismus

Holger ist ein sehr großer, athletischer Typ, 24 Jahre alt, von Beruf Filialleiter. Er wohnt allein, ist aber seit 6 Monaten fest befreundet. Es ist sein gut gehütetes Geheimnis, das er in der Therapie nur mit einiger Peinlichkeit lüftete, daß eine bestimmte Art von Schuhen ihn sexuell erregt. Es sind dies breite Treter, wie sie Ende der 60er/Anfang der 70er Jahre sein Vater trug, wenn er sonntags mit seinen Kindern spazierenging.

Holger ist ein sehr hektischer Typ, immer auf Achse, unterwegs, wie auf der Suche. Sein Elternhaus in einer süddeutschen Kleinstadt schildert er als die Ausgeburt von Langeweile und Leblosigkeit: Seine Eltern spielten nie mit ihm, er mußte viel zu Hause nur untätig rumsitzen, sehnte sich danach, mit den Spielkameraden draußen zu toben. Zugleich hatte er aber auch Angst davor, weil er sich unsportlich und zu dick fand und meinte, er sei bei den anderen wenig beliebt, auch nicht interessant für sie gewesen. So entwickelte er zunehmend Angst vor seinen so männlichen Freunden, die er zugleich sehr bewunderte wegen ihrer Stärke, ihres Selbstbewußtseins, ihrer Lebendigkeit.

Ob sie diese Züge tatsächlich hatten, mag zurücktreten hinter ihrer Bedeutung, die sie als Projektionsflächen seiner Sehnsuchtsbilder und eigenen, noch ungenutzten Entwicklungsmöglichkeiten bekamen. Heute scheint sein Getriebensein auch dazu zu dienen, daß er versucht, gegen sein drohendes inneres Gefühl von Unlebendigkeit anzupowern.

Das einzig Besondere in seinem sonst so freudlosen Zuhause mit seinen isolierten, kontaktgestörten Eltern, der zwanghaften Mutter und dem ängstlichen Vater, war der Sonntagsspaziergang: Da putzte sich der Vater fein raus und ging mit seinen Kindern, manchmal auch nur mit Holger allein, im Park des Ortes spazieren. Und dann war Holger stolz auf seinen Vater. Irgendwie wurden die Schuhe, die der Vater nur sonntags anzog, zum Symbol dieses Schönen, seines Stolzes, seiner Begeisterung, mit der er einen Ausflug aus dem grauen Zuhause machte. Sie waren so groß, viel größer als seine Kinderschuhe.

Holger ist kein Fetischist im klassischen Sinne geworden: Er wird zwar sexuell erregt, wenn er selbst solche Schuhe anzieht oder in Schuhgeschäfte geht, um sich solche Schuhe anzugucken. Aber er kann diese Vorliebe, zumindest in begrenztem Maße, auch in seine partnerbezogene Sexualität mit einbringen: In seltenen Fällen kann er seinen

Partner, z.B. jetzt seinen Freund, dazu überreden, mal diese Schuhe anzuziehen. Dann wandelt sich seine sexuelle Aktivität, die sonst recht triebhaft, aber ohne große Erlebnistiefe ist, in eine Erfahrung grenzenloser Leidenschaft: Er bekommt genau das, wonach er sich sehnt, und erlebt eine tiefe Befriedigung.

Das klingt sehr schön, ist für Holger aber nicht unproblematisch:

1. Die ganze «Schuhgeschichte» ist ihm als «perverses Verhalten» äußerst peinlich, und er traut sich in der Regel nicht, seinem Partner diese Vorliebe zu offenbaren aus Angst, der könnte ihn auslachen oder verachten deswegen. Gerade in der noch jungen Beziehung zu seinem Freund traute Holger sich lange Zeit nicht, sich damit zu zeigen. Und zwar aus folgendem Grund:

2. Er hat generell große Schwierigkeiten, seine persönlichen Bedürfnisse in Beziehungen zu äußern. Er fürchtet, sich dadurch zu sehr zu öffnen, klein und bedürftig, abhängig und schwach zu wirken. Es wird hieran noch einmal deutlich, wie wenig unterstützend seine Eltern früher mit seinen bedürftigen Seiten umgegangen sind. Noch spezifischer ist aber folgender Punkt:

3. Wenn Holger seine Schuhwünsche offenbart, fürchtet er, sich in die Abhängigkeit seines Partners zu begeben: Er habe dann seine tiefsten Sehnsüchte gezeigt, sich äußerst verletzbar gemacht, und es könnte dadurch eine so starke Intimität entstehen, daß er fürchtet, sich seinem Freund Werner damit völlig auszuliefern. So hat er diesem zwar erzählt, daß er die Sache mit den Schuhen «ganz geil» findet. Wie tief es ihn innerlich berührt und öffnet, traut er sich aber bis heute nicht zu sagen. Obwohl Werner, der selbst andere sexuelle Vorlieben hat, recht positiv auf seine Erklärung reagierte und seinerseits schon mehrfach vorschlug, er könne ja mal die Schuhe anziehen, ist es bisher in den 6 Monaten trotz ansonsten relativ häufiger sexueller Aktivität erst zweimal dazu gekommen. Und beide Male zettelte Holger danach einen dicken Streit über irgendeine Kleinigkeit an, um wieder einen sicheren Abstand zu Werner herzustellen.

Ich möchte hier die Schilderung dieser Geschichte abbrechen und zwei theoretische Erklärungsansätze anbieten:

a) Fritz Morgenthaler schrieb einen Artikel über «Verkehrsformen der Perversion und die Perversion der Verkehrsformen». Da er in einer wundervollen Sprache geschrieben ist, möchte ich einiges zitieren:

«Jeder Mensch trägt ein Bild seiner selbst in sich, und dieses Bild muß schön und rund sein, damit das Selbstgefühl so stark und widerstandsfähig ist, daß man die Realität des Lebens und die Realität der Gesellschaft, in der man lebt, ertragen kann.» (S. 138)

«Aber das runde, in sich geschlossene, schöne Bild seiner selbst entsteht eigentlich nie. Alle Menschen erleiden in diesem Prozeß einen Schiffbruch. Alle Menschen streben in dem, was sie denken, phantasieren, tun und was sie schöpferisch gestalten, danach, die Lücke auszufüllen, das Selbstverständnis abzurunden, die Schönheit des Bildes ihrer selbst herzustellen.» (S. 139)

«Es gibt Menschen, die entdecken in ihrer Kindheit irgendwie und irgendwann, immer ganz früh und unerforschbar, einen scharfumrissenen Zug perverser Faszination. Sie bauen das Gefundene, Überbewertete, gleich einem farbigen Stein treffsicher und an entscheidender Stelle in das Mosaik des Bildes ihrer selbst.» (S. 140)

«Ein scharf umrissener Zug perverser Faszination ist der Niederschlag, das Produkt einer schöpferischen Leistung. Sie wurde einst, sehr früh, in bedrohlicher Lage vollbracht. Einzelne Züge wurden aus der polymorph-perversen Sexualanlage herausgehoben, ausgeformt und differenziert und in das Selbstgefühl eingebaut.» (S. 141)

«Es geht um den Zugang zum Grandiosen. Der Glanz im Selbstgefühl trägt bei allen Menschen die Spuren grandioser Allmacht aus der Kindheit.» (S. 136)

«Perverses Erleben stellt eine quantitative Überhöhung und sexuelle Färbung der Grandiosität dar.» (S. 136)

«Der Verzicht auf den ‹farbigen Stein› hätte Zerfall, psychische Inkohärenz, hätte wirkliche, vielleicht unheilbare Krankheit bedeutet.» (S. 143)

Morgenthaler macht in seinem Aufsatz also die narzißtischen Aspekte der «Perversion» deutlich. Er versucht aber auch in der Therapie, den «scharf umrissenen Zug perverser Faszination» aus seiner Erstarrung zu befreien, einen mehr spielerischen Umgang damit zu ermöglichen und ihn innerhalb der therapeutischen Beziehung wieder in Bewegung zu bringen.

Das scheint mir das Wichtige zu sein: zu erkennen, welche Beziehungskonstellation in den sexuellen Vorlieben erstarrt ist und die darin gebundenen Gefühle, Wünsche und Sehnsüchte zu befreien, damit sie innerhalb einer Beziehung wieder erlebbar werden. Der Wunsch, seinen Vater bewundern (und begehren?) zu können, ist für Holger sehr angstbeladen. In der Vorliebe für Schuhe hat dieser Wunsch sich retten können.

Die beziehungsverhindernden Seiten der «Perversion» können in der Therapie zum Ansatzpunkt werden für ein vertieftes Miteinander-in-Beziehung-Kommen. Bei Holger stehen die Schuhe für etwas Grandioses, Lebendiges, Lustvolles, das er direkt nicht erleben konnte und das sich so in den Schuhen verdinglicht hat. Zugeich besteht aber auch die Chance, es über die Schuhe wieder erlebbar zu machen. Und es könnte die Quelle sein, um die zugrundeliegende Unlebendigkeit aus der Tiefe neu zu beleben.

5. Was geschieht eigentlich in der Disko?

Wie es in einer Diskothek zugeht, werden die meisten Leser wissen. Schwule Diskotheken unterscheiden sich wenig von Hetero-Diskos:

1. Es sind nur oder fast ausschließlich Männer, und zwar schwule, die eine solche Disko besuchen.
2. Die Männer, die dort auftauchen, legen noch etwas mehr Wert auf ihr Äußeres als die meisten Männer in Hetero-Diskos. Denn sie sind immer zugleich Subjekte und Objekte des Begehrens. Es gibt keine festgelegten Rollenklischees, wie es sie zwischen Mann und Frau zumindest gab.

Was läuft nun in den Köpfen und Körpern der anwesenden Männer ab? Ich habe mit vielen Schwulen darüber gesprochen und möchte einige Hypothesen dazu formulieren:

a) Bewundern und sich bewundern lassen
Wohl fast alle Anwesenden versuchen, sich in einer Weise darzustellen, die sie für attraktiv halten oder von der sie annehmen, daß andere sie für attraktiv halten. Das betrifft die Kleidung, die Haare, aber evtl. auch Make-up, Gesichtsausdruck, Gestik und Mimik usw. Je weiter diese Art der Selbstdarstellung getrieben wird, um so mehr orientiert mann sein Verhalten am äußeren Eindruck und um so größer wird der Abstand zu dem, wie er sich innerlich fühlt.

Ein wesentliches Geschehen in der Disko ist das wechselseitige Spiel von Bewundern und Sich-bewundern-Lassen. Der erste Kontakt, ja überhaupt der erste Eindruck läuft meist über die Augen, da die Stimmen aufgrund der lauten Musik kaum hörbar sind. Geruch oder Körperkontakt kommen dagegen erst im Nahbereich zur Geltung. So stehen die Augen-Blicke zu Beginn des Geschehens sehr im Vordergrund.

b) Das Spiel der Spiegel
Die meisten Diskos heutzutage haben viele Spiegel an den Wänden, eine Lichtanlage und zunehmend kalte, glänzende Tanzflächen. Ich halte das für keinen Zufall. Denn es geht sehr wesentlich um ein Sich-Spiegeln im anderen, so fühle ich mich bewundert und begehrt, stark und wohl: ein narzißtisches Wohlgefühl.

Es gibt manche Männer, die direkt vor dem Spiegel tanzen und ihr Spiegelbild dabei angucken, dessen Faszination sie festhält. Das spiegelt die klassische Sage von Narziß wider. Andere finden ein solches Verhalten peinlich, weil es die narzißtischen Defizite und Bedürfnisse des Tänzers zu deutlich macht.

Eine «stillere Variante» davon ist diese: Ich tanze mit geschlossenen Augen mitten in der Masse der Menschen, stellte mir deren bewundernde Blicke auf meinem Körper vor, wie toll sie meine Bewegungen finden, und genieße relativ größenwahnsinnige Vorstellungen. Peinlich (im Sinne von: mein Größenwahn wird entlarvt) wird es, wenn ich die Augen öffne und sehe, daß die anderen Männer mich keineswegs bewundern. Wird etwas von meinem inneren Prozeß deutlich (und das wird es unbewußt meist), reagiert die Umgebung nämlich meist eher ablehnend: Niemand läßt sich gern einfach nur als Publikum mißbrauchen, als Spiegel, in dem ich mich produzieren kann.

Außerdem bleibt der Tänzer in beiden Fällen in völliger Isolation, kein lebendes Echo kann ihn in seiner Fixierung ansprechen. (Es lohnt sich sehr, die bewegende Sage von Narziß und Echo im Original bei Ovid nachzulesen.)

c) Augen-Blicke
Aber in diesem Verhalten wird vielleicht nur etwas zur Kenntlichkeit verzerrt, das sich in den Blicken vieler Männer wiederfindet. Sie erzählen, sie hätten Angst, jemanden in der Disko anzusprechen, weil sie befürchten, er könne sie ablehnen. Aber was wäre so schlimm daran? Das Problem liegt im Auseinandertreten von Bild und Selbstgefühl. Fühle ich mich wohl und akzeptiert in mir, so könnte ich eine Ablehnung als Enttäuschung verarbeiten. Versuche ich dagegen, das Bild eines attraktiven Mannes darzustellen, so entleert sich zunehmend

mein inneres Gefühl in dieses Bild hinein. Bricht dieses Bild dann infolge einer Ablehnung zusammen, gibt es keine Fangleine mehr, die mich hält: Ich werde entlarvt, und meine Selbstachtung sinkt ins Bodenlose, Peinlichkeit bis zur Vernichtung.

Lasse ich mich auf das Spiel von Bewundern und Sich-bewundern-Lassen ein, so kann ich es lustvoll genießen, solange ich es als prickelndes Spiel wahrnehme, das von einem stabilen Selbstwertgefühl getragen wird. Identifiziere ich mich mit dem Spiel, dann wird eine Ablehnung, die mein Bild als attraktiver Mann zerstört, zugleich mein damit identifiziertes Selbstwertgefühl vernichten. Dieses Spiel ist auch ein Verwirrspiel von Spiegel und Gespiegeltem: Mal bin ich der Spiegel, in dem du dich spiegeln kannst, mal finde ich in deinen Augen meinen Spiegel.

d) Die homosexuelle Variante

Schellenbaum hat diese Spiegelphänomene bei Schwulen sehr gründlich untersucht. Er sagt folgendes:

Der Homosexuelle sieht im anderen Mann seine zentrale männliche Selbstpersönlichkeit gespiegelt. Aber ähnlich wie Narziß kann er nicht erkennen, daß das im anderen Begehrte nur das eigene Spiegelbild, das Spiegelbild des in mir zu entfaltenden eigenen männlichen Selbstgefühls ist. Ich begehre im anderen, was ich in mir nicht finden kann, obwohl das, was ich beim anderen sehe, eigentlich nur mein eigenes Spiegelbild ist. Versuche ich nun, mit dem Gegenüber zu verschmelzen, so verschmelze ich mit dem (entwicklungsgeschichtlich mütterlichen) Spiegel. Dabei verliere ich dann mein männliches Selbstgefühl, statt es zu gewinnen.

Um diese Männlichkeit zu entfalten, ist es wichtig, daß ich dem anderen standhalten kann, auch mit den Blicken, in einem konstruktiven Kampf: Ich bin ein attraktiver Mann. Ich sehe, daß du auch ein für mich attraktiver Mann bist. Was mich an dir anzieht, ist etwas, das ich in mir noch nicht entwickelt habe («Du bist so…!»). Insofern spiegelst du mir sehr viel Eigenes zurück, meine eigenen Entwicklungsmöglichkeiten.

Aber ich sehe auch, daß du mich attraktiv findest. Auch in meinen Augen kannst du also etwas von der von dir zu entwickelnden Männlichkeit wiederfinden. Ich bejahe diese Spiegelung, denn ich bin ein freundlicher Spiegel für dich. Aber ich halte dich als mein Spiegelbild aus, ohne mich dir zu unterwerfen. Denn dann verlöre ich auch mich. Statt dessen *spüre* und *erlebe* ich, wie mein Blick auf dich und dein Blick auf mich mein eigenes Gefühl von Männlichkeit steigert. Ich fühle meine eigene begehrenswerte Männlichkeit durch dich gespiegelt, aber ich benutze dich nicht als Spiegel, ohne dir das gleiche zurückzugeben. Ich bemerke auch, wie dabei dein Gefühl von Männlichkeit anschwillt. Daraus kann sich eine im positiven Sinne kämpferische, gleichwertige, liebevolle mann-männliche Begegnung entwickeln.

Eine andere Dynamik bezeichnet Schellenbaum als «Leitbild-Homosexualität»: Ich sehe im anderen mein positives Leitbild, etwa wie im positiven Sinne ein Sohn es in seinem Vater sehen kann. Auch hier ist es nach Schellenbaum wichtig, die Leitbildfunktion des Gegenüber ernst zu nehmen und dieses Leitbild in sich zu verwirklichen, statt nur mit ihm zu verschmelzen. Das kann auch in einer schwulen Beziehung geschehen.

e) Wärme, Sehnsucht und kühle Verachtung

Eine problematischere Dynamik ist die folgende: Ich sehe einen Mann, den ich attraktiv finde. Er guckt weg, und meine Sehnsucht steigt. Je mehr er mich ablehnt, desto attraktiver finde ich ihn. Doch plötzlich dreht er sich um und guckt zurück. Und ich glaube, in seinen Augen etwas Sehnsucht zu spüren. Mein Gefühl kippt: Ich fange an, ihn zu verachten. In dieser Variante werden zwei Gefühle agiert:

1. eine Selbstverachtung: Ich bejahe den anderen, weil er mich links liegenläßt. Er ist toll und unabhängig.

Und

2. auch eine Verachtung des Sehnsuchtsgefühls: Ich spüre die Sehnsucht in mir und glaube, daß er mich damit verachtet. Als ich sehe, daß er das nicht mehr tut und eventuell sogar etwas eigene Sehnsucht zeigt, kippt meine Sehnsucht in Verachtung: Das ist ja auch nur ein Sehnsüchtiger, Abhängiger.

Diese Aufzählung verschiedener psychischer Dynamiken ist sehr variantenreich und ließe sich nahezu endlos fortsetzen. All diesen Varianten ist es gemein, daß eine Ebene des äußeren Scheins emotional intensiv besetzt wird. Hier prallen die tiefsten Sehnsüchte zugleich auf eine schroffe, abweisende Oberfläche: Jeder versucht, cool zu bleiben und sich nichts anmerken zu lassen. Dafür stehen meines Erachtens die kahlen Flächen der Disko, in denen sich der Glanz der Lichter spiegelt:

Faszination ohne Kontakt, cooler Schein ohne Beziehung zum warmen Gefühl, riesige Wünsche und eine noch größere Angst, sie dem begehrten Partner zu zeigen. Das ist die Faszination und das Elend der Diskos, wie sie in den Disko-Hits oft relativ unverhohlen zum Ausdruck kommt.

Kaum irgendwo sonst liegen Hoffnung und Absturz, Faszination und Zusammenbruch so nahe beieinander wie in diesem narzißtischen Spiel in Reinkultur.

Kohuts Narzißmustheorie mit den beiden Aspekten des archaischen Größenselbst (Schwanken zwischen arrogantem Größenwahn und einem Gefühl totaler Wertlosigkeit) und der idealisierten Selbstobjekte (Schwanken zwischen Idealisierung des «Traumprinzen» und Verachtung des entidealisierten Gegenübers) ließe sich hier sehr gut veranschaulichen.

f) Ein kurzer Ausflug in die Lederszene
Vor einigen Tagen saß ich mit einem Bekannten, John, im Café. Er läuft oft in schwarzem, engem Leder rum, ist Anfang 40 und hat eine ausgeprägte Vorliebe für sadistische Sexualpraktiken. Er sitzt mir im Wollpulli gegenüber. Bedauernd stellt er fest: «Wenn ich jetzt hier in Leder sitzen würde, ist es meine Erfahrung, daß selbst einige von den attraktivsten Typen total auf mich abfahren würden. Jetzt nehmen sie mich kaum zur Kenntnis.»

Je mehr fetischisierte Männlichkeit praktiziert wird, desto notwendiger ist der Fetisch, das äußere Bild, hinter dem die individuelle Person erst einmal völlig zurücktritt.

Im sadomasochistischen Ritual werden die Rollen dann noch weiter gesteigert: «Die wundervollsten Erfahrungen waren für mich die, in denen mein Partner sich mir so total hingegeben hat, daß ich ihn hätte umbringen können. Das hat mich so angeturnt, daß ich alles für ihn getan hätte. Und seine Hingabe hat mir total das Herz geöffnet», sagt John. Er selbst fühlt sich von sich aus unfähig dazu, seine Kontrolle aufzugeben oder sich hinzugeben. Erst über ein für Außenstehende vermutlich befremdend und brutal wirkendes Ritual und mit Hilfe des masochistischen Partners bzw. über diesen gelingt es John in diesen seltenen Momenten, in Kontakt mit seiner Liebesfähigkeit zu kommen. Dabei tritt die genitale Sexualität völlig in den Hintergrund.

g) Das Wesen der Faszination: Polaritäten

Abschließend zu diesem Teil möchte ich etwas über das Wesen der Faszination sagen: Was fasziniert mich an meinem Gegenüber? Es sind die Eigenschaften und Verhaltensweisen, die ich in ihn hineinprojiziere: Das, was ich nicht zu haben glaube, aber gern hätte. Schon Schellenbaum weist darauf hin, wie wichtig es sein kann zu sehen, daß die Faszination darin besteht, daß mein Gegenüber mir meine psychische Entwicklungsrichtung aufzeigt. Und das ist es auch, was ich sexuell attraktiv finde: seine Stärke, seine Männlichkeit, seine Vitalität, seine Weichheit, seine Kraft, seine Spontaneität, seine jungenhafte Unbefangenheit usw.

Ich glaube, daß sich hier auch ein möglicher Unterschied zwischen hetero- und homosexuellem Begehren zeigt: Als heterosexueller Mann kann ich das Faszinierende der Frau, das mir meine fehlenden weiblichen Seiten zeigt, nie ganz verwirklichen: Wenn die Frau sich als Frau gut fühlt und mir als Mann spiegeln kann, daß sie meine Männlichkeit sieht und begehrt, kann ich mich in mir als Mann identisch fühlen (umgekehrt ebenso für die Frau), und dadurch bleibt die erotisch spannende Polarität erhalten, ja verschärft sich vielleicht sogar.

Anders bei schwulen Männern: Entweder ich lasse das von mir Begehrte bei meinem Gegenüber, dann spüre ich im Zusammensein mit ihm, wenn ich achtsam bin, immer, daß mir etwas fehlt, das ich mir von meinem Gegenüber hole, indem ich mit ihm verschmelze. Nur in der Verschmelzung kann ich es mir quasi ausleihen, doch bleibt es wesentlich draußen. Erkenne ich in meinem Gegenüber (wie Schellenbaum meines Erachtens richtig aufzeigt) mein dynamisches Leitbild, dann kann ich versuchen, die Züge, die ich in den anderen (berechtigt oder nicht) hineinsehe, in mir selbst zunehmend zu verwirklichen. Dadurch werde ich innerlich reicher, aber mein Gegenüber verliert zunehmend seine sinnliche Faszination für mich. (Trotzdem kann diese Begegnung für mich von einer tiefen Bedeutung sein!)

Richard Isay bestätigt diese Tatsache, auch wenn ihm die eben erwähnte Theorie unbekannt ist: «Viele glückliche homosexuelle Beziehungen basieren auf einem Unterschied der Partner – einem Unterschied im Alter, der Rasse, dem sozialen Status oder der Persönlichkeit –, der die Möglichkeit der Ergänzung bietet, eine Spannung des sexuellen Verlangens gewährleistet und auch den emotionalen Raum schafft, in dem das Paar sich entfalten kann. Diese Ergänzung ist für heterosexuelle Beziehungen nicht so wichtig, weil dort die Geschlechter verschieden sind.» (S. 99)

Für eine dauerhafte schwule Beziehung wird es also vermutlich förderlich sein, sich einen Partner zu suchen, mit dem man sich weiterentwickeln kann, ohne je die Gegensätze aufheben zu können. Und es kann wichtig sein, Gegensätze innerhalb einer Beziehung auszutragen, aber sie nicht aufzuheben oder durch Verschmelzung zu verkleinern. So bleibt nach Schellenbaum immer wieder die innere Frage an den Partner zu stellen: Was hast du mir gerade jetzt als Wesentliches über dich und mich mitzuteilen? Dadurch könne die homosexuelle Dynamik erhalten bleiben.

6. Eine schwule Vierecksgeschichte

Fast unbemerkt haben wir uns zu zweit aus der Disko entfernt und finden uns in einer Beziehung wieder: Bedauerlicherweise ist es eine transitive Viererbeziehung: Albrecht (A) hat sich in Berthold (B) verliebt, der wieder in heftiger Liebe entflammt ist zu Chris (C). Chris versucht gerade, sich von David (D) zu trennen. Für unseren Zusammenhang ist folgende Reihe wichtig: Albrecht findet Berthold kraftvoll, stark, männlich, Berthold Chris auch und Chris David auch. Außerdem findet Chris Berthold recht männlich, und David liebt Chris wegen dessen jugendlicher Männlichkeit.

Berthold kann sich erstmals in seinem Leben total fallenlassen, glaubt er, und zeigt Chris intensive Gefühle von Zuneigung und Sehnsucht. Anfangs erwidert Chris diese Gefühle, doch bald fühlt er sich erdrückt von ihnen. Da er außerdem große Schuldgefühle hat, David im Stich zu lassen, und seine Verwandten ihn sehr bedrängen, beschließt er unter anderem aufgrund der großen räumlichen Entfernung zu Berthold (sie wohnen in weit entfernten Orten), sich doch wieder auf David einzulassen. Berthold bricht total zusammen. Neben seiner Trauer und Wut ist bei ihm am stärksten ein Gefühl des tiefen Gekränktseins, das sein Selbstwertgefühl stark bedroht.

Einige Zeit später zeigt Albrecht ihm seine Liebe deutlicher, die Berthold annehmen, aber nicht erwidern kann. Trotzdem schlafen sie mehrmals miteinander. Und da erlebt Albrecht, wie schwach und ängstlich sein «starker Held» eigentlich ist, und erfährt, daß Berthold bei Chris genauso den starken Mann suchte, als den er selbst sich nicht erlebt. Albrecht merkt, daß Berthold dadurch etwas an Attraktivität für ihn verliert (was Berthold auch allgemein befürchtet, wenn er mehr seine schwachen Seiten zeigen würde). Zugleich nimmt aber seine Liebe für Bertholds «ängstliches Kind» sehr zu. Und er spürt plötzlich, daß er Lust bekommt, selbst «schützender, starker Vater» für dieses Kind zu werden. Da schlägt die Liebe nun ihrerseits wieder in sexuelle Erregung um: Albrecht erlebt sich als sehr stark und bekommt Lust, eine «männlichere» Sexualität Berthold gegenüber zu leben.

In all diesen Beziehungen werden Phantasie, Idealisierung und Projektion als Teile der Verliebtheit und der sexuellen Attraktivität sichtbar. In allen Beziehungen findet eine gehörige Portion Ent-Täuschung statt, zum Teil als «Beziehungs-arbeit» (so von Albrecht zu Berthold), zum Teil als Beziehungsabbruch (von Chris zu Berthold).

Vor allem bei Albrecht sind, obwohl seine Beziehung zu Berthold einseitig bleibt und sich schrittweise zu einer platonischen Freundschaft zurückentwickelt, auch deutliche Entwicklungsschritte zu erkennen: Er erlebt, wie durch Enttäuschung die Phantasien realistischer werden, die (projizierte) Attraktivität des Gegenübers vorübergehend nachläßt, aber die Liebe wächst und eine andere Art sexueller Erregung für ihn möglich wird.

Es ist für Berthold auch deshalb so belastend, daß Chris sich total von ihm zurückzieht, weil er so auf seinen Projektionen sitzen bleibt und nicht die Chance hat, sie im Alltag mit Chris zu überprüfen und so in einen Prozeß der «phasenadäquaten Frustration» (Kohut) einzutreten. In einem solchen Prozeß bieten die Projektionen ja auch eine Chance zur eigenen Weiterentwicklung und zur Entwicklung für die Beziehung:

Ich erfahre, daß mein Partner doch nicht so ein «starker Held» ist, zeige ihm aber, daß ich ihn auch, vielleicht gerade mit seinen Schwächen, lieben kann. Dies kann eine sehr fruchtbare Erfahrung für ihn sein, in der wir uns beide näher kennenlernen. Sie erlaubt ihm, zunehmend mehr eigene Schwächen zu zeigen. Umgekehrt werde ich ihm auch meine Schwächen zeigen können in dem Maße, wie ein Vertrauen in unserer Beziehung wächst, das sich auf zunehmend genauerer und akzeptierender Kenntnis meines Gegenübers gründet. So wird auch er hinter meine äußerliche Stärke schauen. In diesem Prozeß bauen wir von innen und von außen unsere Fassaden immer weiter ab. Das führt zu einer wachsenden Intimität, die mir auch den Blick auf die wirklichen Stärken meines Gegenübers eröffnet, etwa seine Offenheit, seine Liebesfähigkeit, seine Energie, mit der er seine Träume verwirklicht, usw.

Hier wird deutlich, wie schwer das Geschäft des persönlichen Wachstums in einem Umfeld entstehender und wieder zerbrechender Beziehungen ist. Ich glaube jedoch, daß schwule Männer aufgrund ihrer oft instabilen Beziehungen eher als Hetero-Männer sich genötigt sehen, dem Gesichtspunkt der persönlichen, individuellen Weiterentwicklung eine Bedeutung zu geben. Diese kann sich innerhalb und durch Beziehungen, aber auch im Alleinsein verwirklichen. Denn oft wird es sehr schnell deutlich, daß es eine Illusion ist, die ganze eigene Lebensperspektive in den Partner legen zu können.

Es scheint jedoch auch hier so, als würden schwule Männer wieder eine – nicht bewußt angestrebte – Vorreiterrolle für die Verkehrsformen in einer sich zunehmend individualisierenden Gesellschaft übernehmen. Es wäre zu wünschen, daß in diesen Verkehrsformen noch mehr Platz für einen liebevollen, solidarischen Umgang miteinander möglich wird als bisher.

Literatur

Guy Hocqunghem: Das homosexuelle Verlangen, München 1974.
Laud Humphreys: Klappen-Sexualität. Homosexuelle Kontakte in der Öffentlichkeit, Stuttgart 1974.
Richard A. Isay: Schwul sein. Die psychologische Entwicklung des Homosexuellen, München 1990.
Heinz Kohut: Narzißmus. Eine Theorie der psychoanalytischen Behandlung narzißtischer Persönlichkeitsstörungen, Frankfurt/M. 1976.
Fritz Morgenthaler: Verkehrsformen der Perversion und die Perversion der Verkehrsformen. Ein Blick über den Zaun der Psychoanalyse. In: Karl Markus Michel, Harald Wieser (Hg.): Kursbuch 49 (Sinnlichkeiten), Bern 1977.
Ovid (Publius Ovidius Naso): Metamorphosen, München 1990.
Peter Schellenbaum: Homosexualität des Mannes. Eine tiefenpsychologische Studie, München 1980.
Peter Schellenbaum: Homosexualität im Mann. Eine tiefenpsychologische Studie, München 1991.
Robert J. Stoller: Sexual excitement. In: Archiv of General Psychiatry, Vol. 33, August 1976.
Robert J. Stoller: Perversion. Die erotische Form von Haß, Reinbek 1979.

MATTHIAS BISINGER

Durch Sex zum Glück?

Männersexualität aus der Sicht der körperorientierten Psychotherapie

I. Zugang zum Thema: ganzheitliches Verständnis von Sexualität – der Zusammenhang von Körper, Seele und Geist – Was den Mann zum Mann macht

Wenn Männer ‹Sex› hören, werden sie hellhörig. Sex bewegt Männer mehr als vieles, wenn nicht gar alles andere im Leben. Wenn Männer ‹Körper› hören, denken sie an Last, an Schmerz, an Mühsal und Arbeit, an den ausstehenden Arztbesuch, vielleicht noch ans Fitnesscenter, an Sport oder an Bodylotion. Nur selten denken Männer daran, daß Sex etwas mit ihrem Körper zu tun hat.

In einem meiner Workshops berichtete einmal ein Mann nach einer Übung, er habe ‹fast ein Orgasmus-ähnliches Gefühl› gehabt. Keine 15 Minuten später stellte er die Frage, was die Beckenübungen eigentlich mit Sexualität zu tun hätten. Sex ist in den Köpfen vieler Männer an ganz bestimmte, oft stereotype Situationen oder Phantasien gekoppelt: z. B. ohne Frau kein Sex, ohne Penisstimulierung kein Sex, ohne Orgasmus kein Sex usw. Ihnen ist nicht bewußt, daß ihre Sexualität ständig präsent ist, weil sie sie als solche nicht wahrnehmen.

In der Körperpsychotherapie wird Sexualität als Ausdruck des ganzen Menschen, als untrennbar mit Körper, Seele und Geist verbunden betrachtet. Wenn wir sexuelle Probleme ‹behandeln›, haben wir es daher immer mit dem *ganzen* Menschen zu tun. Wenn ein Mann sexuell unter Druck steht und ‹vorzeitig kommt›, wird er wahrscheinlich auch sonst im Leben mit dem Thema ‹Druck› besonders zu tun haben, und die Wurzel dafür muß gar nicht im Sexuellen liegen. Sexualität kann auch als ein energetisches Geschehen verstanden werden, an dem sich der freie Fluß von Energie bzw. dessen Blockaden besonders kristallisieren und manifestieren. Sexualität ist auch eine kommunikative Fähigkeit, mit der wir mit anderen Menschen in Kontakt treten können. Beides ist Männern oft fremd, weil sie Sex als lusterzeugendes Reiz-Reaktions-Geschehen interpretieren.

Wenn Männer sich ihrer Männlichkeit vergewissern wollen, benutzen sie dafür oft Sexualität. ‹Einen hochkriegen› oder ‹eine Frau bumsen› ist gleichbedeutend mit ‹ein richtiger Mann sein›. Was ein ‹richtiger Mann› ist, wird in unserer Kultur aber mehr an sozialen und psychologischen als an sexuellen Kriterien gemessen: stark sein, eine Familie ernähren können, entschlossen seine Ziele verfolgen usw. All diese Normen mischen sich dann in den sexuellen ‹Männlichkeitsbeweis›. Es kann nicht verwundern, daß Männersexualität dabei verarmt. Dabei gäbe es doch gerade beim Sex am wenigsten Grund, Männlichkeit noch erst zu beweisen, läßt sie sich doch hier am wenigsten verheimlichen!

II. Grundlegendes zur Männersexualität

1. Psychosomatische Anatomie
des männlichen Geschlechts

Oft muß die männliche Anatomie und sexuelle Physiologie dafür herhalten, psychische und soziale Männer-Rollenmuster zu rechtfertigen. ‹Hervorragen›, ‹Einfluß haben›, ‹es muß etwas dabei herauskommen›, ‹hart und steif sein›, ‹zum Gipfel stürmen›: diese Redewendungen sind in ihrer Doppeldeutigkeit Beleg genug für diesen Zusammenhang. Dabei wird ein großer Teil des Körpergeschehens im Mann systematisch verleugnet. Wenn wir schon so weit gehen wollen, aus einer psychosomatischen Betrachtungsweise heraus dem männlichen Körper psychische Entsprechungen zuzuordnen, dann sollten wir den Körper doch etwas genauer anschauen. Als Psychosomatiker kann ich dem Gedanken, daß es sich besonders anfühlt, in einem Männerkörper zu wohnen und zu *er*leben (nicht ‹*sie*leben›), etwas abgewinnen. Und es ist auch plausibel, daß das Konsequenzen hat, für unser Liebesleben, für unsere seelische Empfindungsfähigkeit, für unser Selbstgefühl in der Welt.

Überhaupt nicht plausibel ist aber, daß ein Mann immer hart sein muß, wenn doch sein ‹Zentralorgan› meistens schlapp ist. Ein ewig steifer Schwanz wäre nicht nur unpraktisch, sondern sehr schmerzhaft. Wenn wir uns in die sexuelle Physiologie genauer einfühlen, stellen wir ganz erstaunliche Dinge über die Männlichkeit fest. Z. B. die Prostata als Organ des Mannes hat eher «weibliche» Qualitäten und ist ein äußerst lustbegabter rezeptiver Bereich, von wo aus Kontraktionen des männlichen Orgasmus ihren Ausgang nehmen. Die Möglichkeit, den Anus lustvoll zu erleben, ist nicht homosexuellen Männern vorbehalten. Es reicht auch ein Finger aus, um Erkundungen vorzunehmen. Diese Qualität von sensibler, aufnehmender Lustempfindung kommt im Männlichkeitsmythos nicht vor, sondern wird im Schimpfwortgebrauch abgewehrt: ‹Du Arschloch!› Und nicht nur Tantriker haben herausgefunden, daß nicht immer etwas rauskommen muß, sondern daß das Entspannen in die Erregung hinein zu neuem orgasmischen Erleben führen kann, dem nicht sogleich der Absturz folgen muß.

Es bleibt natürlich die Möglichkeit, mit dem steifen, pulsierenden und energiegeladenen Penis in die aufnahmebereite Vagina einzudringen. Diese Variante bleibt «typisch männlich». Kein Anatom wird mir jedoch beweisen können, daß dabei der Mann expressiv und die Frau rezeptiv sein *muß*. Ich bedaure Männer, die meinen, in der Vagina nur etwas rauslassen zu können, ohne auch etwas zu empfangen. Energetisch gehen die Strömungen in beide Richtungen, beide geben *und* empfangen. Die Frage ist, ob wir das auch wahrnehmen. Mit einer bipolaren Wahrnehmung bekommt auch das ‹klassische›, kraftvolle und ‹hochfrequente› männliche ‹Rein-raus-Spiel› eine andere Qualität und erlaubt ein höheres Maß an Kontakt und Verbundenheit. Eine solche sensibilisierte Männlichkeit muß nicht mehr bedrohlich sein, sondern kann im höchsten Maße Lust spenden und Weiblichkeit «befruchten», anstatt sie zu verletzen. Wir können mit unserem Mann-Sein Frieden schließen.

2. Energetische Prozesse im Körper: der Psychoorganische Kreis und seine Blockierungen

Bis jetzt war mehrfach von ‹Energie› die Rede, und vielleicht können Sie sich nur vage etwas darunter vorstellen. Energie ist in meinem Verständnis eine Grundbewegung allen Seins, sie ist bislang noch kaum meßbar, und ihre Existenz wird von manchem Schulmediziner bestritten. Allerdings beziehen sich Forscher fast aller Kulturen mit verschiedenen Namen auf dieses Phänomen: ‹prana›, ‹ki›, ‹orgon›, um nur einige zu nennen. In der Kirlianfotografie ist es gelungen, die ‹Aura›, d. h. das elektromagnetische Feld z. B. einer Hand, sichtbar zu machen. Energetische Prozesse im Körper sind feiner als die bekannten physiologischen Abläufe wie Stoffwechsel, Blutzirkulation, Atmung usw., wirken sich aber auf letztere aus. Mit einem geschulten und sensibilisierten Körperbewußtsein sind Energiebewegungen auch unmittelbar wahrnehmbar.

Interessant ist nun, daß die Energiezirkulation im Körper nach bestimmten Gesetzen und in bestimmten Bahnen (‹Meridianen› in der Akupunktur) verläuft. Für die Stadien der Zirkulation gibt es psychische Entsprechungen. Einen solchen Kreislauf möchte ich hier erläutern, da er für das weitere Verständnis des Zusammenhangs von Sexualität mit dem ganzen Körper von Bedeutung ist: den «Psychoorganischen Kreis» [1].

Die Energie entspringt im Becken als Bedürfnis, steigt in den Rücken und wird dort akkumuliert und in Besitz genommen als Identität, steigt weiter auf und wird zur Kraft und Kapazität im oberen Rückenbereich. Sie kulminiert im Kopf als integrative und konzeptuelle Energie und steigt dann an der Körpervorderseite wieder ab. Dort wird sie in den Schultern und Armen zur Aktion, im Brust-/Herzbereich zur potentiellen Verschmelzung mit einem Gegenüber und im Bauch- und Genitalbereich zur Befriedigung. Jede Körperregion, jedes Organ hat so gesehen eine somatische und eine psychische Funktion. Das Zirkulieren der Energie durch den Körper folgt einer gewissen Logik, im obigen Beispiel der Logik eines Zyklus vom aufkeimenden Bedürfnis bis zur Befriedigung. (Zu diesem Absatz siehe auch die Grafik.)

Dieser Kreislauf kann überall unterbrochen sein, sowohl psychisch wie energetisch. Körperlich geschieht das durch chronische Muskelkontraktion und Einschränkung der Atmung. Damit schützt sich der

Der Psychoorganische Kreis

→ Flux →   → Deflux →

6. Konzept   7. Ausdruck

5. Kapazität   8. Gefühl

Ich gehe darauf zu, ich tue

Kopf → Gesicht → Arme → Brust → Herz → Solarplexus → Bauch

4. Kraft

Ich bekomme / ozeanisches Gefühl, Erfüllung

Ich werde mir meiner Kapazität bewußt. → Schultern →

→ zw. Schulterbl. → Rücken (unten) → Sakrum → Sex →

3. Identität

ICH EXISTIERE
(Antrieb) (Kosmisch)

9. Orgonomie

← Flux ←   ← Deflux ←

2. Akkumulation   1. Bedürfnis

Ich empfange die Energie

ICH | TERRITORIUM | UNIVERSUM

Körper vor unangenehmen Empfindungen. Wenn dieser Schutz lange andauert, wird er nicht mehr bewußt registriert, so wie die Gangschaltung beim routinierten Autofahrer. Aber der Schutz schränkt die Sensibilität des Körpererlebens und den emotionalen Ausdruck ein.

Anhand dieses Modells lassen sich viele Symptome «normaler» männlicher Sexualität erklären.

Es kommt sehr häufig vor, daß Männer Sex und Herz trennen. Der berühmte «Madonna-Hure-Komplex» ist ein Beispiel dafür. Er bezeichnet Männer, die nur entweder (Herzens-)Liebe oder sexuelle Gefühle für eine Frau entwickeln können. Die Geliebte wird entsexualisiert geheiligt, die Begehrte verachtet. Im Körper vollzieht sich dabei folgendes: Der Energiekreislauf hat ‹Kurzschlüsse›. Sexuelle Energie bleibt im Becken konzentriert und steigt erst gar nicht hinauf, Herz und Bewußtsein bleiben von ihr unberührt; Herzensenergie bleibt im Brustkorb gefangen und tendiert dadurch dazu, unlebendig, statisch, idealisierend zu werden. Eine Verbindung der beiden Energiezentren wäre für den betreffenden Mann bedrohlich und nicht mehr kontrollierbar.

Auch wenn die Spaltung nicht immer so kraß ausfällt, so kennen doch viele Männer das Phänomen, daß sie genital sehr geil sind, aber daß diese Empfindungen nicht das Herz berühren.

Wie bewerkstelligt der Körper die Blockierung der Energiezirkulation? Im Prinzip ist das sehr einfach. Sie brauchen nur ein Kind zu beobachten, dem fortgesetzt verboten wird, ein bestimmtes Gefühl zu äußern: «Nun gib endlich Ruhe, sonst...» Es unterdrückt die Stimme, die Atmung und die Bewegungsimpulse, und zwar durch Muskelkontraktion. Geschehen solche Verbote und Zurechtweisungen oft (und wer kennt das nicht aus einer Kindheit?), so verselbständigen sich die Muskelkontraktionen zu einem chronischen Spannungsmuster, das nicht mehr bewußt wahrgenommen wird. Dies ist ein sehr effektiver Schutzmechanismus gegen emotionalen Schmerz. Er hat allerdings einen Preis. Die Muskelspannung, die den Schmerz verdrängt, verhindert auch das Erleben von Lust in dieser Region. Sie behindert den freien Energiefluß und damit die organische, lebendige und lustvolle Pulsation im Körper und mittelbar auch die Bewegungs- und Ausdrucksimpulse. Die Sensibilität ist herabgesetzt. Reflexe und Strömungen sind reduziert. Der Orgasmusreflex[2], eine Wellenbewegung durch den ganzen Körper, die u. a. bei einem vollständigen Orgasmus auftritt, wird abgebrochen oder ausgedünnt.

3. Der Körper als manifeste Lebensgeschichte: Charakterstrukturen und sexuelle Konditionierung

Die chronischen Muskelkontraktionen, die in ihrer Gesamtheit den sogenannten Muskelpanzer bilden, sind bei jedem Menschen verschieden. Sie bilden sich je nach frühkindlichen Lebensumständen individuell heraus und sind das körperliche Substrat der Charakterstruktur. Diese hat verschiedene Schichten je nach der Entwicklungsphase des Kindes, in der sie gebildet wurde. So bilden sich z. B. bei andauernder Frustration oraler Bedürfnisse andere Muskelpanzerungen (z. B. in der Mund- und Halsregion) als bei einer Unterdrückung des Ausdrucks von Wut und Trotz (z. B. in den Beinen oder Armen). Der erwachsene Körper ist somit ein lebendiges Buch, in dem die Lebensgeschichte geschrieben steht.

Dies ist alles inzwischen ausführlich untersucht und beschrieben worden.[3] Wenig erforscht sind allerdings die geschlechtsspezifischen Zusammenhänge, obwohl offensichtlich ist, daß Männer oft andere Charakterstrukturen aufweisen als Frauen.[4] Es scheint so zu sein, daß die äußeren Genitalien beim Mann weniger gepanzert sind als bei Frauen, daß aber schon die Verbindung zu den tieferen Empfindungen im Becken und noch mehr zum Oberkörper unterbrochen ist: die sogenannte ‹Schwanzfixierung›, in der sich die Lust nicht im Körper ausbreitet.

Der heranwachsende Junge lernt vor allem bei der Masturbation, sich so zu stimulieren, daß viel Lust entsteht, ohne daß aber das Erregungsniveau des Körpers so weit steigt, daß er die Kontrolle verliert und z. B. laut wird. Er will nicht ertappt werden. Auch sollen unangenehme Empfindungen, die bei einer größeren Energiezirkulation aus den gepanzerten Körperschichten wieder auftauchen könnten, vermieden werden. Deshalb atmet er – unbewußt – flach. Auf diese Weise entsteht eine Konditionierung, die die frühkindliche Charakterpanzerung auf das sexuelle Erleben überträgt: durch das Suchen von Lust und das Meiden von Unbehagen. Wie stark solche Konditionierungen sind, kann jeder sofort ausprobieren, indem er z. B. nur mit der anderen als der gewohnten Hand masturbiert oder eine ungewohnte Stellung dazu wählt: Es wird schwieriger (was nicht schlecht sein muß). Ein anderes Experiment ist auch ganz einfach: Atme bei der sexuellen Stimulierung stark in den ganzen Körper, entspanne die Muskeln im Bekkenbereich und in den Beinen: Die Lust im Genitalbereich nimmt ab (bei einigen geht sie weg), das Erregungsniveau des Körpers nimmt zu (was unterschiedlich erlebt wird). Besonders lustvoll kann es sein, auf die gewohnte Weise bis an die Orgasmusgrenze zu stimulieren, dann mehr loszulassen, tief zu atmen und das Becken leicht zu wiegen, sobald die Erregung nachläßt, wieder zu stimulieren und hin und her zu wechseln. So kann Lust an tiefe Atmung und Entspannung gekoppelt werden. Wenn das Erregungsniveau insgesamt stark zunimmt, kann im ganzen Körper Lust erfahren werden. Dafür braucht es einige ‹Übung›. Es kann passieren, daß im Orgasmus ein plötzliches Weinen oder danach alte Trauer hochkommt. Wenn diese nicht abgewehrt wird, kann das sehr befriedigend sein, da Herz und Sex zusammenkommen. Diese Erfahrung kann öffnen für tiefe Liebesgefühle.

4. Sinn und Sinnlichkeit in der Sexualität; kindliche Lust und Mißbrauch

Wenn Lust und sinnliche Erfahrung weitgehend durch Konditionierungen fixiert sind, wie bei den meisten Männern, wird tatsächlich eher ein Reiz-Reaktions-System daraus, indem der beste Partner bzw. die Partnerin genau das tut, was wir brauchen, um Lust zu empfinden. Das ist ein schmaler Grad, die Trefferquote wäre niedrig, wenn wir nicht in unserer Kultur durch ein ausgeklügeltes System dafür gesorgt hätten, daß die meisten Frauen und Männer wissen, auf was die Männer fixiert sind. Das System funktioniert nur dadurch, daß Männer entweder direkt oder indirekt (qua sexueller Norm) die sexuelle Begegnung so stark dominieren, daß ein wirklicher Dialog darin kaum möglich ist. Jede unerwartete Antwort reduziert dann die Lust. Hingabe ist unmöglich. Am sichersten ist dann Pornographie, gefolgt von bezahltem Sex, und folglich auch für Männer sehr attraktiv. Sie brauchen nicht zu fürchten, daß die Frau eigene Wünsche, Bedürfnisse und Vorstellungen einbringt, denn die könnten von den eigenen fixierten Wünschen abweichen. Viele Männer sind beim «Vorspiel» inzwischen flexibler und phantasievoller geworden. Wenn es um «das Eine» geht, läuft wieder das alte Programm, ergänzt vielleicht um neue Stellungen.

Frauen sind in ihrer genitalen Empfindungsfähigkeit übrigens oft genauso auf ganz bestimmte, meist klitorale Stimulation fixiert. Sie setzen diese Fixierung jedoch seltener um und scheuen sich, genau zu erklären, was zu tun ist, um sie zum Höhepunkt zu bringen. Die Befriedigung der weiblichen Fixierungen wird von der sexuellen Norm nicht abgedeckt. Wenn der Orgasmus der Frau zum männlichen Pflichtprogramm gehört, kann das für den Mann (und für die Frau) ganz schön stressig werden.

Sinnlichkeit ist auf diese festgelegte Weise von jeder Bedeutung entleert. Es ist kein ‹Sinn› mehr darin. Die liebevolle Berührung teilt nichts mehr mit. Diese Leere wird dann oft durch immer exzessivere Stimulation überdeckt, ohne daß diese jemals tief befriedigend wird. Sie wird zur Sucht.

Sexualität hat ursprünglich einen besonderen Sinn, der durch den gängigen Sprachgebrauch des Wortes ‹Sex› kaum mehr transportiert wird. Er klingt eher noch in ‹Geschlechtlichkeit›. Sexualität ist polarisierte, d. h. zwischen männlichen und weiblichen Qualitäten gespannte, Sinnlichkeit (selbstverständlich auch zwischen gleichgeschlechtlichen Partnern). Sie enthält dadurch die Potenz, Gegensätze zu überbrücken, Grenzen aufzulösen, Verschmelzung zu erlauben. Sie weist über die beteiligten Personen hinaus und läßt etwas Drittes entstehen. Das kann ein Kind sein, muß aber nicht! Es kann auch eine kreative oder spirituelle Erfahrung sein. Um diese Potenz von Sexualität zu erleben, ist nicht unbedingt ein Partner notwendig, aber durchaus hilfreich.

Sexualität erlaubt uns, über unsere Begrenzungen, über unser abgeschottetes Ich, über unsere Einsamkeit zeitweilig hinauszugehen. Das macht sie so attraktiv, wenn auch für viele Männer nicht bewußt. Jeder weiß, daß sich sexuelle Berührung, sexuelle Energie, sexuelle Erregung ganz anders anfühlt als eine klassische Massage (welche auch lustvoll sein kann). Sexuelle Erregung äußert sich z. B. in dem Satz «Ich halt's nicht mehr aus», sie bedroht die Ichgrenzen. Trotzdem ist den meisten Männern nicht bewußt, was dieses Spezielle am Sex ausmacht. Sie versuchen, Sex für ihre Egobedürfnisse zu funktionalisieren, was für mich die eigentliche Perversion von Sex ist. Im Kontakt mit anderen Menschen führt dies zu Mißbrauch, im günstigsten Fall zu gegenseitigem Benutzen. Wenn der Sinn von Sexualität die Möglichkeit von Grenzüberschreitung ist, dann ist klar, wieviel Kommunikation und subtile Verständigung dazu gehört, um sie einvernehmlich zu erleben. Dabei kommt es nicht auf Äußerlichkeiten an. Eine S/M-Begegnung kann viel einvernehmlicher sein als ein ehelicher Geschlechtsakt. Und es ergibt sich auch unmittelbar, daß Sex eingebettet sein muß in eine breitere Sinnlichkeit, in der die Grenzen auch wieder aufgebaut und bestätigt werden können. Ansonsten würden wir geradewegs in die Psychose abwandern.

Ich möchte hier nur am Rande erwähnen, daß ich den Begriff «Kindliche Sexualität» für irreführend halte.[5] Kinder haben Lust, auch an den Genitalien. Kinder spielen auch schon mit vielleicht drei Jahren Penetration. Aber Kinder sind bis zur Pubertät völlig überfordert, grenzauflösende Sinnlichkeit zu erleben und zu symbolisieren. Sie sind erst dabei, ihr Ich und ihre Individualität zu finden. Sexueller Mißbrauch an Kindern ist für mich daher hauptsächlich ein Bedeutungsübergriff. Physische Berührung oder auch die sexualisierte Atmosphäre kann vom Kind nicht verstanden werden und ist in dieser Entwicklungsphase lebensbedrohlich. Ich habe oft in Therapien erlebt, daß in der Phase der Wiedererinnerung sexuellen Mißbrauchs mit allem Entsetzen und Ekel die Sätze «Was macht der da?» oder «Ich verstehe nicht, was da mit mir geschieht!» oder ähnliches herausplatzen. Hierbei geht es nicht primär um mangelndes kognitives Verstehen (das tut ein Kleinkind sowieso kaum), sondern um organisches, energetisches Verstehen. Dieses fühlt sich eher so an wie gehalten zu werden.

Männer sind besonders gefährdet, sexuell zu mißbrauchen, weil sie oft nicht mehr den Unterschied zwischen sexueller Lust und anderen Formen von Zärtlichkeit und Sinnlichkeit kennen. Viele Frauen haben das immer wieder beschrieben (z. B. «Ich wollte nur umarmt werden, aber er verstand das sofort als Aufforderung, sexuell aktiv zu werden»); die beteiligten Männer wissen nicht, wovon die Frauen reden. Sie kennen oft nur noch eine Lust, und die ist sexuell. Der Rest des Körpers ist unbekanntes oder Feindes-Land. Kinder haben es schwer, sich dagegen zu wehren. Manche Kinder haben sogar gelernt, von sich aus den Kontakt zu Erwachsenen zu sexualisieren (die kleine Lolita), da sie nur so die dringend benötigte Zuwendung erhalten. Mißbraucht zu werden ist für sie das kleinere Übel, als ganz ohne Zuwendung zu leben.

5. Die Polarität des inneren Mannes und der inneren Frau; das Risiko von Kontakt und Begegnung jenseits von Spiegel und Projektion

Manche «neue» oder «bewegte» Männer meinen, auf die «Geschlechterspannung»[6] verzichten zu können. Wenn das die entgegengesetzten Geschlechterstereotypen und Rollennormen meint, bin ich einverstanden. Wenn damit aber die in jedem von uns präsente Polarität von Männlich und Weiblich verstanden wird, dann: nein danke! Die Vermischung von gesellschaftlichen Normen und archetypischen Bildern wird sich nie ganz aufheben lassen, und darin liegt auch die Gefahr der neuen ‹Männlichkeitsapologeten› wie Robert Bly.[7] Aber die Polarität von männlichen und weiblichen Qualitäten generell aufheben zu wollen, heißt die Grundpotenz von Sex mit Stumpf und Stiel zu entfernen: nämlich das Prinzip von Vereinigung in der Polarität, die über sich hinausweist. Spannung braucht Polarität, was etwas ganz anderes ist als Spaltung. Unsere inneren Bilder von der Frau und dem Mann geben uns nicht nur Aufschluß über unsere patriarchalen Verinnerlichungen, sondern auch über unsere Fähigkeit, eine geschlechtliche Beziehung (egal ob homo- oder heterosexuell) zu leben, Polarität zu symbolisieren und darin eine Identität zu entwickeln.

Wenn wir in einer geleiteten Phantasiereise unsere innere Frau als graues Aschenputtel und den inneren Mann als römischen Feldherrn sehen, dann liegt es nahe, daß die beiden sich nicht allzugut verstehen werden. Die Frau wird ihr Prachtgewand vielleicht zeigen, wenn er abrüstet. Er wird seine Rüstung als hinderlich erleben, wenn sie ihre Attraktivität zeigt. Solche inneren Bilder geben oft Aufschluß darüber, welche tiefen Muster unseren aktuellen Beziehungsschwierigkeiten zugrunde liegen. Denn ganz subtil suchen wir uns die Partnerin, die unseren inneren ‹unerlösten› Bildern entspricht. Die Partnerin dann zu kritisieren oder zu verachten, weil sie ihre Schönheit nicht zur Geltung bringt, verletzt nicht nur die Partnerin, sondern auch das «innere Aschenputtel» als Ausdruck der inneren Frau nur noch tiefer.

In dieser Phase einer Beziehung sehen wir in ihr mehr uns selbst als die Partnerin. Sie spiegelt uns. Erst wenn wir sie als unseren Spiegel annehmen, kommen wir in den Bereich von wirklicher Begegnung.[8] Wenn wir sie nicht mehr brauchen, um unsere (positiven wie negativen) Schattenseiten ans Licht zu bringen, können wir mit ihr selbst in wirklichen Kontakt treten. Das bedeutet Risiko, denn wir wissen dann nicht mehr, wie sie reagieren wird. Viele Männer meiden dieses Risiko wie die Pest. Sie können es kaum aushalten, daß das, was sie unbedingt wollen oder brauchen, nicht frei verfügbar ist; daß sie fragen müssen und eine Antwort bekommen, die ja oder nein heißen kann. Sie greifen dann lieber zum Porno oder zur Prostituierten, die zumindest Sex verfügbar halten.

Bei vielen Männern fällt die regressive Sehnsucht ‹zurück in den Uterus› zusammen mit der Sehnsucht nach sexueller Verschmelzung. Letztere braucht jedoch die Fähigkeit, Distanz halten zu können; die eigenen Gefühle zu besitzen («sie gehörten zu mir») und in die Begegnung einzubringen; sexuelle Vereinigung und Verschmelzung braucht die Polarität zweier Individuen, wenn sie nicht in eine Mutter-Kind-Symbiose implodieren soll.

Sex soll spontan sein, leidenschaftlich und unreflektiert, animalisch, denkt mann. Eine sexuelle Begegnung bewußt zu gestalten, zu planen oder rituell zu feiern, scheint den meisten Männern unnatürlich. Sie wollen lieber den Kopf abschalten und sind tief betrübt, wenn das nicht gelingt. Im Ignorieren der Gedanken beim Sex liegt die Gefahr, daß unsere Programmierungen *unbemerkt* den Sex steuern. Denn der Kopf arbeitet unbewußt weiter. Eine sexuelle Erfahrung bewußt zu gestalten bringt die Chance, die alten Programme wirklich bewußt zu erleben und sie dann zu ändern. Wie schwer uns das fällt, mag das Thema Kondom illustrieren: Ein bewußter Moment, und alle Ängste sind wieder präsent.

Wirkliche Spontaneität entsteht erst, wenn ich nicht ständig etwas vermeiden muß, um Lust zu haben. Erst dann bin ich offen für wirklich neue Erfahrung, für ein Risiko. Was wir meistens als Angst erfahren, wird dann zu Spannung und Erregung, wenn wir sie nicht mehr vermeiden wie die Pest. So verstanden ist Angst sozusagen ein vitalisierender Grundstoff lebendiger Beziehung.

Wer mag, kann folgendes ausprobieren: das Wunschritual. Nachdem Sie sich eine angenehme Umgebung und Atmosphäre geschaffen haben, äußert zuerst der eine, dann der oder die andere seine/ihre erotischen Wünsche, die der oder die andere versucht zu erfüllen. Jede(r) hat eine Stunde Zeit, und der Gebende gibt von Herzen, was er wirklich zu geben bereit ist. (Das ist kein Herr-und-Knecht-Spiel!) Dann wird gewechselt. Diese sehr simple Übung kann eine enorme Dynamik entfalten und aufzeigen, wo alte Programmierungen davon abhalten, den Moment zu erleben. Durch die klare Trennung von Geben und Nehmen in diesem Ritual werden die Verzerrungen sichtbar, mit denen wir unsere Erfüllung sabotieren. Darüber zusammen zu lachen oder zu weinen kann sehr nah und intim werden.

III. Eine neue sexuelle Praxis?

Im zweiten Teil habe ich einige der Konditionierungen und Fixierungen männlicher Sexualität skizziert. Im dritten Teil möchte ich aufzeigen, wie Veränderungen möglich sind.

6. Die Inbesitznahme der Sexualität: Konditionierungen und ihre Veränderung – die Praxis der Selbstliebe – Auf- und Entladung von Erregung

Mindestens 90 Prozent unseres sexuellen Verhaltens sind uns unbewußt. Wir wissen nicht, was wir brauchen, um uns zu verlieben. Wir wissen nicht, was uns wirklich anturnt, wir kennen bestenfalls einige Auslöser. Deswegen müssen wir diese zwanghaft wiederherstellen oder aufsuchen. Veränderung und Erweiterung sexuellen Erlebens braucht als ersten Schritt die vertiefte Wahrnehmung, als zweiten Schritt die ‹Inbesitznahme› dessen, was wir wahrnehmen. Das klingt leichter, als es ist. Viele Männer besitzen ihre Sexualität nicht. Sie erleben sich so, als gehörte ihre Sexualität der Frau. Er glaubt, sie könne darüber verfügen, er nicht. Wenn die Frau sich sexuell verweigert, wird er als sexuelles Wesen vernichtet. Meine Sexualität wahrnehmen und besitzen heißt zuallererst, meinen Körper bewußt zu erleben und zu besitzen. Denn der Körper ist es, der sexuelle Erregung aufbaut, hält und entlädt. Der Körper liefert die Sinnesempfindungen, die mich anturnen. Wenn ich vom Körpererleben abgeschnitten bin, kann ich das in begrenztem Umfang mit Phantasien kompensieren. Diese machen mich jedoch unfrei in der Wahl der sexuellen Situationen, sie sind oft fixiert.

Die naheliegendste Möglichkeit, sich sexuell zu erleben, ist die Praxis der Selbstliebe, Masturbation, Selbstbefriedigung. Hier wird schon deutlich, ob Sex Spannungsabfuhr, Ersatz für etwas anderes oder Ausdruck von (Selbst-)Liebe ist. Kann ich mich selbst liebevoll berühren? Nehme ich mir Zeit? Probiere ich neue Dinge aus? Schäme ich mich für meine Lust? Muß ich schnell zum Ziel kommen? Muß ich den ‹Erguß› schnell wegwischen, oder kann ich ihn lustvoll auf meinem Körper verteilen? Das «Ejakulat» ist übrigens ein sehr energiereiches, vitalisierendes Balsam!

Vertiefte Körperwahrnehmung bei der Selbstliebe kann vieles bewußt werden lassen. Wie kann ich Erregung aufbauen? Wo lasse ich sie zu und wo nicht? Wie kann ich Erregung halten? Wie kann ich sie durch den ganzen Körper lenken? Es gibt inzwischen viele Übungen, die den Antworten auf die Fragen näher bringen.[9] Zentral sind dafür die Tiefe der Atmung, mit der wir das Erregungsniveau steuern können, die Stimme, mit der wir uns ausdrücken, und die Bewegung unseres Körpers. Weitere Grundelemente sind Anspannung und Entspannung von Muskeln, das Strömenlassen, Pulsierenlassen und die Hingabe an das, was ist. Wenn mit diesen Elementen und Übungen der ganze Körper einbezogen wird, so können sich natürlich zunächst alle möglichen Empfindungen einstellen, die unser sexuelles Erleben blokkieren. Der Weg führt jedoch nicht durch deren Vermeidung, sondern durch das bewußte Durchleben der Gefühle, die da sind. Nur so verlieren sie ihre fixierende Wirkung.

Eine der tiefliegendsten Fixierungen von Männern ist die auf die Ejakulation. Ohne Entladung können Gefühle hochkommen, die sonst mit dem Erguß ‹entsorgt› werden. Manche Männer bekommen starke Schmerzen, wenn sie nach großer Erregung und Geilheit nicht abspritzen, und betrachten es deswegen als eine Art Naturgesetz, dem Genüge getan werden muß.

Der Grund für diese Schmerzen («dicke Eier») sind jedoch nichts weiter als chronische Muskelverspannungen in der Genitalregion, die wieder spürbar werden. Durch deren Wahrnehmung und Entspannung im Prozeß der Erregung können jedoch ganz andere Stufen von Geilheit erreicht werden, die normalerweise weit hinter dem «Punkt ohne Umkehr» liegen. Eine Ejakulation ist dann nicht mehr zentral; im Gegenteil, sie wird dann auch eher als das erlebt, was sie ist: eine Energieentladung, die Erregung kurz intensiviert und dann schnell reduziert. Ein langsames Abklingen der Erregung kann eine lustvolle Alternative werden. Es kann befreiend sein für den sexuellen Kontakt, zwischen dem

Aufbauen, dem Halten und dem Entladen sexueller Energie wählen zu können. Alles drei ist Lust.

7. Der sexuelle Kontakt: von der Fixierung zur Kommunikation

Wenn wir unseren Körper mehr spüren und unsere sexuellen Empfindungen ganz für uns allein regulieren können, sind wir in diesem Punkt nicht mehr abhängig von der Stimulation durch einen Partner. Wir sind schon sexuell, bevor wir überhaupt Kontakt aufnehmen. Sex ist dann nicht mehr nur etwas, was wir von einer Frau bekommen können oder möchten, sondern auch etwas, was wir sozusagen anzubieten haben. Aus der Mangelorientierung kann eine Geschenkorientierung werden. Gemeinsamer Sex ist dann ein Medium, sich mit einem anderen Menschen auszutauschen, zu geben und zu nehmen.

Das funktioniert allerdings nicht als Ideologie. Ein Geschenk, das unbedingt angenommen werden muß, ist kein Geschenk, sondern eine Mogelpackung! Eine Unterhaltung fühlt sich nicht sehr kommunikativ an, wenn der andere seine Sätze genauso formulieren muß, wie ich es vorher verlangt habe. Eine sexuelle Begegnung läßt nicht viel Raum für Kommunikation, wenn ich auf einen ganz speziellen Reiz aus bin, um geil zu werden. Insofern ist es ein langer Prozeß ohne Ende, seine eigene Sexualität wirklich in Besitz, d. h. verfügbar zu haben.

Je weiter ich auf diesem Weg bin, desto öfter kann ich das Risiko von ehrlichem Kontakt wagen. Es kann sich Vertrauen entwickeln, daß ich auf jede Art von unerwarteter Antwort noch reagieren kann. Ich kann die Partnerin so sein lassen, wie sie ist, weil ich frei bin, darauf zu antworten.

Für diese Freiheit ist es wichtig, auch die Polarität von männlich und weiblich in sich selbst zu kennen und leben zu können. Sexualität ist das Spiel mit Aggression (auf jmd. zugehen) und Hingabe, mit Eindringen und Aufnehmen, mit Tun und Lassen. Es ist unmöglich, damit zu spielen, wenn ich nur einen Part in mir kenne.

Dieses Spiel kann natürlich genauso zwischen gleichgeschlechtlichen Partnern gespielt werden. Die eigentliche Absurdität oder Komödie der Homophobie (Angst vor Homosexualität) ist doch, daß zwei Männer viel «heterosexueller» miteinander sein können, als viele Mann-Frau-

Paare in unserer Kultur es sind, die männlich dominierten Sex machen. Psychisch sind immer vier Personen beteiligt, zwei innere Frauen und zwei innere Männer. Die Frage ist, wie weit sie zum Ausdruck kommen und gelebt werden dürfen.

8. Sexualität als Energiequelle: Transformation durch Verbundenheit von Sex, Herz und Bewußtsein

Sexualität ist eine enorme Kraft, und 90 Prozent davon und mehr liegen völlig brach. Sexualität ist, wenn nicht das primäre, dann doch eines der Grundelemente unserer Lebenskraft. Um so bedauerlicher, daß wir sie kaum bewußt einzusetzen wissen. Sex ist eine Quelle, die unermüdlich sprudelt, doch wir verschleudern ihr Wasser oder lassen es versikkern.

Nur einen kleinen Teil dieser Kraft brauchen wir für die – im engeren Sinne – sexuelle Betätigung oder Begegnung. Und da wir nicht wissen, wohin mit dem Rest, unterdrücken wir sie lieber, als daß sie unkontrollierte Formen findet.

Vor allem östliche Lehren haben Theorien darüber entwickelt, wie sexuelle Energie für alle Lebensbereiche genutzt werden kann. Was Freud Sublimation genannt hat, klingt für unsere Ohren schnell nach Unterdrückung. Ich möchte hier von Transformation sprechen. Sexuelle Energie (oder Kundalini) entspringt im Beckenboden am unteren Ende der Wirbelsäule und zirkuliert im Idealfall durch den ganzen Körper. Dabei durchströmt sie verschiedene Energiezentren (Chakren) und wird jeweils auf eine höhere Frequenz transformiert. Diese Zentren stehen in Verbindung mit bestimmten endokrinen Drüsen und bestimmten Themen (siehe Abb.[10]).

Wenn die Energie durch diese Zentren frei fließen kann, sind Sex, Herz und Bewußtsein nicht mehr voneinander getrennt. Wir erfahren unsere Abgetrenntheit als eine Illusion der Wahrnehmung, denn in Wirklichkeit sind wir mit allem verbunden, was ist. Die Wahrnehmung dieser Verbundenheit hat gravierende Folgen für das Verhalten von Männern. Sie reduziert die enorme männliche Angst, vom Prozeß des Lebens abgeschnitten zu sein. (Liegt es an der Gebärfähigkeit von Frauen, daß sie weniger diese Angst haben?) Und sie bringt auf eine

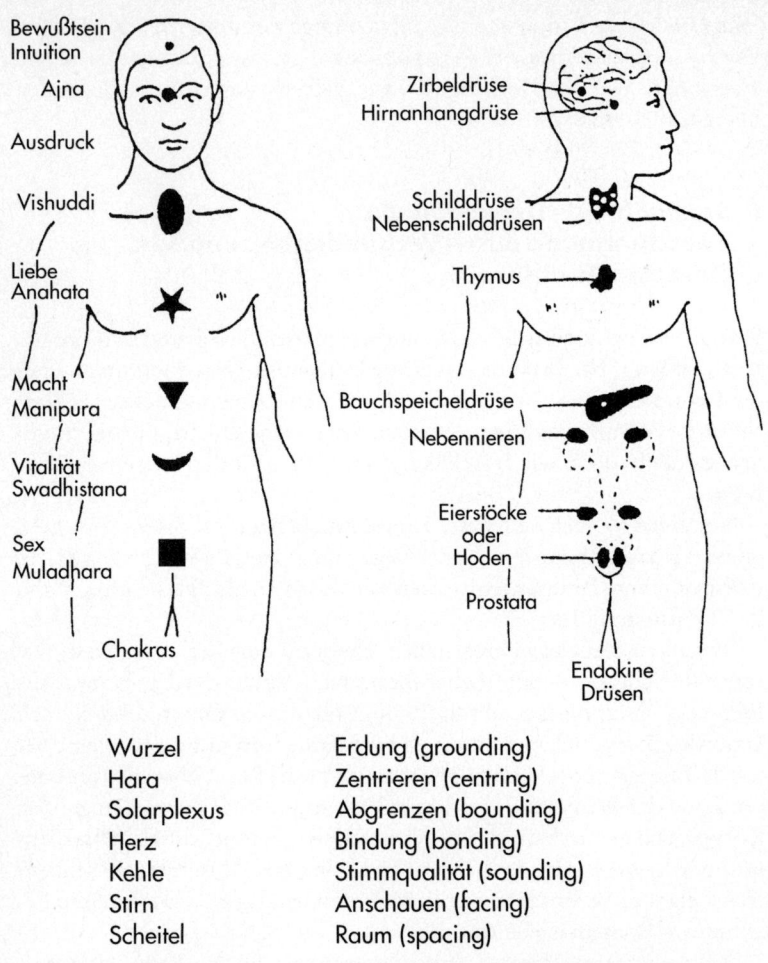

Bewußtsein Intuition	
Ajna	Zirbeldrüse Hirnanhangdrüse
Ausdruck	
Vishuddi	Schilddrüse Nebenschilddrüsen
Liebe Anahata	Thymus
Macht Manipura	Bauchspeicheldrüse
	Nebennieren
Vitalität Swadhistana	
Sex Muladhara	Eierstöcke oder Hoden
	Prostata
Chakras	Endokine Drüsen

Wurzel	Erdung (grounding)
Hara	Zentrieren (centring)
Solarplexus	Abgrenzen (bounding)
Herz	Bindung (bonding)
Kehle	Stimmqualität (sounding)
Stirn	Anschauen (facing)
Scheitel	Raum (spacing)

ganz und gar unmoralische Art in Kontakt mit Verantwortung: Was ich anderen und der Welt antue, tue ich letztlich mir selbst an.

Das Erlebnis der inneren Verbundenheit ist die Brücke zur Verbundenheit mit unserer Umwelt. Wenn wir die feinen Strömungen und Vibrationen mit innerer Achtsamkeit geschehen lassen und so Sex, Herz und Kopf zusammen ‹schwingen›, können wir Glück erleben, das nicht so schnell vorbei ist wie ein genitaler Orgasmus. Wir können ‹orgastisch sein›, anstatt einen Orgasmus zu haben.

9. Widerstände gegen eine befreite Sexualität: Lust und Schmerz, Kampf und Hingabe

Manches, was ich beschrieben habe, klingt vielleicht etwas einfach, und es fragt sich, warum so viele Männer an ihrer eingeschränkten Erlebnisweise festhalten. Besserer Sex – wer würde dazu nein sagen? Der Weg führt nicht nur zur Lust, sondern auch durch den Schmerz. Wie oben beschrieben, unterscheidet Lebendigkeit nicht zwischen guter und schlechter Erfahrung, zwischen guten und schlechten Gefühlen. Wir können sie nur insgesamt unterdrücken und auch nur insgesamt befreien. Die alten ungelebten Wutausbrüche, Trauerphasen, Ekelgefühle und Todesängste kommen wieder zum Vorschein. Es ist gut, das zu wissen, denn wir brauchen dafür einen Rahmen, der sicher genug ist, durch diese Gefühle hindurch zu gehen. Nicht jeder will unvorbereitet unsere alte Wut abkriegen. Ein zweiter Widerstand gegen Veränderung ist die Neigung vieler Männer, aus allem eine Leistung zu machen. Sie wollen aus ihren Gefühlen, wenn sie sie nun schon mal fühlen müssen, Kapital schlagen. Wenn ich nun schon weine, dann liebe mich jedenfalls dafür. Beharrlich arbeiten sie an sich selbst und wundern sich, daß es nie leichter wird. Übung macht den Meister, aber das Leben braucht auch Hingabe ohne Ziel und Zweck. Sonst verpassen wir den Moment, an dem es erlebt wird: jetzt.

Oft sind es auch kognitive Panzerungen, die Veränderungen erschweren. Vielleicht passen manche neue Erfahrungen nicht in mein Weltbild, und so entgeht mir ihr wahrer Gehalt: Was nicht sein darf, kann auch nicht sein. Ich finde es hier hilfreich, mit Hypothesen zu arbeiten, z.B. so: «O.k., ich glaube nicht an kosmische Verbundenheit, aber wenn es so wäre, wie würde ich mich fühlen?» Auf diese Weise kann ich Erfahrungen machen, ohne vorher ein neues Glaubensbekenntnis ablegen zu müssen.

Vielleicht der größte Widerstand gegen die Veränderung der Sexualität liegt in den aktuellen Kämpfen zwischen Männern und Frauen. Männer bekommen Angst und sehen ihre Felle davonschwimmen, wenn Frauen selbstbewußter werden. Manche schlucken Kreide und passen sich an, andere kehren den Macker noch mal extra raus. Nur wenige Männer begreifen bislang diese Veränderungen als die Chance, endlich sie selbst zu werden, nachdem das Abziehbild Mann immer weniger gefragt ist.

10. Körperpsychotherapeutische Praxis; mit Lust auf die Reise zum Mann-Sein

Wie bereits gesagt, brauchen viele der skizzierten Prozesse zunächst einen Schutzraum. Eine Möglichkeit dafür bietet die Körperpsychotherapie, da hier alle die genannten Aspekte erst mal sein dürfen: Der Körper darf sein, Gefühle dürfen sein, sexuelle Empfindungen dürfen sein, Angst darf sein, Gedanken dürfen sein.[11] In anderen Therapien wird oft mindestens eine Ebene ausgeblendet, meistens der Körper mit seiner massiven organischen Präsenz. In der Körperpsychotherapie – im Unterschied zur reinen Körpertherapie – wird immer an der Verbindung zwischen den Ebenen Körper–Seele–Geist gearbeitet. Die Wahl der speziellen Methoden richtet sich danach, wie Zugang zu tieferen Schichten möglich ist. Direkte Arbeit mit dem Körper, Massage, organisch verbundenes Sprechen, Übertragungs- und Beziehungsanalyse, psychodynamische Inszenierungen und Bilder- bzw. Phantasiearbeit können sich abwechseln. Für die Arbeit am Thema Sexualität sind zwei Aspekte besonders wichtig: Erstens lebt der Therapeut nicht seine eigenen (nicht nur nicht die sexuellen) Wünsche in der Therapie, sondern verhält sich diesbezüglich abstinent. Zweitens bestätigt er jedoch auch die sexuellen Empfindungen des Klienten und gibt durch seine Art der Aufmerksamkeit die implizite Botschaft, daß diese o. k. sind. Das heißt nicht das sexuelle Empfinden ist tabu, sondern das Ausleben einer gegenseitigen sexuellen Interaktion. Statt dessen ist der Therapeut mit der ganzen Skala seiner Gefühle als Resonanz auf den Klienten präsent und daher keine ‹weiße Leinwand›. Diese Asymmetrie der Beziehung stellt hohe Anforderungen an das Privatleben des Therapeuten: Dort ist der Ort, seinen eigenen Wünschen nachzugehen und deren Frustrationen zu erleben und zu tragen. Ist dies nicht wirklich klar, ist die Gefahr vom Mißbrauch der therapeutischen Situation sehr groß.

Wenn die Grenze klar ist, kann die Arbeit an der Sexualität sehr viel in Gang setzen. Eine Therapie, die die tiefe organische Lust am Leben nicht berührt, ist eine eher trostlose Angelegenheit. Gerade Männer können eine Dosis Lust gut gebrauchen, um den Mut zu finden, sich auch mit ihren Schattenseiten zu konfrontieren.

Wenn diese Lust sich in einer Männergruppe ereignet, ist es – vor allem für heterosexuelle Männer – leichter, diese Erfahrung als etwas Eigenes in Besitz zu nehmen, das unabhängig von der Anwesenheit von Frauen genossen werden kann.

Wenn von dort aus sich die ‹Wiederbegegnung› mit der Frau ereignet, kann sie eine neue Qualität entfalten. Während ich diesen Artikel schreibe, gehen Anmeldungen ein zu dem Workshop «Die Angst der Geschlechter. Eine Wiederbegegnung zwischen Männern und Frauen». Dreimal mehr Frauen als Männer rufen an. Frauen sind in ihrem Prozeß, sich ihrer Weiblichkeit zu stellen, wesentlich weiter.[12]

Ich hoffe, mit diesem Artikel Männern Mut machen zu können, sich auf die Reise zu ihrem Mann-Sein zu machen. Es kann eine lange, risikoreiche und schmerzhafte, aber auch spannende, lustvolle und überraschend lebendige Reise werden. Vielleicht wirst du nie von ihr zurückkehren, weil dein Zuhause immer schon da ist, wo du bist. Die Reise wird dann zum Bild für das Leben selbst. Und Sex ist eines der schönsten Vehikel, das ich kennengelernt habe.

Literatur und Anmerkungen

1 Jacqueline Besson und Yves Brault: «Der Psychoorganische Kreis». In: Dialog. Zeitschrift für Biodynamische und Transformationale Psychologie. Oldenburg: Transform 1988, S. 16 ff. Paul C. Boyesen und Hans-Georg Huber: «Eigentlich möchte ich... Leben zwischen Wunsch und Wirklichkeit»; Kösel: München 1991.

2 Wilhelm Reich: «Orgasmusreflex, Muskelhaltung und Körperausdruck». Kopenhagen 1939 (Abhandlungen zur personellen Sexualökonomie Nr. 5).

3 Ron Kurtz: «Körperzentrierte Psychotherapie – die Hakomi-Methode»; Essen: Synthesis 1985.

4 Thomas Scheskat: Die Erweiterung männlicher Selbstwahrnehmung durch körperorientierte Therapiemethoden. Magisterarbeit Göttingen 1989.

5 Vgl. Richard Blamauer: «Latenter und manifester Mißbrauch». In: Dialog II, Oldenburg: Transform 1989.

6 Reiche, Reimut: «Geschlechterspannung»; Frankfurt/M.: Fischer Tb 1990.

7 Bly, Robert: «Eisenhans»; München: Goldmann 1990.

8 Schellenbaum, Peter: «Das Nein in der Liebe»; München: dtv 1986.

9 Anand, Margo: «Tantra oder die Kunst der sexuellen Ekstase»; München: Goldmann 1990. Sunito M. Plesse und Bijo G. St. Clair: «Feuer der Sinnlichkeit»; Vaduz: Jeunesse Verlag 1988.

10 David Boadella: «Befreite Lebensenergie»; München: Kösel 1990. Saraswati/Avinasha: «Juwel im Lotus»; Freiburg: Bauer 1991.

11 Vgl. Jack Lee Rosenberg: «Körper, Seele, Selbst. Ein Weg zur Integration». Oldenburg: Transform 1989.

12 Als Nachtrag sei erwähnt, daß die Männer spät kamen, aber sie kamen: der Workshop konnte paritätisch besetzt werden.

HANS-JOACHIM LENZ

Täter sind Männer und auch Frauen – Psychosexuelle Gewalt gegenüber Jungen und ihre späten Folgen

Vorbemerkung

Die Annahme ist naheliegend, daß es geschlechtsspezifisch unterschiedliche Weisen der Verarbeitung psychosexueller Gewalt gibt. Obwohl viele Aspekte dieses Artikels auch für mißbrauchte Mädchen gelten, ist dessen Perspektive bewußt nicht auf Mädchen gerichtet. Die Entscheidung des Verfassers liegt in der Absicht begründet, den Blick auf ein bislang in unserer Gesellschaft ausgeblendetes doppeltes Tabu zu lenken. Zum einen: Auch Jungen können Opfer von psychosexueller Gewalt sein. Zum anderen: Die Täter an Jungen sind (wie bei Mädchen ebenfalls) zwar mehrheitlich Männer. Daneben gibt es auch Frauen als Täterinnen.

Sowohl die Tatsache der psychosexuellen Grenzverletzungen gegenüber Jungen als auch die Auseinandersetzung mit den Ursachen für die Täterschaft an Jungen sind bislang weder ein öffentliches noch ein Thema für sozialwissenschaftliche Forschung: Die Thematik unterliegt (noch) der Verdrängung und Tabuisierung.[1]

In Anbetracht der fehlenden empirisch abgesicherten Fakten können viele Aussagen des folgenden Beitrages lediglich einen plausibel-hypothetischen Status einnehmen. Die Entfaltung der beabsichtigten neuen Wahrnehmungsperspektive hat den Charakter einer Vor-Studie zum Problemfeld geschlechtsspezifischer Voraussetzungen und Wirkungen psychosexueller Gewalt gegenüber Jungen.

Grenzverletzungen gegenüber Jungen

Die Art und Weise, wie Jungen gedemütigt und ihre Integrität verletzt wird, umfaßt eine große Bandbreite[2]:

- Eine Gruppe von männlichen Jugendlichen lockt einen kleineren Jungen in ein Waldstück und zwingt ihn, die Hose herunterzulassen und zu ihrem Gespött seinen Penis zu zeigen.
- Ein Erzieher vermittelt in einem Heim für schwererziehbare Jungen im Rahmen von sexualpädagogischer Gruppenarbeit Informationen über Homosexualität. Anschließend nimmt er das jüngste Gruppenmitglied (12 Jahre) mit auf sein Zimmer, um an ihm anale Penetration praktisch auszuprobieren.
- Bis zum Abitur hat eine ängstliche Mutter (Hausfrau) ihren Sohn täglich in die Schule gebracht und ihn dort wieder abgeholt. Noch als Erwachsener schläft er jede Nacht mit seiner Mutter im selben Bett. Sie kleiden sich gemeinsam an und aus und baden ab und zu zusammen. Erst der Tod der Mutter beendet dieses innige Verhältnis im 30. Lebensjahr des Sohnes.
- Ein Elternpaar mißbraucht jahrelang seinen Sohn zu sexuellen Spielen und zum Herstellen von Pornovideos.
- Ein 17jähriger penetriert seinen zwei Jahre alten Bruder mit dem Finger.
- Ein 31jähriger Arzt, der Führer einer Pfadfindergruppe ist, zwingt jahrelang ein jüngeres Mitglied der Gruppe gegen dessen Willen zum gegenseitigen Onanieren.
- Ein Vater kommt über einen langen Zeitraum sonntags morgens in das Kinderzimmer und lutscht, nach einer spielerischen Annäherung, am Glied des 3jährigen Sohnes.
- Ein 45 Jahre alter Medizinprofessor vergeht sich über einen Zeitraum von zehn Jahren an mehreren 6- bis 17jährigen Jungen, die er zu sich nach Hause eingeladen hat. In den meisten Fällen betäubt er die Jungen vor der Tat mit Schlaf- und Beruhigungsmitteln.
- Ein Sozialpädagoge probiert sich an einem blinden Heimbewohner sexuell aus.
- Die ältere Schwester stimuliert ihren 15jährigen Bruder und verlangt von ihm, mit ihr zu schlafen.
- Der Freund einer Mutter macht sich in ihrer Abwesenheit an dem

10jährigen Sohn zu schaffen. Er verführt ihn zum gemeinsamen Onanieren.

- In einer Gruppe von Jugendlichen wird das jüngste Gruppenmitglied gezwungen, dem Chef der Gruppe sexuelle Hilfsdienste zu leisten. Dieser benützt den Jüngeren zu sadomasochistischen Spielen: Der Jüngere wird mehrmals gefesselt und mit einem Besenstiel penetriert.

- Ein 31jähriger Frührentner und Vater von 7 Kindern hat sich in der Nachmittagszeit jahrelang mit seinem 10jährigen Sohn in einem Zimmer eingeschlossen und ihn unter Androhung von Schlägen mißbraucht.

- Ein Pfarrer kuschelt immer wieder mit seinem Sohn. Beide streicheln sich gegenseitig auch am Penis.

Das Ausmaß: Auch Jungen sind Opfer

Um die psychosexuelle Mißhandlung und Ausbeutung von Kindern existiert eine Mauer des Schweigens. In den vergangenen Jahren griff die Frauenbewegung den Mißbrauch an und die Gewalt gegenüber Mädchen auf, thematisierte sie öffentlich und entwickelte entsprechende Hilfsangebote. Schätzwerte bezüglich des Ausmaßes schwanken je nach Höhe der Dunkelziffer zwischen 150000 und 300000[3] jährlich mißbrauchter Kinder. Im Jahr 1990 wurden in der BRD ca. 12000 Fälle von Mißbrauch angezeigt und davon 7500 polizeilich aufgeklärt.[4] In Bayern wurden im Jahre 1990 2016 Kinder zum Teil wiederholt sexuell mißbraucht. Davon waren 1536 Mädchen und 480 Jungen betroffen.[5]

Daß auch Jungen Opfer männlicher Gewalt sein können, ist ein Sachverhalt, der erst seit kurzem langsam in das öffentliche Bewußtsein rückt. Die Schätzungen schwanken zwischen 50000[6] und 120000[7] jährlich mißbrauchter Jungen aller Altersklassen. Jeder 6. bis 11. Junge wird also sexuell ausgebeutet.

Die Täter sind überwiegend Männer und auch Frauen

Die Angehörigen des männlichen Geschlechts (erwachsene Männer und ältere männliche Jugendliche) überwiegen bei der Täterschaft gegenüber Jungen (ca. 90 %).[8]

Die Täter gehören allen sozialen Schichten (vom Hilfsarbeiter über den Kinderpsychiater bis zum Universitätsprofessor)[9] an. Überwiegend kommen sie aus dem Bekannten- und Familienkreis des Opfers. In den seltensten Fällen handelt es sich um den unbekannten fremden «schwarzen Mann hinter dem Gebüsch». Die psychosexuelle Ausbeutung ist um so intensiver und gewalttätiger, je enger die soziale Beziehung zwischen dem Täter und dem Opfer ist.[10]

Neben der männlichen Täterschaft gibt es auch weibliche Formen psychosexueller Gewalt gegenüber Jungen. Bezogen auf die USA geht Finkelhor von einem Anteil von ca. 20 % Täterinnen aus.[11]

Zur Analyse der Täter: Gewalt in der Männergesellschaft

Eine erste Annäherung an die Täter hat vom gesellschaftlichen Phänomen der Gewalt auszugehen. Gewalt ist ein Grundpfeiler der Männergesellschaft. Die bürgerliche Gesellschaft beruht auf Gewaltverhältnissen. Männer sind mehrheitlich ihre Träger. Es gibt vielfältige Formen von Gewalt. Sie kann offen, direkt, subtil, versteckt, strukturell, psychisch und physisch sein. Gewalttätigkeit ist ein wesentliches Element der gesellschaftlichen Verkehrsform. Das Recht des Stärkeren in der «Siegerkultur» führt dazu, daß Schwächere zurückgesetzt und ausgegrenzt werden. Diese gesellschaftliche Hackordnung richtet sich gegen Kinder, Frauen und untergeordnete Männer.

Warum sind Frauen Täterinnen?

Auch Frauen sind als Mittäterinnen in diese herrschaftlichen Verhältnisse eingebunden und tragen zu ihrer Stabilisierung bei.[12]

Soll das Phänomen des Mißbrauchs durch Frauen und speziell von Müttern verstanden werden, ist grundsätzlich danach zu fragen, welche Macht ihnen in dieser männerherrschaftlichen Kultur zugestanden und welche Gewalt ihnen angetan wird, so daß sie die Integrität ihrer Schützlinge nicht wahren und sich vielleicht sogar an den Söhnen subtil für entgangene Lebensmöglichkeiten rächen. In diesem Zusammenhang ist es auch wichtig, sich auf die Väter zu besinnen, die in Zeiten der «vaterlosen Gesellschaft»[13] ihre Söhne (und Töchter) beim Prozeß des Erwachsenwerdens alleine lassen.

Wahrnehmungssperren verhindern, daß Männer (und ein Großteil der Frauen) sich selbst in diesem männergesellschaftlichen Rahmen in den Blick nehmen und sich dieser Gewaltverhältnisse bewußt werden.

Die Wahrnehmungsblockaden gegenüber männlichen Opfern

Warum fällt es so schwer, Jungen als Opfer psychosexueller Gewalt zu sehen? Ein Komplex verschiedener Faktoren verhindert, daß männliche Gewaltopfer überhaupt wahrgenommen werden. Diese Wahrnehmungsblockaden wirken auch in den Betroffenen selbst und verhindern, gekoppelt mit Angst und Scham, die Offenbarung der ihnen zugefügten tiefen Verletzung.

Die wichtigste Barriere stellt das traditionelle männliche Rollenklischee dar. Im herkömmlichen Rollenverständnis wird von einem Mann erwartet, daß er aktiv und überlegen ist, mit seinen Problemen fertig wird und sich jederzeit und selbstverständlich ohne Hilfe von außen wehren kann. Und daß er nicht leidet oder zumindest sein Leiden nicht zugibt. Wie der immer noch gültige Satz «Ein Indianer kennt keinen Schmerz» besagt, muß ein Mann seine Verletztheit «wegpacken» können. Entspricht er diesem Bild nicht, wird er als «unmännlich» oder als «Waschlappen» angesehen. Jeder Mann weiß um die subtile Ausgrenzung von anderen Männern, die diesbezüglich «auffallen».

Zudem ist die Entwicklung einer geschlechtsspezifischen Identität als Mann durch die (nicht anwesenden) Väter erschwert. Gesellschaftlich vermittelte Männerbilder, die von den Massenmedien transportiert werden, treten an ihre Stelle. Väter sind nicht mehr (be)greifbar. Idealisierungen und Überidentifikationen von Männlichkeit sind die Folge.

Das männliche Rollenklischee muß erst aufgelöst werden, bevor der Skandal öffentlich überhaupt wahrgenommen werden kann und ein männliches Opfer genügend Selbstvertrauen entwickeln kann, sich zu offenbaren.

Der «homosexualisierte» Blick und die Homophobie

In der auf Konkurrenz beruhenden Männergesellschaft sind differenziertere Gefühle zwischen Männern nicht erlaubt. Nähe zwischen Männern wird mit (genitaler) Sexualität verwechselt und folglich homosexuell aufgeladen. Dieser im Alltag gängige sexualisierte Blick [14] bestimmt sich über die Abwehr gleichgeschlechtlicher Erotik und ihrer entwertenden Denunziation als «nicht-männlich» bzw. als «weiblich». Im gesamtgesellschaftlichen Rahmen der Männergesellschaft funktioniert der sozialpsychologische Mechanismus der Unterdrückung des Weiblichen und ruft den einzelnen Mann zur herrschenden Ordnung. Homosexualität ist in der Männergesellschaft immer noch stark stigmatisiert. Die Furcht, von der Umwelt mit dem Etikett «homosexuell» versehen zu werden, bewirkt, daß zwischen Männern intime (d. h. nicht genitalfixierte) gleichgeschlechtliche Begegnungen nicht zugelassen werden.

Ein männliches Gewaltopfer befürchtet nun, wenn es die durch einen männlichen Täter begangene Gewalttat zugibt, daß diese von anderen fälschlicherweise als Beweis für dessen Homosexualität gedeutet wird. [15]

Scham, Schuldgefühle und Angst vor Bestrafung

Erschwerend für die Offenbarung der erlebten Gewalterfahrung wirkt auch die Unsicherheit des Opfers im Hinblick auf die eigenen gleichgeschlechtlichen Anteile. Deren fehlende Integration in dessen Persönlichkeitsstruktur führt dann über den Gedanken der eigenen Mittäterschaft zu Schuldgefühlen. Isolation von Gleichaltrigen, das Gefühl des «Andersseins» und folglich das schamhafte Verbergen der Grenzverletzung überlagern die Erfahrung.

Die Hürde, über die Mißbrauchserfahrungen zu sprechen, wird für das Opfer noch vergrößert durch die Angst vor der Bestrafung von seiten des Täters, der ja hauptsächlich aus dem engeren Familien- oder Bekanntenkreis kommt. Das Spektrum umfaßt die Angst vor dem Liebesentzug bis zur Androhung körperlicher Züchtigung durch den Täter.

Fehlendes öffentliches Problembewußtsein

Es fehlt ein gesellschaftliches Problembewußtsein für die psychosexuelle Gewalt gegenüber Jungen, das als öffentliches Hintergrundklima die Aufdeckung des Mißbrauchs unterstützen könnte. Entsprechende psychosoziale Hilfsangebote im Rahmen gesellschaftlicher Netzwerke (Beratungs- und Anlaufstellen) fehlen noch völlig. Die erstarkte Frauenbewegung hat in den 70er und 80er Jahren durch ihre Aufklärungsarbeit eine Fülle von Projekten für mißbrauchte Mädchen und Frauen geschaffen.[16] Viele von Männern dominierte therapeutische Einrichtungen (Beratungsstellen, psychiatrische Einrichtungen, Alkoholiker- und Drogenkliniken) wehren hingegen bisher die Wahrnehmung der männlichen Opfer aus der zuvor dargelegten homophobischen Abwehr noch ab. Die meisten Fälle männlicher Opfererfahrung werden überwiegend von Frauen aufgedeckt.[17]

Weibliche Gewalt ist noch schwieriger aufzudecken

Beim Aufdecken weiblicher Gewalt gegenüber Jungen ergeben sich zusätzliche Schwierigkeiten:

- Das traditionelle Rollenbild vom Mann als Eroberer gibt vor, daß er sich jede Gelegenheit für Sex zu nehmen hat. Von einer Frau mißbraucht worden zu sein, paßt nicht in dieses Klischee vom Mann als dem allseits und allzeit Potenten. Opfer schämen sich, als «Muttersöhnchen» (ein weiteres Schimpfwort in Männerkreisen!) zu gelten und der Lächerlichkeit preisgegeben zu sein, wenn sie die ihnen zugefügte tiefe Wunde zeigen.

- Frauen werden im traditionellen Rollenklischee als «friedfertiger» bestimmt. Insbesondere das Bild der «guten Mutter» überhöht die mütterliche «Selbstlosigkeit» und macht eine klare Identifizierung des von einer Mutter begangenen Mißbrauchs schwierig. «Mutterliebe» als Teil der herrschenden Familienideologie wird zum Wesen der weiblichen Natur stilisiert. Hinter diesem harmonisierenden Mutterbild verbirgt sich ein nicht eingestandenes weibliches Gewaltpotential.

Teile der einem emanzipatorischen Verständnis verpflichteten Frauenbewegung unterliegen ebenfalls dem Klischee, daß Frauen grundsätzlich «gut» bzw. «Opfer» und Männer «schlecht» bzw. «Täter» seien. Erst wenn dieses negativ strukturierte Männerbild überwunden wird, kann auch von Frauen wahrgenommen werden, daß auch Männer Opfer sein können.

- Mütterliches Verhalten wird als Pflegeverhalten einer primären Fürsorgeperson sozial anerkannt und gesellschaftlich hoch angesehen. Zudem sind die Grenzen zwischen mütterlicher Zärtlichkeit und sexuellen Übergriffen fließend. Diese geschehen im «Schutz des Privaten», was ebenfalls eine Offenlegung erschwert.

Das Verhältnis zwischen Mutter und Sohn unter Abwesenheit des Vaters ist eine schwierige Gratwanderung. Das liebevolle Engagement der alleinstehenden Mütter kann leicht umkippen in Gewalt, wenn Mütter ihre Söhne als Partner mißbrauchen und sie im Verlauf des Mannwerdens nicht ein zweites Mal entbinden.

Was ist psychosexuelle Ausbeutung?

Psychosexuelle Ausbeutung und Gewalt[18] gegenüber Kindern liegt dann vor, wenn Erwachsene psychosexuelle Energien auf ein Kind übertragen und damit eine Grenzverletzung stattfindet. Eine genauere Definition bestimmt psychosexuelle Gewalt als jede Handlung, die der Bedürfnisbefriedigung einer mächtigeren Person dient, welcher der Jüngere aufgrund seines Entwicklungsstandes weder freiwillig noch selbstverantwortlich zustimmen kann.

Es geht also weniger um Sex im engeren genitalen Sinne (obwohl dieser auch im Spiel sein kann), als um Macht und Dominanz. Sexuelle Annäherung kann als ein Machtmittel benützt werden.

Bei männlichen Opfern, deren Täter Frauen sind, ist die psychosexuelle Ausbeutung oftmals weniger eindeutig als bei männlichen Tätern. Tendenziell findet diese eher auf einer psychischen Ebene statt und weniger auf einer körperlichen, obwohl auch dies geschehen kann. Die Verbindung der psychosexuellen Ausbeutung mit Liebe läßt die Grenzen zwischen beiden Ebenen verschwimmen und macht ihre eindeutige Identifizierung äußerst schwierig.

Die Voraussetzungen für psychosexuelle Gewalt

Folgende Voraussetzungen müssen also erfüllt sein, um von psychosexueller Ausbeutung und Gewalt sprechen zu können:

- Unfreiwillige «Entscheidung» des Opfers. Es steht die Eigenbestimmtheit des Kindes gegen die Fremdbestimmtheit durch den Mächtigeren. Der Jüngere ist vom Erwachsenen abhängig. Es braucht für seine Entwicklung Liebe und Zuwendung und verfügt noch über keine Maßstäbe für sein Fühlen. Der Erwachsene mißbraucht seine Verantwortung und seine Macht, was zum Teil unbewußt geschieht, wenn er zur Befriedigung seiner emotionalen bzw. sexuellen Bedürfnisse den Jüngeren als Vehikel benutzt. Die darin verborgene Abhängigkeit ist teilweise gekoppelt mit direktem Zwang (bis hin zur körperlichen Züchtigung).
- Ungleiche Chancen für partnerschaftliches Verhalten zwischen Täter und Opfer aufgrund des ungleichen Entwicklungsstandes. Zwi-

schen beiden findet ein altersgemäßes Verhalten nicht statt. Hinsichtlich Alter und Kompetenz bestehen zwischen Täter und Opfer erhebliche Unterschiede.

- Das Geschehene bleibt im verborgenen. Das psychodynamische Arrangement zwischen Täter und Opfer macht es erforderlich, das Ereignis als unaussprechbares Geheimnis zwischen beiden zu belassen. Ein Offenbaren des Opfers würde beim Opfer und Täter große Schuldgefühle auslösen.
- Negative bzw. ambivalente Gefühle während oder nach dem mißbräuchlichen Ereignis. Dieses Eingeständnis kann auch erst Jahre später eintreten und ein ganzes Leben lang anhalten. Manche Betroffene können das Bewußtwerden der frühen und tiefen Verletzungen ihrer persönlichen Integrität erst in der zweiten Lebenshälfte zulassen und eventuell bearbeiten. Manche ein Leben lang überhaupt nicht.

Die Wirkung auf das Opfer

Bezüglich der Wirkung auf die Opfer gibt es keine grundsätzlichen, allenfalls graduelle Unterschiede zwischen Jungen und Mädchen. Grundsätzlich ist von der Verdrängung der verletzenden Erfahrung auszugehen. Sie wird überlagert von Scham. Folgende mögliche Auswirkungen der Grenzübertretung für die betroffenen Opfer sind bislang bekannt:

- Traumatische Sexualisierung des alltäglichen Lebens. Diese drückt sich aus in sexuellen Funktionsstörungen (insbesondere vorzeitige Ejakulation), starkes sexualisiertes Verhalten (übergroßes sexuelles Interesse, z.B. häufiges Onanieren), verwirrende Selbstzweifel an der eigenen Geschlechtsidentität.[19]
- Stigmatisierungsprozesse sich selbst gegenüber: Scham- und Schuldgefühle und Unsicherheit über die eigene Wahrnehmung (Dissoziation); Ambivalenzen der eigenen Gefühlsempfindungen, da sich mit dem Mißbrauchserlebnis neben dem Ekel häufig schöne Gefühle einstellten; Autoaggression und soziale Isolation durch das Schweigen. Die beiden letzten Symptome werden verstärkt durch die abwehrenden Reaktionen des familiären und gesellschaftlichen Umfelds.

- Das Gefühl des Verrats und des Vertrauensmißbrauchs, da das Opfer von anderen Menschen nicht geschützt wurde. Sicher fühlt sich das Opfer nur, wenn es sich von anderen zurückzieht. Folge sind Kontaktstörungen und Angst vor engen Bindungen (Gefühlsambivalenzen von Liebe und Haß).

- Erfahrungen von Machtlosigkeit und Ohnmacht im Hinblick darauf, den Ansprüchen der geliebten Person nicht gewachsen gewesen zu sein, sich als schwach zu erleben, sich nicht wehren zu können und die Sprachlosigkeit. Folge ist ein gestörtes Selbstvertrauen. Viele Opfer kompensieren ihre Opfererfahrung in Form einer Überidentifikation mit dem traditionellen Männlichkeitsstereotyp. Die Konsequenz ist, daß diese selbst Gewalttaten an Schwächeren begehen (Fortsetzen der Gewaltspirale). Oder sie wählen PartnerInnen, mit denen sich das Verhältnis von Dominanz und Unterordnung wiederholen läßt («Wiederholungszwang»), um den Konflikt scheinbar zu lösen.

- Zusätzliche Verhaltensauffälligkeiten stellen sich ein. Je nach Alter stellen sich folgende Symptome ein: Schlafstörungen, Bettnässen, Schulschwierigkeiten, Angstzustände, Depressionen, außergewöhnliche Eßgewohnheiten, Kontaktstörungen und Behinderungen im sozialen Umgang (psychosomatische Befunde), Prostitution, Promiskuität, Drogen- und Alkoholprobleme.

Da das heranwachsende Kind die eigenen Grenzen noch nicht aus sich heraus kennt, sind klare Grenzziehungen von außen – durch Erwachsene – erforderlich. Beachten Erwachsene diese nicht, möglicherweise weil ihnen in ihrer Kindheit selbst Gewalt angetan wurde, besteht für den mißbrauchten Jungen (und das Mädchen) die Gefahr einer «verlorenen Kindheit» (Glöer). In Zeiten der gesellschaftlichen Tendenz des Verlustes verbindlicher Normen und der zunehmenden Auflösung traditioneller Orientierungen gilt es, die Integrität der Jungen und Mädchen nachhaltig zu wahren. Rücksichtslose Grenzüberschreitungen zwischen Erwachsenen und Kindern müssen auf einer individuellen und gesellschaftlichen Ebene problematisierend aufgedeckt werden. Dabei ist darauf zu achten, daß durch die Art der öffentlichen Behandlung der Thematik nicht erneute Übergriffe stattfinden. So besteht die Gefahr, daß menschliche Tragödien von einem menschenverachtenden Sensationsjournalismus, im Stile der auflagensteigernden Jagd nach neuen Perversitäten, mediengerecht verramscht werden. Nur im einfühlsamen, behutsamen Bewußtwerden des geschlechtsübergreifenden Skandals der Schatten aus der Kindheit verbirgt sich die Chance ihrer Überwindung und Heilung.

Anmerkungen

1 In einer im Auftrag des Bundesministeriums für Jugend und Frauen (wo bleiben die Männer dabei?) und von der Opferhilfe Hamburg in Durchführung befindlichen Studie zum «Abbau von Beziehungsgewalt als Konfliktlösungsmuster» wird zwar die männliche Täterschaft untersucht, was bisher selten genug geschieht. Trotz der Beteiligung männlicher Forscher fehlt der Blick auf weibliche Täterschaft und männliche Opfer hingegen völlig. Zu fragen ist nach dem geschlechtsspezifischen Bewußtseinsstand dieser forschenden «Herren» bzw. ihrer Fähigkeit, sich in einem gemischtgeschlechtlichen Forschungsprojekt von dem Standardklischee abzuheben, daß nur Frauen Opfer sein können. Vgl. Dokumentation BMFJ, «Abbau von Beziehungsgewalt als Konfliktlösungsmuster» – Zwischenbericht –, Reihe: Materialien zur Frauenpolitik, Bonn, 1992.

2 Die folgenden Beispiele stammen aus eigenen explorierenden Gesprächen mit Betroffenen, der Tagespresse (Polizei- und Gerichtsberichte der «Nürnberger Nachrichten» und der «Frankfurter Allgemeine Zeitung», Jahrgänge 1990–1992) und aus der Literatur (Glöer, 1990).

3 Vgl. Baurmann 1983, S. 17. Und: Frankfurter Allgemeine Zeitung vom 31.5.1991, S. 11.

4 Die naheliegende Vermutung besteht, daß nur ein Bruchteil der begangenen Gewaltakte gegenüber Kindern überhaupt aktenkundig wird.

5 Vgl. Süddeutsche Zeitung vom 23.10.1991.

6 Vgl. Frankfurter Rundschau vom 6.10.1990, S. ZB 5.

7 Vgl. Nürnberger Nachrichten vom 11.10.1991, S. 25.

8 Diese Zahl bezieht sich auf die USA. Vgl. Finkelhor, 1990, S. 7.

9 Vgl. Interview mit dem Jugendpsychiater Prof. Dr. Firniss, Münster, in einer Sendung von «Panorama» im Jahre 1990 zum sexuellen Mißbrauch von Jungen. Und: Baurmann, 1987, S. 52 ff.

10 Entgegen dem vorherrschenden Klischee sind die meisten männlichen Täter «normale» heterosexuelle Männer. Studien zur männlichen Prostitution belegen, daß es sich bei den Freiern von Strichern ebenfalls überwiegend nicht um Homosexuelle handelt. Vielmehr erlauben sich zur Abwechslung vom öden Alltag gutsituierte «normale» Familienväter aus der Mittelschicht (Rechtsanwälte, Lehrer, Pfarrer u.a.) gleichgeschlechtliche Kontakte. Vgl. Schickedanz, 1979.

11 Im deutschsprachigen Sprachraum gibt es bislang zum Mutter-Sohn-Inzest keine aktuellen Studien.

12 Bei der Auseinandersetzung um weibliche Mittäterschaft kann es nicht darum gehen, die männlichen Täter von ihrer Schuld zu entlasten. In maskulinistischer Verwechslung wird dieses Argument häufig von Männern verwendet, um zu bestreiten, daß auf einer gesellschaftlichen Ebene Gewalt überwiegend von Männern ausgeht. Im jeweiligen Einzelfall ist zu untersuchen, wie Frauen in das intime Beziehungsgeflecht zwischen Täter und Opfer miteingebunden sind. Dies gilt analog ebenfalls für die männliche Verstrickung bei Gewaltübergriffen durch Frauen.

13 In den 60er Jahren entwickelte der Sozialpsychologe Alexander Mitscherlich die Theorie der «vaterlosen Gesellschaft». Er beschäftigte sich darin mit der fortschreitenden arbeitsteiligen Spezialisierung und Rationalisierung und dem Auflösen der personalen Relation des Verhältnisses zwischen Vater und Sohn. Die «Entväterlichung» und damit der Zusammenbruch der Vaterautorität hat massive Auswirkungen auf die Formung der Söhne und Töchter: ihre Identifikationsmöglichkeiten sind erheblich eingeschränkt.

14 Die Verwechslung von Intimität mit Sexualität wird auch von vielen Frauen beklagt. Ihr Selbstbewußtwerden weist zunehmend die männliche Reduktion des weiblichen Körpers als ein Sexobjekt zurück. Dies verhindert allerdings nicht, daß auch Frauen dieser Verkürzung aufsitzen.

15 In der Tat gibt es den Mißbrauch von Jungen auch durch schwule Männer. Erinnert sei an die Diskussion um die Päderastie im Kontext der Schwulenbewegung während der 70er Jahre. Vom heutigen Blickpunkt des Bewußtwerdens über den Mißbrauch an Jungen wirken die damaligen Plädoyers für die Freigabe der sexuellen Beziehung zwischen Erwachsenen und Kindern erschreckend naiv.

16 Die erst am Beginn stehende gesellschaftspolitische Männerbewegung könnte durch die öffentliche Skandalisierung des Mißbrauchs von Jungen das Bewußtwerden und die Entstehung notwendiger Hilfsmöglichkeiten ebenfalls forcieren. Im Rahmen der männlichen Gewaltverhältnisse interessieren sich Männer (noch) nicht für das leidvolle Schicksal ihrer Geschlechtsgenossen. Die Sensibilisierung für dieses Leid wäre jedoch notwendig, um den männlichen Opfern helfen zu können. Die meisten Beratungsprojekte für mißbrauchte Mädchen und Frauen stehen für die männlichen Opfer nicht zur Verfügung.

17 Überlegenswert ist allerdings, ob die Grenzverletzung in allen Fällen auch aufgedeckt werden sollte, da eine Heilung dieser tiefen Verletzung wohl nie vollständig möglich sein wird.

18 Die Begriffe «Gewalt» und «Ausbeutung» treffen sprachlich den Sachverhalt der Grenzverletzung genauer als der Begriff «Mißbrauch», der einen richtigen «Gebrauch» impliziert.

19 US-amerikanische Untersuchungen stellten fest, daß die Klienten, die in

ihrer Jugendzeit ein sexuelles Verhältnis zu ihrer Mutter hatten, nahezu ausnahmslos Kontaktprobleme haben und nicht imstande waren, eine längere Partnerschaft einzugehen. Zu 38 % leiden sie unter schweren sexuellen Problemen. Vgl. Finkelhor, 1990.

Literatur

Yasmin Bauernfeind/Marlies Schäfer: Die gestohlene Kindheit – Sexueller Mißbrauch an Kindern. München, 1992.

Michael C. Baurmann: Sexualität, Gewalt und die Folgen für das Opfer. Wiesbaden, 1983.

Michael C. Baurmann: Männergewalt. Erscheinungsformen und Dimensionen von Gewalt gegen Frauen und Mädchen. In: Vorgänge 90, 6/1987.

Beate Besten: Sexueller Mißbrauch und wie man Kinder davor schützt, München, 1991, Beck.

Ursula Endres (Hg.): Zart war ich, bitter war's. Sexueller Mißbrauch an Mädchen und Jungen. Köln, 1990, Volksblatt.

Ursula Endres/Johanna Stumpf: Mütter melden sich zu Wort – Sexueller Mißbrauch an Mädchen und Jungen, Köln, 1991, Volksblatt.

Nele Glöer/Irmgard Schmiedeskamp-Böhler: Verlorene Kindheit – Jungen als Opfer sexueller Gewalt, München, 1990, Kunstmann.

Alexander Mitscherlich: Auf dem Weg zur vaterlosen Gesellschaft. Ideen zur Sozialpsychologie, Frankfurt/M., 1963, Suhrkamp.

Hans-Joachim Schickedanz: Homosexuelle Prostitution. Eine empirische Untersuchung über sozial diskriminiertes Verhalten bei Strichjungen und Callboys. Frankfurt/M., 1979, Campus Verlag.

«Er war der perfekte Geliebte», in: Der Spiegel, Hamburg, 1991, S. 68–74.

BURKHARD FORSTREUTER

Onanie –
Lust und Last der Heimlichkeit

‹Du alter Wichser›

Selbstbefriedigung ist ein wesentlicher Bestandteil männlicher Sexualpraxis. Sie gestaltet sich jedoch in vielerlei Hinsicht problematisch und widersprüchlich. Männer haben ein merkwürdiges Verhältnis zur Onanie: Obwohl ‹es› jeder Mann macht, gibt es kaum Männer, die sich dazu bekennen oder diesen Teil ihrer Sexualität ohne schlechtes Gewissen, Scham oder Reue hingeben. Beharrliches Schweigen – einmal abgesehen von Zoten oder Übertreibungen – rankt sich um dieses Thema. Ein Ausdruck dieses gespaltenen Verhältnisses scheint u. a. die Diffamierung durch andere Männer. ‹Du alter Wichser!› ist so ziemlich das Hinterletzte, was man seinem Gegenüber ins Gesicht drücken kann. Angriff etwa als die beste Verschleierung? Formuliert sich hier gar Selbsthaß, die Abwertung des eigenen Tuns?

Ich behaupte, daß die individuelle und gesellschaftliche Tabuisierung und Verschleierung der Onanie zur Stabilisierung der herrschenden männlichen Sexualität beiträgt und damit die Unterdrückung der Frau verlängert.

Dazu zeichne ich zunächst die geschichtliche Entwicklung des Onanietabus nach, um dann darzustellen, wie patriarchale Strukturen mit der christlich-puritanischen Moral und der kapitalistisch geprägten Wirtschaftsform zusammengreifen. Dies bildet die Grundlage für die ‹Zurichtung› männlicher Sexualität, die sich vor allem durch ihre Genitalfixierung auszeichnet.

Diese Genitalfixierung macht es so schwer, daß Männer aus den Strukturen ihrer mittlerweile häufig selber als reduziert erlebten Sexualität ausbrechen können – einmal unterstellt, daß sie dies tatsächlich wollen. Denn vordergründig scheint die männliche Sexualpraxis, die an einer Befriedigung orientiert ist, von Erfolg ‹gekrönt›. Allerdings stellt sich eine Befriedigung der Lust im emphatischen Sinne nicht ein. Sie kann sich auch gar nicht einstellen, denn das Spannungsverhältnis der männlichen Psyche ist nur vorübergehend gelöst. Die aus der problematischen männlichen Identitätsbildung herrührenden Ängste und Minderwertigkeitsgefühle gegenüber der Frau lassen sich durch die Selbstbefriedigung durch (Allmachts-)Phantasien oder durch reale ‹Wichsvorlagen› kompensieren. Das männliche Selbstverständnis ist auf Bestätigung seiner selbst angelegt; mit Hilfe der Onanie ist dies ‹leicht› herstellbar. Das ‹zwanghafte Wichsen› erkläre ich z. T. vor diesem Hintergrund.

Die unausgesprochen getroffene Konvention unter Männern, dieses Thema auszusparen, führt sie in die Heimlichkeit und zugleich ihr eigenes Elend. Oft glauben Männer, ihnen erginge es als einzigem so; sie fühlen sich hilflos, süchtig, krank, pervers usw. Den anderen Männern wird unterstellt, sie hätten keine Probleme mit ihrer Selbstbefriedigungspraxis, ihnen erginge es besser, so, daß sie vielleicht gar nicht onanieren müßten. An dieser Stelle beginnt nun das Pokerspiel. Erlernt wird es von klein auf. Schichtenspezifisch verläuft die Sexualerziehung mehr oder weniger repressiv. Es ist immer noch eher selten, daß ein Junge die Sexualität seiner Eltern erlebt, geschweige denn mit seinem Vater Gespräche über dessen Sexualpraxis – wie z. B. die der Onanie – spricht. Der Junge fühlt sich in seinem Klischee bestätigt: der erwachsene, ‹reife› Sex bezieht sich nur auf Personen, auf die Frau; Onanie wird als Notbehelf abgewertet. Die herrschende Moral – vermittelt u. a. durch die Bilderwelt der Medien – bestätigt ihn darin. In dieser Heimlichkeit wächst neben der sexuellen ‹Lust› auch die Scham.

Die Entwicklung einer Sexualpädagogik für Jungen ist hierbei ebenso vonnöten, wie im Erziehungsbereich vor allem die Väter gefordert sind, ihren Söhnen ein anderes Verständnis für ihren Körper zu vermitteln als durch ihr Schweigen das bislang herrschende.

Eine erfüllte Selbstbefriedigungspraxis kann ich mir nur in Selbstversunkenheit, Hingabe und umfassender Lust vorstellen. Diese bietet den Einstieg zum Ausstieg: Weg von der Genitalfixierung und der Verobjektivierung von Frauen in der Phantasiewelt hin zu einer Erotisierung des ganzen Körpers, zu einer ganzheitlich erfahr- und erlebbaren Sexualität. Diese Gedanken möchte ich im folgenden ausführen.

Die Entwicklung eines Tabus

Der Begriff ‹Onanie› wurde abgeleitet von der biblischen Figur des Onan. Dem alten Testament nach weigerte sich Onan, mit der ihm angetrauten Frau seines verstorbenen Bruders Nachkommen zu zeugen, was dem damaligen Sittengesetz nach seine Pflicht gewesen wäre. So aber «ließ er es, wenn er zum Weibe seines Bruders ging, auf die Erde fallen und so verderben» (1. Buch Mose, Kap. 38,9). Onan starb aufgrund seiner Verweigerung durch die Strafe Gottes. Eigentlich geht es in dieser Geschichte gar nicht um Selbstbefriedigung, sondern um den vorzeitig abgebrochenen Geschlechtsakt. Den Kirchenvätern mißfiel auch eher diese Verweigerungshaltung, keine Nach- und Erbfolge zu zeugen, als daß schon bereits eine explizite Verurteilung der Selbstbefriedigung formuliert wurde. Das alte jüdisch-biblische Patriarchat behandelte Onanie eher unter den Aspekten der Hygiene und legte Wert auf die Einhaltung der Fruchtbarkeits- und Erbfolgegesetze. Denn die

«Juden mußten sich Gesetze auferlegen, die Fruchtbarkeit und Überleben unter den schwierigsten Bedingungen zu den wichtigsten Maximen machten. Zu vergleichen mit den Samenvorschriften ist die Bestimmung, daß alle von jüdischen Frauen geborenen Kinder jüdisch sind, auch die durch Vergewaltigung in Pogromen hervorgegangenen. Die talmudischen Äußerungen gegen die Samenabgabe außerhalb des Geschlechtsaktes sind Überlebensregeln für die Gruppe» (Pilgrim 1985, S. 32) gewesen.

Die katholische Kirche wandte sich gegen jede Form der sexuellen Betätigung, die außerhalb des Aktes der Fortpflanzung lag. Die Selbstbefriedigung stand jedoch nie im Zentrum der Triebverfolgung in der katholischen Tradition.

Erst mit dem 17. Jahrhundert begann die eigentliche ‹Onanie-Inquisition›. Die Verketzerung der Selbstbefriedigung leitete der Puritanismus ein. Unter dem Einfluß des Reformators Calvin setzte sich die Vorstellung durch, der Mensch sei durch und durch sündig. Lust wurde als Unzucht verurteilt, von der die Unzucht mit sich selber die schlimmste sein sollte. Denn vornehmstes Gebot war die Einhaltung der von Gott geschaffenen Ordnung. Unkeuschheit mit sich selber verletzte diese Ordnung, weil der zur Zeugung bestimmte Samen sein bestimmtes Ziel verfehlt. Die Unterlassung, Leben zu zeugen, wird mit Mord verglichen, was von der Bibel und vor Gott natürlich aufs schlimmste verflucht wird.

Verstärkung fand die Theologie dann durch die Naturwissenschaftler, die glaubten, Beweise für die Schädlichkeit der ‹Selbstbefleckung› liefern zu können. Viel schlimmer als diese geistige Haltung, durch die der Onanist Sünde und Verfehlung auf sich nahm, waren die Bemühungen der Mediziner, die körperlichen Leiden und Folgen darzulegen. Der Selbstbefriedigung wurden von Ohnmacht, Schwindsucht, Verlust der Erektionsfähigkeit bis hin zur Unfruchtbarkeit als Folgen zugeschrieben. Obwohl die Warnungen sich gegen Männer und Frauen richteten, bezog sich die Abschreckung doch hauptsächlich auf die Männer.

Standen noch bei der ‹Anti-Onanie-Fraktion› hauptsächlich die heftigen Beschwörungen im Vordergrund, die das Volk abschrecken sollten, machten sich die Moralapostel auch Gedanken, wie diese Sucht, die Krankheit zu heilen sei. Dazu wurden die absonderlichsten Ratschläge und ‹Arzneien› empfohlen:

« 1. Meditation über traurige Dinge

2. sparsame Diät

3. Sorgfalt in der Auswahl des Fleisches

4. Abstinenz in der Zeit des Vollmondes

5. viel körperliche Tätigkeiten

6. flüssigarmes Abendessen

7. nicht mehr daran denken».

Versuchten also noch die Ärzte des 17. und 18. Jahrhunderts, die Onanie zu heilen, verlegte man sich im 19. Jahrhundert darauf, sie gänzlich zu unterdrücken. Es kam in der folgenden Zeit geradezu zu einer Kampagne gegen die Onanie, die von der Phalanx der Theologen, Pädagogen, Ärzte und der Psychologen angeführt wurde. Die Selbstbefriedigung wurde zur Ursache von Geisteskrankheit erklärt. In nicht enden wollenden Beschreibungen wurden immer wieder die schauerlichsten Krankheitsbilder skizziert, die die Onanie hervorrufen sollte. In den Mittelpunkt rückte das Kind, und das Interesse konzentrierte sich zunehmend auf die ‹rechte› Erziehung. Zur Verhinderung und Austreibung des Übels empfahlen die Ideologen ein lückenloses Kontrollsystem: Es reichte von verschließbaren Keuschheitsgürteln, der körperlichen Züchtigung, der Fesselung der Hände vor dem Schlafengehen bis hin zu operativen ‹Maßnahmen› (Bandagierung des Penis, Nadeln, Spangen oder Drähte durch die Vorhaut, um eine lustvolle Erektion zu verhindern, Beschneidung).

Den Hintergrund dieser Entwicklung bildete der sich entwickelnde

Kapitalismus in seinen Veränderungen der wirtschaftlichen Bedingungen der Gesellschaft. Die neue Arbeitsform schuf eine bis dahin unbekannte Arbeitsteilung, die vor allem durch die Zerteilung der gewohnten Lebenszusammenhänge, durch die Entfremdung des Menschen von ihren Produkten und der Disziplinierung des arbeitenden Menschen gekennzeichnet war. Die ‹Onanie-Kampagne› war u. a. ein Mittel, die noch ganz im Bewußtsein des Feudalismus behafteten Menschen so zu formen, daß sie sich in die neuen Arbeitsprozesse einfügten. Dazu war die Austreibung bzw. die Kanalisierung der Sinnlichkeit nötig. Durch das ausgeklügelte System von Bestrafung und Kontrolle erreichten Ideologen eine hohe Anpassung an die gesellschaftlichen Strukturen und eine Verinnerlichung des geforderten Sozialcharakters. Dank der mit dem 20. Jahrhundert sich entwickelnden modernen Wissenschaft und ihrer Forschungsmethoden verloren die zum größten Teil auf völlig unhaltbaren Annahmen basierenden Kampagnen gegen die Onanie an Bedeutung. Vor allem mit dem Aufkommen der Freudschen Psychoanalyse und ihren Erkenntnissen verschwanden zusehends die Ansätze einer chirurgischen Bekämpfung der Onanie. Das Thema der Selbstbefriedigung allerdings erfuhr hingegen nur eine Umdeutung, keinesfalls aber eine Akzeptanz oder Einbindung als ein Ausdruck der sexuellen Betätigung. Allenfalls als kindliches Erfahrungs- und Erprobungsverhalten gebilligt, sah die herrschende Meinung die Selbstbefriedigung mit dem Abschluß der Pubertät als überflüssig an. Durch das Postulat der ‹reifen Sexualität›, der Paarsexualität, wurde der erwachsene Onanist als unreif und neurotisch diffamiert. Hier erfuhr sie die Umdeutung, die bis heute noch gültige Definition als Ersatzhandlung, als Notbehelf.

Wie lebendig noch heute die verinnerlichten Vorbehalte gegenüber der Onanie wirken, soll eine Aussage eines Mannes, der in einer Umfrage zu seinen Erfahrungen über Onanie befragt wurde, veranschaulichen:

«Ich hab als Kind onaniert und bin irgendwann mal von meiner Mutter erwischt worden. Es wurde mir gesagt, du hast nur ein bestimmtes Quantum an Energie, und wenn du das jetzt durch Onanieren verschwendest, ist nachher gar nichts mehr da, und außerdem bleibt dein Pimmel immer klein. Ich habe zwar weitergemacht, aber immer mit einem Schuldgefühl...»

Zur Genitalfixierung des Mannes

Die Zurichtung der männlichen Sexualität zeichnet sich vor allem durch die Fixierung auf den Genitalbereich aus. Das Klischee ‹Männer wollen nur das eine› hat darin seinen erklärbaren Ursprung. Auch die männliche Onaniepraxis und ihre damit verbundenen Probleme lassen sich vor diesem Hintergrund genauer ins Auge fassen.

Die Feministin Sauer-Burghard stellt einen Zusammenhang her zwischen der Zurichtung und Anpassung des männlichen (und weiblichen) Sozialcharakters an die kapitalistische Produktionsform und der Austreibung der ‹Sinnlichkeit› durch das Onanieverbot.

Das kapitalistische Patriarchat, die Dominanz und die Privilegierung der Männer, fußt auf der geschlechtshierarchischen Arbeitsteilung, die eine entsprechende geschlechtsspezifische Sozialisation hervorgebracht hat. Diese wiederum hilft ihrerseits, die Arbeitsteilung abzusichern, so daß der Schein der ‹Normalität› und die ihr innewohnende Gewalt gar nicht mehr durchschaut werden kann. Bislang in der Geschichte unbekannt, wurden «im 18./19. Jahrhundert Geschlechterprofile entwickelt, die die geschlechtshierarchische Arbeitsteilung widerspiegeln und biologistisch gegen Kritik absichern. Der Mann ist demnach von Natur aus rational, aktiv, aggressiv, unabhängig; alles hochgeschätzte Eigenschaften beim Mann. Die Frau ist nach diesem Stereotyp genau das Gegenteil, emotional, passiv, sanftmütig, unterwürfig; alles Eigenschaften, die allgemein negativ eingeschätzt werden, die man aber an Frauen dennoch sehr lobt.» In einem komplizierten Erziehungsprozeß verinnerlichen – auch noch heute – Jungen und Mädchen die Geschlechtsstereotype. Augenmerk soll hier auf den Teil der Sozialisation des Jungen gelegt werden, der die Aufteilung der Sinnlichkeit in Sexualität und Liebe zur Folge hat, der es Jungen (und später dann Männern) ermöglicht, die fatale Konstruktion von der ‹Heiligen und der Hure› zu entwickeln und aufrechtzuerhalten.

Um die (männliche) Arbeitskraft an die fremdbestimmten Arbeitsprozesse zu gewöhnen, war es nötig, Phantasie, Genußfähigkeit und Sinnlichkeit zu unterdrücken, denn für die kapitalistische Produktionsform waren Disziplin und Rationalität von Bedeutung. Die herrschende bürgerliche Moral setzte – entsprechend ihrer Wirtschaftsform – genau auf diese Werte. Zu der Zerstörung der Empfindsamkeit des (männlichen) Körpers trug das Onanieverbot bei. Die Folge dessen war aber nicht etwa die völlige Zerstörung oder Unterdrückung der Sexualität, sondern gerade durch das Verbot konzentrierte sich das Empfinden auf den Bereich, der tabuisiert wurde: auf den Genitalbereich.

Gerade Verbot und drohende Strafen, die Heimlichkeit und die Angst vor dem Entdecktwerden ließen so eine männliche Onaniepraxis entstehen, die ausschließlich am Penis orientiert ist und an einer möglichst schnellen Stimulierung und Befriedigung interessiert ist. Statt einer genußvollen und selbstversunkenen Hingabe seiner selbst entwickelt sich im Laufe der jahrelangen Praxis ein ‹maschinenhafter› Umgang mit dem eigenen Körper, der nur ein Ziel kennt, sich ‹möglichst schnell einen runterzuholen›.

Das Onanieverbot allerdings impliziert eine Botschaft, die die Onanie mit dem Makel des Unfertigen, Infantilen und Unreifen behaftet, nämlich, daß es nur eine ‹richtige› Bestimmung für den Penis gibt. Es ist die an Fortpflanzung gebundene Heterosexualität, wodurch der Koitus ins Zentrum der Sehnsucht und Erfüllung rückt. Dadurch gerät die Selbstbefriedigung in der Selbstdeutung zur bloßen Ersatzhandlung.

So nimmt es denn auch kein Wunder, wenn die männliche Sexualität völlig auf den Orgasmus als Ziel der sexuellen Betätigung fixiert ist.

Obschon heutzutage das Onanieverbot längst nicht mehr so explizit ausgesprochen wird, trägt es dennoch dadurch, wie in der Gesellschaft Selbstbefriedigung bewertet und tabuisiert wird, zur Genitalfixierung der männlichen Sexualität bei.

Minderwertigkeit und Allmachtsphantasien

Um zu erklären, welche Funktion die Onanie für Männer hat, bzw. wie der Akt der Selbstbefriedigung von ihnen instrumentalisiert wird, will ich – verkürzt und idealtypisch – die Entwicklung der männlichen Identität nachzeichnen.

Mit der Geburt des Kindes beginnt die geschlechtsspezifische Erziehung, in deren Verlauf der Junge nicht nur die Unterscheidungsmerkmale für Männer und Frauen rasch kennenlernt, sondern auch wahrnimmt, daß das ‹Männliche› höher und besser bewertet wird. Bis zu diesem Punkt verläuft die Entwicklung bei Jungen und Mädchen zunächst gleich: Erfahren beide in den ersten Monaten noch nicht die Grenze zwischen der Außenwelt und dem Ich, so beginnt das Kind mit zunehmender Entwicklung, zwischen sich und der Welt, in der die Mutter das primäre Objekt darstellt, zu unterscheiden. In diesem Prozeß erlebt das Kind die Ambivalenz zwischen eigener Erfahrung, der Bildung einer Autonomie und dem Wunsch nach Rückkehr in die schützende Symbiose mit der Mutter. Der emotionale Ablösungsprozeß von der Mutter vollzieht sich durch verstärkte Eigenaktivitäten sowie durch Wahrnehmung und Kontakte zu anderen Objekten. In dieser Phase wird darüber entschieden, in welchem Maße das Individuum fähig ist, sich in Beziehung zu setzen.

Zu dem Zeitpunkt, an dem Jungen und Mädchen ihre Zugehörigkeit zu einem Geschlecht erkennen, beginnt sich ihre emotionale und kognitive Entwicklung zu spalten. Das entwicklungsbedingte Dilemma, in dem Jungen sich befinden, läßt sich in etwa so beschreiben:

«Er muß erkennen, daß er etwas anderes ist als die Mutter. Wenn er Mann sein will, darf er keine Frau sein. In unserem Kulturkreis wird aber Weiblichkeit als Nicht-Männlichkeit definiert. Des Jungen Ziel stellt sich somit als das Nicht-Nicht-Männliche dar..., ein an sich schon komplizierter Prozeß, der durch die Hierarchisierung der Verhältnisse von Männlich und Weiblich noch weiter kompliziert wird. Spätestens hier wird der Junge zum erstenmal genötigt, Realität zu verdrängen. Die gesellschaftliche Geringschätzung des Weiblichen steht im Gegensatz zum Erleben des Jungen, der seine Mutter als mächtig, wissend und fürsorglich sich selbst gegenüber empfindet.»

Der Schmerz der lebensnotwendigen und zwangsläufigen Ablösung von der Mutter wird z. T. durch die Abwertung der Mutter/Frau, des Weiblichen kompensiert.

Jungen müssen also in zweifacher Hinsicht einen Ablösungsprozeß durchlaufen:

«zum ersten zur Ausbildung einer Eigenaktivität und zum zweiten zur Konsolidierung einer männlichen Geschlechtsidentität. Zu diesem Prozeß kommt ein weiterer Antrieb hinzu, ausgelöst durch den kulturellen Druck auf den Knaben, eine typische Männlichkeit auszubilden, die sowohl kulturell als auch privat Unabhängigkeit und Autonomie konnotiert.»

Die notwendige Herausbildung geschlechtsspezifischer Merkmale enthebt das männliche Individuum jedoch nicht von Ängsten, die es gegenüber allem hegt, was sein mühsam erworbenes Selbst bedrohen könnte, nämlich Lust und Vereinigung (Symbiose, Auflösung), was unweigerlich mit dem Weiblichen aufgrund der frühkindlichen Erfahrung assoziiert wird. Der Aufbau von Abwehrmechanismen gegen das Weibliche und den eigenen weiblichen ‹Anteilen› spiegelt und wiederholt sich nicht nur in der Einstellung jedes einzelnen Mannes, sondern in den allgemeinen kulturellen Gewohnheiten, in der Beherrschung des eigenen Selbst und unserer Zivilisation.

Das männliche Individuum hält an dieser Strategie fest, indem es seine Eigeninitiative im Umgang mit der Objektwelt steigert. So gerinnt das, was sich ursprünglich als eine Verteidigungsstrategie des nach Unabhängigkeit strebenden männlichen Ichs und als Abwehr alter Ängste entwickelt, zu typischem Männerverhalten gegenüber Frauen, den Gefühlen, dem eigenen Körper. Beziehungen, nicht zuletzt auch die sexuelle Begegnung, werden als Kampf um Macht und Durchsetzung begriffen. Dazu werden oftmals Aggressionen mobilisiert, um sich – trotz allem ursprünglichen ‹Verlangen› – vom Objekt ‹Frau› zu distanzieren und es zu überwältigen.

Ich sehe vor diesem Hintergrund in der Onanie ein Hilfsmittel, mit dem sich jeder Mann jederzeit seiner ‹Männlichkeit› vergewissern kann; sei es, daß er auf seine Phantasien zurückgreift oder auf die ihm dargebotene Bilderfülle (die sogenannte ‹Wichsvorlage›). In jedem Falle kann er sich in seiner Ohnmacht- und Angst-Erfahrung stets als der phantasieren, der er sein möchte oder der er zu sein glaubt. Das männliche Selbstwertgefühl erhält daraus Nahrung. Überlagert und bewußt in den seltensten Fällen durchschaubar für den einzelnen wird es von der vermeintlich sexuellen Lust. Sexualität allerdings steht für mehr Bedürfnisse als nur der Lust und deren Befriedigung: nämlich dem Bedürfnis nach Nähe, Wärme und Geborgenheit. Diese Gefühle sind allerdings nicht so einfach von Männern zuzulassen. Was dieser möglichen Hingabe zudem im Wege steht, ist die Verknüpfung von Bildern der herrschenden männlichen Sexualität mit unseren eigenen. Diese Bilder rühren in uns das, von dem wir Männer in der Gesellschaft profitieren: von dem Gefühl, Macht über eine Frau zu haben. Allein durch dieses ‹Überlegenheitsgefühl› hebt und stärkt sich das Gefühl, ein Mann, damit etwas Besseres, zu sein.

Das, was Männer immer tiefer in die eingefahrenen Gleise treiben läßt, ist genau ihre heimliche Praxis. Praktiziert, um eigentlich Lust und

Befriedigung zu erlangen, verstärkt die Onaniepraxis vor dem Hintergrund des Tabus und Genital- und Orgasmusfixiertheit die Tendenzen herrschender männlicher Sexualität.

Die Schweigespirale

Zwei Momente scheinen nun wesentlich dazu beizutragen, weshalb sich die männliche Onaniepraxis in dieser Heimlichkeit und in der Ambivalenz entwickeln kann. Erstens ist hier die gesellschaftliche Norm der Heterosexualität, um nicht zu sagen ‹Zwangsheterosexualität›, anzuführen. Zweitens herrscht noch immer eine erschreckend hohe Unkenntnis der Jungen und Männer über ihren eigenen Körper, über die Funktionen ihres Genitals, die eine fatale Legendenbildung ermöglicht.

Die ‹Normalität› der Heterosexualität wird kaum ernsthaft in Frage gestellt. Allenfalls die Ab- und Ausgrenzung der männlichen (und weiblichen) Homosexualität als auch mögliche geschlechtliche Orientierung wirft ein Licht darauf, auf welch wackeligen Füßen diese Normalität ruht. Homosexualität als geschlechtliche Lebens- und Liebesform ist in unserem System tabuisiert, denn sie gefährdet die Symbolik der männlichen Macht, die festgelegten Formen der Männlichkeit. Darüber hinaus wird Homosexualität auch deshalb unterdrückt, weil das der Stabilisierung der traditionellen Geschlechterrollenaufteilung und der an sie gebundenen Unterdrückung der Frau dient. Denn

«die Homosexualität trennt die Lust von der Zeugung, von der Produktion des menschlichen Nachwuchses ab, sie negiert die bestehende Ehe- und Familienform – ihre Diskriminierung tritt damit in den Dienst der Abwehr von sexuellen Beziehungsmustern, die sich den etablierten Institutionen verweigern».

Vinnai glaubt deshalb, daß eine Gesellschaft mitunter genau dort ihre Defizite offenbart, wo sie sich bemüht abzuwehren: «Die Ausgrenzung der Homosexualität hilft die Misere dessen zu verschleiern, was als normale Heterosexualität gilt.»

Auch die Autoerotik fällt meines Erachtens unter die Ausgrenzung. Onanie, die Beschäftigung mit sich selbst, entzieht sich in gewisser Weise der sozialen Kontrolle, denn das, was der Onanist tut, ist vorderhand nicht zu erfassen. Die Paarsexualität birgt indessen ein Interaktionsmuster, das auf dem Hintergrund der Männerdominanz letztendlich die Kontrolle über die Frau und ihre Sexualität birgt; die Praxis der Selbstbefriedigung berührt diesen Zugriff nicht und erschüttert ähnlich wie die homosexuelle Praxis die Basis der Männerherrschaft.

Durch die unausgesprochene Norm der Heterosexualität, die sexuelle Praktiken sich nur paarbezogen denken kann und als das einzig ‹Richtige› offenbart, muß die Autoerotik sich zwangsläufig minderwertig vorkommen.

Das zweite Moment ist das geringe Wissen der Männer über ihren eigenen Körper. Nur wenige Männer haben genaue Kenntnis über die Anatomie und Funktionsweise ihrer Geschlechtsteile. Zwar ‹entdecken› Jungen den Penis als Lustzentrum eher und haben anscheinend auch weniger ‹Hemmungen› als Mädchen, sich zu stimulieren; so ist Jungen der Genitalbereich nicht zuletzt deshalb vertrauter, weil sie sich ‹zwangsläufig› mit ihrem Penis beim Urinieren beschäftigen. Die gesellschaftlich positive Einschätzung des Penis als das Lustzentrum schlechthin fokussiert das Interesse allein auf die Tauglichkeit und Funktionsfähigkeit, die immer noch – gemäß patriarchaler Mythenbildung – gemessen wird an der Größe und der Erektionsfähigkeit.

Unkenntnis und die Sorge, daß das eigene Sexualorgan der ‹Norm› entsprechen muß, verstellt die Möglichkeit für Jungen, ihren Körper anders zu beleben, als sich ausschließlich an Stimulierung und Befriedigung sich zu orientieren. Ihnen erscheint ausschließlich die genitale Stimulierung als Sexualität, während alle anderen Körpererfahrungen, wie z. B. Zärtlichkeit, geringgeschätzt werden. Die positive Bewertung und die Einschätzung des Penis als das wichtigste ‹Instrument› zur Beglückung der Frau führt zu einer Überbewertung und Überschätzung des Genitals. Aus der Unkenntnis erwächst dann unglaubliche Angst über den eigenen Penis. ‹Tausend Schuß, dann ist Schluß› bildet nur die Spitze der Mythen. Wie wenig Zugang oder Vertrauen Jungen und Männer zu ihrem Körper haben, spiegelt die Tatsache, daß sie sich häufig vor dem eigenen Samen ekeln oder ihn als etwas Unangenehmes, Klebriges empfinden. Dieses Empfinden beruht wohl auf der Tatsache, daß Harn und Samen den gleichen Ausgang haben.

Dies scheint auch damit zusammenzuhängen, daß die ejakulierte Samenflüssigkeit als sichtbarer Beweis für das Nichtbefolgen des Onanieverbots gedeutet wird, das ja auch immer noch mit Schädlichkeit in Verbindung gebracht wird.

Bei ihren Erfahrungen bleiben die Jungen – zumindest in der Familie – auf sich allein angewiesen. Die erste Pollution wird in der Regel ignoriert, und die Selbstbefriedigung des Jungen, seine Gefühle, finden keine Reflexion.

Bedeutung gewinnt hier seine Peer-group. In der Gruppe erfährt der Junge immerhin noch Rückmeldung – wenn auch häufig nur in Form von Witzen oder Prahlereien. Die Fähigkeit zum Samenerguß wird in der Regel als Zeichen von Männlichkeit gesehen. Es ist nicht selten, daß Jungen untereinander die ersten ‹Wichs›erfahrungen machen, sich gegenseitig stimulieren. Oft sind diese Begegnungen jedoch gekennzeichnet durch Vergleiche (wer kann am schnellsten kommen, oder am längsten hinauszögern, die Größe des Penis wird verglichen), die eher an sportlichen Wettkampf erinnern, denn einer Erkundung des Körpers dienen. Sicherlich liegen dem zugrunde eine Neugierde und das Bedürfnis, die Isolation zu überwinden, doch wird diese Bereitschaft zur Offenheit und zum Austausch überlagert von dem Bemühen, sich untereinander der eigenen beginnenden Männlichkeit zu vergewissern. Auch verhindert diese Art des Vergleichs und Wettstreits die Offenbarung der Gefühle. So münden diese Versuche, Sicherheit und Anlehnung – darüber hinaus werden die Erfahrungen ja als angenehm und lustvoll erlebt – im Austausch und Erlernen von Techniken, die letztlich nur dazu dienen, reif für die Begegnung und Befriedigung mit und an einer Frau zu werden. In der Regel enden diese homosexuellen Praktiken mit dem Kennenlernen der Freundin. Die Erfahrungen werden nicht selten verdrängt oder als pubertärer Unfug abgetan.

Die Selbstbefriedigung allerdings hört damit für den Jungen nicht auf. Sie existiert ‹neben› der paarorientierten Sexualität weiter. Der enorme Konsum von Pornographie ist nur der sichtbare materielle Beweis.

Was aber suchen bzw. glauben Jungen und Männer in der Onanie zu finden?

Mit dem Eintritt in die Pubertät beginnt für Jungen der Ernst des Lebens: der Erwerb von Männlichkeit, der nach der gängigen Vorstellung immer noch stark an Körpergröße und -kraft, Muskeln und auch an der Beschaffenheit des Penis gemessen wird. Dabei gilt, daß Männlichkeit erworben werden muß, und die drohende Gefahr, sie wieder zu verlieren, treibt Jungen dazu, sich ihrer immer wieder zu versichern. Ein wichtiges Element ist der Kontakt und die Beziehung zu einer Frau, als ‹Beweis› dafür, ein richtiger Mann zu sein. Da der Kontakt zu gleichaltrigen Mädchen sich oft schwierig gestaltet aufgrund deren Orientierung zu älteren Jungen hin, sind Jungen auf sich selbst angewiesen. Die Ejakulation, als ‹Beweis› von geschlechtlicher Reife und Männlichkeit, gewinnt in diesem Dilemma an Bedeutung. Der Rückzug auf sich selbst, die Entdeckung der (genitalen) Sexualität verschafft natürlich vor allen Dingen Lust. Eine sorglose ‹Erkundung› des Körpers allerdings ist nicht möglich. Onanietabu und die sexualisierte Bilderwelt, die Zwangsheterosexualität setzen der Erkundung und der Neugierde Grenzen, lenken sie in eine Richtung. Indessen verdeckt die Genitalfixierung die eigene Bedürftigkeit, das Bedürfnis nach Zärtlichkeit, Wärme, Passivität. Das zu erwerbende Männlichkeitsbild zeichnet sich ja durch Beherrschtheit und Frauenbeziehung aus. Die genitale Lust weist immer schon das ‹Bedürfnis› nach einer Frau auf und führt den Jungen von sich weg. In seiner Phantasiewelt – bestimmt durch die Normen der heterosexuellen, sexistischen Welt – kann der Junge sich seiner Männlichkeit vergewissern, sie ist dort herstellbar. In ihr kann er sich mächtig und potent erleben, kann inszenieren und in Kontakt mit dem weiblichen Wesen bleiben.

In der Entwicklung seiner Sexualität, seiner Onaniepraxis stehen sich der Reiz und die Lust, die Lustgefühle und die Angst und Unsicherheit, gespeist aus der Heimlichkeit und Isolation, unversöhnt gegenüber. Die Tatsache, daß Jungen (und auch Männer) manchmal an einem Tag häufiger onanieren, zeigt, daß die eigentlichen Bedürfnisse nicht befriedigt werden. Aufmerksamkeit wird nur dem Penis gewidmet. Eine dunkle Ahnung scheint jeden nach der Beendigung des ‹Geschäfts› zu befallen, nach dem Auftauchen aus der Phantasie in die Realität, daß die ersehnte Befriedigung sich nicht einstellen will. Schuld daran ist sicherlich der maschinenhafte Umgang mit sich selber, die Orte, an denen man sich ‹einen runterholt›, die Angst vor der Entdeckung. So kann sicherlich eine Selbstbefriedigung nicht klappen. Immer wieder berichten Männer von Schuldgefühlen, der Leere und dem Ekel, der sie danach ‹befällt›.

Nach außen hin, vor den Klassenkameraden oder der Jungenclique, versucht der Junge, diese Gefühle zu verbergen; im Gegenteil wird er versuchen, vermittelt über Witze oder Andeutungen, sich als geübt und souverän vor den anderen hinzustellen. Ein richtiger Mann läßt sich nicht in die Karten gucken. Gleichzeitig scheinen diese Kommunikationsversuche eine Art Kontaktaufnahme zu sein, mann will hören, wie es den anderen ergeht. Irgendwann wird die Praxis nicht mehr hinterfragt, sondern ‹bewußtlos› fortgesetzt. In einer gewissen Hilflosigkeit und Resignation – mann hat es halt nicht anders erfahren. Zudem bietet jede Selbstbefriedigung die Möglichkeit, Lust, Trost und Befriedigung des Triebes, Abbau der sexuellen Spannung zu erfüllen.

In dieser zweifelhaften ambivalenten Spannung zwischen Lust und Selbstzweifel und -haß wird man Mann. Obschon die meisten Männer eine Partnerin haben, also sexuellen Kontakt, setzen sie ihre oft zielorientierte Befriedigungspraxis fort. Diese Praxis verstärkt wieder das Interesse am Penis und die Konzentration auf die Frau in der Phantasie- und Gedankenwelt. Männer reproduzieren damit sich selber und die herrschende, frauenunterdrückerische Sexualität.

Gewalt spielt meist in den Phantasien eine Rolle. Sie erhöht den Reiz. Dabei wendet sich die Gewalt zum einen gegen die Männer selbst, um sich zusammenzuhalten, sich hinzugeben, ohne sich aber dabei zu verlieren oder aufzulösen. Zum anderen wird der Frau eine Nähe zur Natur unterstellt, Natur wird mit Sexualität gleichgesetzt, und diese gilt es zu beherrschen. So können sich Männer Frauen in ihrer Phantasie annähern, sind Meister ihrer Inszenierungen. Sie allein bestimmen die Handlungen.

Selten nur sprechen erwachsene Männer über Onanie, auch nicht mit ihrer Partnerin. Die Vorstellung, daß ihr Tun minderwertig ist, daß es ein erwachsener Mann nicht nötig hat, scheint vorzuherrschen. Wichtiger noch scheint die schamhafte Erinnerung daran zu sein, daß Männer über die Bereiche ihrer Phantasie reden müßten, die real in ihrem Beziehungsleben und in ihrer Sexualität mit der Partnerin nicht auftauchen, verheimlicht werden.

«Onanisten aller Länder...»
Vom Wichsen zur Selbstbefriedigung

Immer wieder erstaunlich, wenn auch gleichsam erschreckend und traurig ist es, wenn Männer nach manchmal jahrelangem Schweigen ihr bestgehütetes Geheimnis lüften; die Erleichterung, darüber zu sprechen, sich zu trauen, über ihre Praxis und ihr Verhältnis zur Onanie und ihre Phantasien zu reden. Das Erstaunen, daß es einem nicht nur allein so geht. In Männerselbsthilfegruppen und Workshops zum Thema konnte ich immer wieder feststellen, wie Männer sich durch die Jahre in ihrer Heimlichkeit, in ihrer Scham und Reue daran ‹gewöhnt› haben, diesen Teil ihrer Sexualität zu leben – in den meisten Fällen war kaum eine bewußte Haltung vorhanden, zumeist wichste mann recht unreflektiert, die Praxis, die Phantasien wurden so gut wie nicht hinterfragt.

In der Offenlegung, in dem Gespräch und Austausch unter Männern liegen zwei Chancen, die zum Aufbau einer ‹alternativen› Sexualität führen könnten. Erstens brechen Männer aus ihrer Isolation aus. Damit distanzieren sie sich vom Bild des Einzelkämpfers, kündigen eine oft unreflektierte Männerkumpanei auf, die die herrschende patriarchale Norm stützt, und durchbrechen so den Kreislauf.

Zweitens besteht in dieser Offenlegung die Möglichkeit, daß Männer gemeinsam ihre eigene Geschichte sowie die gesellschaftliche Instrumentalisierung durch die Männergesellschaft begreifen können. Damit wird die Basis für die frauenverachtende und auch selbstzerstörerische Praxis angegriffen. Jeder Mann muß sich an dem Punkt entscheiden, ob er so weitermachen will oder die Möglichkeit nutzen will, sich ‹neu› zu beleben. In diesem Zusammenhang haben Männerselbsthilfegruppen oder die Angebote der existierenden Männerbüros und -zentren ihren Wert. Denn es wird kaum möglich sein, diesen Prozeß für sich allein zu durchleben. Denn die Ambivalenz, einerseits weiterhin zu wichsen, sich in der gewohnten Form zu verhalten oder einen bewußteren Umgang mit sich selber zu suchen, stellt Männern immer die Frage, was gewinne und was verliere ich. Die Begleitung und das kritische Hinterfragen vertrauter, gleichgesinnter Männer mag dabei ein Ansporn, Regulativ und natürlich emotionale Hilfe sein.

So kann die Suche nach einer ‹alternativen› Sexualität, die sich befreit von dem Verlangen nach Herrschaft und der totalen (phantasierten) Macht über die Frau, am ehesten gelingen. Sich beleben hieße, seine Bedürfnisse zu entdecken und zuzulassen. Bedürfnisse nach Zärtlichkeit, Wärme und Empfindsamkeit; Dinge, die schon früh dem einzelnen ausgetrieben wurden. Von Bedeutung wäre die Erfahrung, daß nicht allein der Penis Lust spenden kann, sondern die Entdeckung, daß auch der übrige Körper erotisierbar ist und Lust verspricht. Auf diese Weise kann sich eine Autoerotik entwickeln, bei der sich der einzelne

Zeit für sich nimmt, den Leistungsdruck aufkündigt und sich in Hingabe und Selbstversunkenheit übt, so daß Männer für ihr Lustempfinden nicht mehr den Körper der Frau instrumentalisieren müssen, sondern Lust aus sich selber schöpfen können. Daß die Erfahrung, sollte sie denn als ‹Körperwissen› aufgenommen werden, auch dem sexuellen Kontakt, dem Verhältnis zu Frauen förderlich sein wird, liegt auf der Hand.

Männer können lernen, daß es andere, vielfältige Formen der sexuellen Kommunikation gibt, außer dem scheinbar einzig wahren und selig machenden Koitus. Mit der Hinterfragung der Phantasien vom ‹Megafick› geraten gleichzeitig die herrschenden Sexualitätsnormen ins Wanken, damit vor allem auch das Ideal der heterosexuellen Paarbeziehung, dessen ‹Bindeglied› der Geschlechtsakt ist. Hinter dem Zwang der Penetration stand immer schon, daß dadurch Frauen in ihrer Sexualität unterdrückt wurden. In dem Maße, wie Männer nicht mehr Frauen real oder in ihrer Phantasie brauchen oder instrumentalisieren, um ihr Selbstwertgefühl zu steigern, kommen Männer ein Stück ihrer verlorengegangenen, verschütteten Lebendigkeit näher – und natürlich einem gleichberechtigten Verhältnis von Mann und Frau.

Literatur

Georg Brzoska: Herrschende Männersexualität. In: Männerkalender 89.
Carol Hagemann-White: Sozialisation: Weiblich – männlich? Opladen 1984.
Elsbeth Meyer: Enthüllungen. Männer über Verhütung, Kinderkriegen, Abtreibung, Sexualität. Reinbek 1986.
Tor Nørretranders (Hg.): Hingabe. Über den Orgasmus des Mannes. Reinbek 1983.
Volker E. Pilgrim: Der selbstbefriedigte Mensch. Freud und Leid der ‹Onanie›. Reinbek 1985.
Ders.: Der Untergang des Mannes. Reinbek 1986.
Brunhilde Sauer-Burghard: «Ficken und gefickt werden». Zur Formung männlicher und weiblicher Heterosexualität in der modernen bürgerlichen Gesellschaft. In: Beiträge zur feministischen Theorie und Praxis. Heft 20.
Dieter Schnack/Rainer Neutzling: Kleine Helden in Not. Jungen auf der Suche nach Männlichkeit. Reinbek 1990.
Gerhard Vinnai: Das Elend der Männlichkeit. Heterosexualität, Homosexualität und ökonomische Struktur. Reinbek 1980.
Bernie Zilbergeld: Männliche Sexualität. Tübingen 1983.

VOLKER VAN DEN BOOM

Störungen der männlichen Sexualität
Ein männerspezifischer Beratungsansatz

Beratungsarbeit mit Männern, die unter sexuellen Störungen leiden, ist bisher im wesentlichen an klassischen Therapietheorien orientiert gewesen. Im folgenden werde ich allerdings meine eigenen Erfahrungen und Reflexionen in der Arbeit mit Betroffenen wiedergeben. Meine Absicht dabei ist, die Skizze eines Beratungsansatzes zu entwerfen, der gerade das Spezifische an der Arbeit mit Männern berücksichtigt.

Die sexuellen Funktionsstörungen

Viele Männer erleben irgendwann einmal, daß ihr Penis im Laufe der sexuellen Handlung nicht so funktioniert, wie er es eigentlich sollte. Das ist weiter kein Problem, wenn «es» beim nächsten Mal wieder klappt. Versagt die Manneskraft jedoch öfter oder andauernd, so kann hier von einer sexuellen Störung gesprochen werden. Das trifft ebenfalls zu, wenn «das Problem» schon immer bestand, der betroffene Mann Sexualität bisher also nur oder fast ausschließlich mit dieser Störung erlebt hat.

Der vorzeitige Samenerguß

Die wohl häufigste Störung männlicher Sexualität ist der vorzeitige Samenerguß. Noch bevor der Mann mit dem Penis in seine Partnerin eindringt oder innerhalb kürzester Zeit danach kommt er zum Orgasmus.[1]

Auffallend an den betroffenen Männern ist, daß sie unter einer hohen Grundspannung stehen. Große berufliche Belastung, hohe Erwartungen an sich selber sowie hinzukommend die Anforderungen von seiten der Familie bedrängen diesen Mann in einer Art und Weise, so daß jede weitere Belastung ihm zuviel ist. Der Grad der von ihm gerade noch ertragbaren Spannung ist überschritten: er selber oder sein Körper sucht nach einer Abfuhr der nervlichen Überlastung. In der Regel passiert das durch eine Dämpfung der Anspannung (z. B. mit Alkohol) und/oder durch ein Abreagieren in aggressiven Gefühlsausbrüchen. Oft ist dieser Weg jedoch von eigenen Wertvorstellungen oder Grenzsetzungen der Partnerin versperrt. Eine Abfuhr der über das Grundmaß hinausgehenden Spannung erfolgt in der Sexualität: entweder ist die sexuelle Spannung das «Zuviel!» und muß schnell beseitigt werden, oder die Abfuhr der Spannung erscheint im Bereich der Sexualität als ungefährlich. Der schnelle Akt hinterläßt jedoch zwei mehr oder weniger unbefriedigte Menschen. Ob diese Enttäuschung nun angesammelt oder direkt in Vorwürfen geäußert wird: ein weiterer Erwartungsdruck – nämlich länger zu können – baut sich im Manne auf. Der Kreislauf schließt sich.

Der erste Schritt in der Beratungsarbeit mit den betroffenen Männern ist die Suche nach Möglichkeiten, die die Grundspannung verringern. Im Berufs- und Privatleben suchen Klient und Berater gemeinsam (auch mit der Partnerin) nach konkreten, praktischen Handlungen, die das Leben erleichtern. Die durch direkt erlebte Entlastung sowie das Erkennen der Wirkungszusammenhänge (s. o.) führen in der Regel schon zu einem ersten Aufatmen in der ganzen Familie – und damit auch im Bett.

Im zweiten Schritt der Arbeit stehen die Einstellungen im Vordergrund, die ein so hohes Maß an Grundspannung erst entstehen lassen können. Ausgangsthema ist hier meist das Bemühen, die Lasten des Alltags alleine tragen zu können. Ein «ganzer» Mann muß eben in der Lage sein, den Lebenskampf zu meistern. Die Abkehr von diesem Anspruch (oder Zwang) und der Beginn, die eigene Leistungsgrenze wahrnehmen und akzeptieren zu können, setzt voraus, daß die betroffenen Männer lernen, andere um Mithilfe zu bitten. In der Beratungsarbeit erscheint mir diese Phase als entscheidender Wendepunkt: Der Mann beginnt, mich um Unterstützung zu bitten, ohne als Versager zu gelten, und nimmt die dargebotene Hilfe auch an. Dieses Erlebnis steht im Gegensatz zu all seinen bisherigen Erfahrungen. Entsprechend reagiert er einerseits mit großen emotionalen Widerständen; andererseits empfindet er deutlich, wie befreiend diese Unterstützung für ihn ist.

Die Übertragung solcher Erfahrungen in den Alltag ist der nächste Schritt. Ob seiner Partnerin, seinen Kindern und Freunden, evtl. sogar bei Arbeitskollegen – der Mann beginnt sich Möglichkeiten zu schaffen, mit Hilfe anderer Menschen eine Entlastung zu finden. Auf diese Weise schafft er es in Zukunft, seine Leistungsgrenze einzuhalten.

Parallel dazu verändert sich auch die Sexualität des Mannes: öfter kommt sein Orgasmus nun später, oder er kann den Zeitpunkt des Orgasmus öfter selber bestimmen. In der Regel beenden die Männer hier die Beratung, da sie auf meine Hilfe nicht mehr angewiesen sind.

Die Erektionsstörungen

Die Störung der Erektion des Penis wird von Männern am meisten gefürchtet. Sorgsam wird sie als Geheimnis gehütet, da sie einer Bankrotterklärung aller Manneskräfte gleichkommt. Entsprechend spät und schwer fällt der Gang zum Arzt oder Sexualberater. Auffallend auch, daß die Hoffnung auf eine organische Ursache aufrechterhalten wird, obwohl die körperliche Unversehrtheit (oft mehrfach schon) bestätigt worden ist. Erektionsstörungen können in folgenden Formen auftreten: – der betroffene Mann hat noch nie einen voll erigierten Penis bei sich erlebt; – der Penis ist nur manchmal oder nur ein bißchen erigiert (z. B. nachts oder bei bestimmten Phantasien); – nach langjähriger sexueller Potenz versiegt die Erektion plötzlich und kommt nicht mehr wieder.

Kennzeichnend für in diesem Sinne phasenweise oder total impotente Männer ist eine ängstliche Grundhaltung, der sie mit aller zur Verfügung stehenden Kraft entgegentreten. In der Beratungsarbeit zeigt sich, daß bei dieser Störung der Blick in die Kindheit der Männer wichtiger als z. B. beim vorzeitigen Erguß ist. Vor allem die Beziehung des Vaters zum Jungen scheint eine wichtige Rolle zu spielen. So berichten die Männer, daß sie von ihm anhaltend verachtet wurden, wenn sie ihre empfindsamen und bedürftigen Seiten zeigten; lebten sie andererseits ihre kraftvollen und aggressiven Impulse aus, so wurden sie dafür von ihm streng bestraft. Die Mutter stellte sich ihrem Mann dabei nicht entgegen, weil sie sich ihm gegenüber als zu schwach empfand. Gefühle zu zeigen, beinhaltete für den Jungen also auf jeden Fall die Gefahr, erneut erniedrigt zu werden. Der Ausweg, sich nach außen hin als unempfindlich zu zeigen, ist in diesem Zusammenhang äußerst sinnvoll. Die intern dennoch bemerkbaren Gefühle und Bedürfnisse werden als hinderlich erlebt und somit die Fähigkeit, sie wahrzunehmen, auf ein unerläßliches Minimum reduziert.

Stark eingeschränktes Erleben und Äußern von Gefühlen macht jedoch keinen Halt vor besonderen Lebensbereichen, wie hier der Sexualität. Das heißt, wer sich keine Gefühle erlauben kann, kann sich auch sexuelle Erregung nicht erlauben. Wie oben geschildert, werden auch die kraftvollen Impulse des Jungen unterdrückt. Er lernt nicht, einen eigenen Willen zu entwickeln, und hat enorme Schwierigkeiten, sich gegen seinen Vater durchzusetzen. In Folge davon erleben sich die betroffenen Männer als «lebensuntüchtig» – sie sehen sich nicht in der Lage, die Anforderungen des Alltags annähernd zu meistern, und haben von sich den Eindruck, daß sie nicht «ihren Mann im Leben stehen» können. Gleiches erleben sie in ihrer Sexualität: «er steht nicht». Verständlich daher, wenn sie bemüht sind, eine Fassade aufzubauen oder aufrechtzuerhalten, die das Gegenteil darstellen soll: ein starker und potenter Mann zu sein.

Bei Männern, deren Impotenz erst mitten im Leben auftritt, scheinen dagegen plötzliche, tief in ihre persönliche Substanz eingreifende Ereignisse Auslöser zu sein. So z. B. wenn die Partnerin sich unvorhergesehen von ihm trennt; oder die Todeserfahrung bei einem Herzanfall mit der folgenden absoluten Abhängigkeit vom Pflegepersonal, die wegen ihres Ausmaßes nicht mehr in das bisherige Verständnis des Mannes von sich als eigenständiges Wesen integrierbar ist.

Die Beratungsarbeit mit impotenten Männern erfordert Geduld und vom betroffenen Mann Ausdauer. Zum erstenmal in seinem Leben hat er die Gelegenheit, sich zu zeigen wie er ist, ohne als «Schlappschwanz» beschimpft zu werden. Diese Ängste und das Mißtrauen davor, wieder erniedrigt zu werden, machen es nötig, dem Mann Zeit zu lassen, bis er genügend Vertrauen zum Berater gefunden hat. Abwehrende Gefühle dem Berater gegenüber wahrnehmen und ausleben zu dürfen, ist eine wichtige Erfahrung auf dem Weg dahin. Gleichzeitig werden Alltagserfahrungen aufgearbeitet, um konkrete Handlungsmöglichkeiten zu finden, mit deren Hilfe er sich durchsetzen und bestätigen kann. Leitfaden dabei ist die Orientierung an seinen nun langsam wieder auftauchenden Gefühlen und Bedürfnissen, so daß seine Identität gerade als Mann immer deutlicher wird. Diese Schritte, «seinen Mann im Leben zu stehen», spiegeln sich wider in seiner Beziehung zur Sexualität. Auch hier beginnt «es» sich zu regen, d. h., auch hier beginnt er, potent zu werden.

Sucht auf Sexualität

Wenigen Männern ist das vergönnt, wovon die meisten träumen: beständig vorhandene Lust, Potenz und Orgasmusfähigkeit, beliebig oft wiederholbar. Der Haken an der Sache: diese Männer leiden unter ihrer nimmermüden Potenz, hasten von einem Sexualakt zum anderen, immer auf der Suche nach der sexuellen Befriedigung, die jedoch niemals richtig sättigt.

Die betroffenen Männer weisen in der Regel das typische Verhalten von Süchtigen auf. Einem geringen Leidensdruck und der Erkenntnis, sich selber zu schaden, steht das große Bedürfnis gegenüber, ungebunden weiter auf Suche gehen zu können. Was hier jedoch gesucht wird, ist erstaunlicherweise nicht in erster Linie die Befriedigung im eigenen Orgasmus, sondern die Wiederholung der Erfahrung, der beste Liebhaber zu sein. Hochsensibel, ist der Sexsüchtige nämlich in der Lage, schnell und präzise herauszufinden, auf welche Art und Weise die betreffende Frau von ihm «behandelt» werden muß, so daß der Sexualakt für sie in äußerstem Maße befriedigend ausfällt.

Die Entstehungsgeschichte der Sexsucht macht das verständlich: schon in frühester Kindheit ist das Bestreben des Jungen deutlich, der Mutter ein «guter Junge» zu sein, d. h. ihr die Wünsche «von den Lippen» ablesen und ausführen zu können.[2] Kommt er dieser Aufforderung nach, so ist er «Mutters Liebling». Dennoch hat der Junge nie das Gefühl, wirklich von der Mutter akzeptiert zu werden: bemüht er sich nämlich nicht um sie, so läßt sie ihn einfach «fallen» (und wendet sich anderen Männern zu). Die Rolle des Vaters dabei ist unklar; für den Jungen stellt er im allgemeinen keine feste Bezugsperson dar, was auch auf das Verhältnis zwischen Vater und Mutter zutrifft. Ihre Hinwendung zum Sohn als «Mann und Partner» ist damit erklärbar.[3]

Beratungsarbeit mit sexsüchtigen Männern bedeutet in erster Linie, den Mann in seiner Art, die Sucht zu leben, vorbehaltlos anzunehmen.

Solch ein Angebot, von einem Menschen angenommen zu werden, ohne dessen Bedürfnisse erfüllen zu müssen, bietet dem betroffenen Mann die Chance, seine alte Sehnsucht zu stillen. Wenn überhaupt, so wird er diese Gelegenheit jedoch nur nach langem Zögern und mit größten Schwierigkeiten ergreifen. Meist brechen die Männer die Beratung an dieser Stelle ab: das wachsende Vertrauen und die damit aufkommende menschliche Nähe werden als beklemmend und angstvoll erlebt; demgegenüber ist die unverbindliche Suche (nach genau dieser Nähe) wie ein befreites Aufatmen nach großer Bedrängnis.

Schmerzen

Einige Männer haben während des Geschlechtsverkehrs – vor allem während oder kurz nach dem Samenerguß – Schmerzen im Bereich der Peniswurzel oder der Harnröhre. Oft nehmen die Männer beim Erguß ein Gefühl wahr, als würde der Erguß in der Harnröhre «festklemmen», bis er sich plötzlich und dann eben schmerzhaft «einen Weg bahnt».[4]

Der Grund dafür ist in aller Regel in aktuellen Verstimmungen des Mannes zu finden, die – nähme er sie wahr und ernst – sexuelle Erregung nicht aufkommen lassen würden. Da der Mann diese Erkenntnis jedoch nicht zuläßt und sexuelle Erregung produziert, meldet sich sein Körper mit einer Mißstimmung quasi noch «auf der letzten Bastion».

In der Beratung läßt sich dieser Zusammenhang dem Mann schnell deutlich machen. Er erhält so die Möglichkeit, die Hinweise seines Körpers verstehen und sich danach richten zu lernen. Themen, die dabei ursächlich im Hintergrund stehen, sind geheime Befürchtungen, von der Partnerin als Mann nicht für voll genommen zu werden – oder das Mißtrauen, ob die Partnerin es eigentlich ernst mit ihm meint. Die Arbeit mit beiden Partnern zeigt häufig, daß die Vermutung des Mannes zutrifft. Gleichzeitig wird aber immer auch deutlich, wie wenig der Mann von sich selber als Mann hält, oder wie wenig er eigentlich selber bereit ist, sich ernst zu nehmen. In der Beratung erweisen sich gerade solche Männer als besonders «hartnäckig», d. h., sie sind kaum in der Lage, von ihrem Mißtrauen sich selber gegenüber Abstand zu nehmen.

Erregung, Orgasmus und Samenerguß

Wenn der Penis eines Mannes erigiert ist, dann heißt das noch lange nicht, daß er Lust auf Sexualität hat. Oft geschieht die Erektion spontan, oder der Mann spürt gerade seine Liebe zu seiner Partnerin besonders deutlich, oder er ist sexuell erregt, spürt aber nicht den Wunsch, sexuell tätig zu werden.

Irrig ist auch die Annahme, daß Samenerguß und Orgasmus für einen Mann das gleiche seien. Der Unterschied ist feststellbar, wenn der Mann die Befriedigung im Akt mit der Partnerin vergleicht mit der Befriedigung, die er in der sexuellen Betätigung mit sich selber erfährt. In aller Regel wird der Samenerguß bei der Selbstbefriedigung durch rasches Stimulieren des Penis hervorgerufen [5] und entweder als Befreiung von einem (im Alltag aufgebauten) Druck erlebt oder schlichtweg als ein Abspritzen, «weil's grad mal wieder nötig war». Der Samenerguß im Sexualakt mit einer Frau dagegen ist – wieder in aller Regel – ein Ergebnis von Berührungen der Haut in verschiedenen Körperregionen, von Bewegungen des ganzen Körpers und natürlich die reale Präsenz einer begehrten Frau. Hier ist das Erlebnis der Männer eher mit dem alten Begriff des «in Wallung geraten» [6] beschreibbar. Das Gefühl, daß der Orgasmus wie eine Welle [7] durch den ganzen Körper kommt, entgeht jedoch auch beim gemeinsamen Sexualakt den meisten Männern. Körperliche (in den tieferen Muskelschichten erspürbare) Blockaden und seelische Hemmnisse stehen einer so weit gehenden Hingabe an die sexuelle Erregung im Wege. Das Training im Kindes- und Jugendalter, sensible Gefühle zu unterdrücken und zu verachten, zeigt hier besonders deutlich seine Wirkung.

Sexualberatung heißt in diesem Fall für den Mann, zu lernen, Gefühle überhaupt wiederzuentdecken – gerade die verachteten und unscheinbaren (also die «Gefühlchen»). Damit einher geht eine Änderung seines Selbstbildes als der immer bereite und fähige Mann zu einem differenzierten Bild, welches ihm ermöglicht, alle ihm zugehörigen Erlebnis- und Gefühlswelten wahrzunehmen.

Störungen und Alltag männlicher Sexualität

Störungen der männlichen Sexualität und ihre Hintergründe sind immer Abbilder, Extremformen der normalen männlichen Sexualität. Der Rückschluß, daß also auch der sexuelle Alltag des Mannes nicht gerade zu den befriedigendsten gehört, ist zulässig. Eine Gegenüberstellung der in den vorangehenden Kapiteln gemachten Grundaussagen mit den Erfahrungen, die Frauen in aller Regel mit Männer machen, zeigt dies deutlich:

- Männer stehen unter einer hohen Grundspannung und haben daher das starke Bedürfnis nach schneller Spannungsabfuhr. In Folge davon klagen Frauen: «Warum sind Männer immer so schnell fertig?!»
- Einerseits wären Männer gerne immer potent, andererseits fühlen sie sich gedemütigt und verunsichert, so daß sie von sich selber oft den Eindruck haben, nicht ihren Mann im Leben oder Bett stehen zu können: Frauen erleben ihre Partner oft als kleine Jungen, die sie als Mutter brauchen, während sie plötzlich dann von ihrer Partnerin erwarten, das ständig lüsterne und bereite Weib zu sein.
- Der Sehnsucht nach Geborgenheit und totaler Annahme durch die Partnerin steht im Manne das Bedürfnis gegenüber, wieder ungebunden auf Suche gehen zu können: Frauen vermissen an ihren Männern, daß sie aus vollem Herzen treu zu ihnen sein können[8].
- Männer fühlen sich von jedem Menschen ein Stück bedroht oder nicht ernst genommen, weshalb ein bißchen Mißtrauen immer dabei ist: Frauen spüren, daß Männer nie volles Vertrauen zu ihnen fassen werden und lieber schnell wieder auf Abstand gehen, wenn die Nähe zu groß wird.
- Wenig oder nie Gefühle zu erleben, bedeutet für den Mann auch, immer unbefriedigt, unzufrieden zu sein und daher ebenso beständig immer mehr von den Gefühlen erleben zu wollen, die er sich wenigstens noch erlauben kann – die sexuellen: «Männer wollen immer nur das eine!» ist die (folge-)richtige Wahrnehmung der Frauen, die der steten sexuellen Bedrängung nur nachgeben oder aus dem Weg gehen können.

Manche Männer machen sich ihr Leben lang vor, daß ihre sexuelle Wirklichkeit eine genau andere ist. Ich rate ihnen, genauer hinzuschauen und ehrlicher mit sich selber zu werden – um die Chancen zu sehen, die für uns Männer daraus erwachsen können: im Bewußtsein darüber, wie wir sind, uns auf den Weg begeben, die verschütteten Welten in uns erleben zu lernen – nicht in erster Linie den Frauen zuliebe, sondern für uns selber, dafür, das Glück auch in uns finden zu können.

Anmerkungen

1 Als vorzeitig wird der Orgasmus erlebt, der vor dem Eindringen oder innerhalb von einer Minute danach erfolgt; für ¾ der Betroffenen ist der Orgasmus an sich dennoch voll befriedigend.

2 Dies trifft auch auf die erotisch-sexuellen Bedürfnisse der Mutter zu; einige der Männer erleben auch sexuellen Mißbrauch durch die Mutter.

3 Die Ähnlichkeiten zum in der Psychoanalyse beliebten Ödipus-Komplex sind deutlich, wobei das Anfangsstreben/-begehren hier bei der Mutter und nicht wie dort beim Jungen liegt.

4 Da unter Männern kaum über solche Schmerzen geredet wird, ist es leider nicht bekannt, wie verbreitet sie sind.

5 Maximal ein bis zwei Minuten.

6 «Wallung, wallen» bedeutet ursprünglich: «sich drehen, wälzen».

7 «Welle» entstand aus dem Wort «wälzen».

8 Das Wort «treu» bedeutet ursprünglich «stark und fest wie ein Baum»!!!

HAYDAR KARATEPE

Sexualstörungen des Mannes aus medizinischer Sicht

Sexualstörungen bedeuten für die meisten Männer, daß ihr körperliches, seelisches und soziales Selbstverständnis von sich als Mann deutlich in Frage gestellt wird.

Auch wenn es nur eine einzelne Episode oder nur für einen begrenzten Zeitraum ist, wird jeder Mann irgendwann in seinem Leben mit Störungen seiner Sexualfunktionen in Form von Erektionsstörungen, vorzeitigem Samenerguß oder sexueller Lustlosigkeit konfrontiert. Sexualstörungen bei Männern treten in jeder Altersstufe auf. In der Bundesrepublik leiden nach Jovanovic und Vogt [1] drei bis sieben Millionen Männer an behandlungsbedürftigen Sexualstörungen. Nach Michal et al. [1] liegt die Erkrankungshäufigkeit für Erektionsstörungen doppelt so hoch wie für die der koronaren Herzerkrankung. Da Sexualstörungen primär schmerzlos sind, wurden sie bislang von vielen Männern als nicht beeinträchtigend empfunden. Aber mit der Einsicht, daß Sexualität ein unabdingbares Grundbedürfnis ist, und dem Wandel in der Männerrolle insbesondere in den letzten Jahrzehnten wird immer mehr auch von Männern eine erfüllte und ungestörte Sexualität als Beziehungs- und Lebensinhalt erwartet. Auch die PartnerInnen sind mittlerweile nicht mehr bereit, einen vorzeitigen Samenerguß oder eine Erektionsstörung als naturgegeben hinzunehmen, bzw. die Störungsursache bei sich selbst (z. B. «sexuell unattraktiv» oder «anorgastisch») zu suchen.

Ob diese Störungen behandlungsbedürftig sind oder als behandlungsbedürftig empfunden werden, hängt davon ab, wie lange sie andauern, wie stark sie ausgeprägt sind und welcher Leidensdruck damit verbunden ist.

Ziel dieses Artikels ist es, die Vielfalt der organischen Ursachen von Sexualstörungen darzustellen und einen Überblick über Allgemeinerkrankungen zu geben, die Sexualstörungen verursachen können. Ich möchte damit auch erreichen, daß Sexualstörungen immer zu einem wichtigen Punkt in der Erhebung der Krankengeschichte gemacht werden. Außerdem sollten bei allen therapeutischen Eingriffen Sexualstörungen als mögliche Folgen gesehen werden. Nur so können diese rechtzeitig vermieden bzw. abgeschwächt werden.

Im Rahmen der hohen Spezialisierung innerhalb der Ärzteschaft verlieren wir langsam den Überblick über die Gesamtzusammenhänge, aber gerade in bezug auf die Sexualität ist eine ganzheitliche Betrachtungsweise dringend nötig. Dabei bedeutet Ganzheitlichkeit nicht, daß der einzelne Arzt die gesamte Diagnostik und Therapie der Sexualstörungen selbst durchführen können muß, sondern er sollte das abklären, was er «kann», und dann die Koordination der weiteren Behandlung bei entsprechenden Spezialisten übernehmen. Das setzt eine enge Zusammenarbeit unter den Ärzten und eine kontinuierliche Betreuung und Führung der Patienten voraus.

Das Schwergewicht dieses Artikels liegt auf Krankheitsbildern, die der Mann nicht primär mit seinen Sexualstörungen in Verbindung bringt. So werden Anomalien, Geschlechtskrankheiten, urologische oder außergewöhnliche bzw. seltene Erkrankungen nur gestreift. Ebensowenig nehme ich zur Anatomie der Sexualorgane und Physiologie der Erektion und Ejakulation Stellung. Der geneigte Leser möge sich diesbezüglich in der entsprechenden Fachliteratur kundig machen. Mir geht es in diesem Abschnitt darum, Erkrankungen beim «ganz normalen» Mann, die mit Sexualstörungen einhergehen, darzustellen.

Mit wachsendem Wissen über die möglichen Ursachen der Sexualstörungen werden diese immer besser diagnostizierbar und behandelbar. Das macht Mut!

Arten von Sexualstörungen

Diese Auflistung benennt die definierten Arten von Sexualstörungen, die beim Mann vorkommen.

1. Störungen der Erektion
   keine Erektion, vorzeitiges Erschlaffen, zeitweiliger Verlust der Erektion, fehlende oder ungenügende Härte des Penis (Rigidität).

2. Störungen der Ejakulation
   Störungen der Ejakulation sind die fehlende Eigenkontrolle des
   Mannes über seinen Samenerguß. Ejakulationsstörungen können
   sich äußern in vorzeitigem, verzögertem oder ausbleibendem
   Samenerguß. Sie sind nicht, wie immer noch oft beschrieben wird,
   über Zeitangaben oder über die PartnerIn (ob diese z. B. zum Orgasmus kommt) zu erfassen.
3. Störungen der Libido
   keine, verminderte oder vermehrte Lust zu sexueller Aktivität.
4. Störungen des Orgasmus
   kein Orgasmus (Anorgasmie), Samenerguß statt Orgasmus oder
   Mißempfindungen bzw. Schmerzen (Orgasmalgie/Algorgasmie)
   beim Orgasmus.
5. Störungen der Erlebnisfähigkeit
   verminderte oder keine Erlebnisfähigkeit, Schmerzen beim Geschlechtsverkehr (Dyspareunie), der sogenannte «Regelgeschlechts-
   verkehr» ohne innere Beteiligung, oder die «postkoitale Depres-
   sion», das schlechte Gefühl nach dem Geschlechtsverkehr.

Ursachen von Sexualstörungen

Es gibt organische und psychische Ursachen für Sexualstörungen. Bei
psychischen Ursachen ist zusätzlich zu unterscheiden zwischen den individuell psychischen Ursachen bei einem Partner und der interindivi-
duellen Psychodynamik der Paarbeziehung.

Die Elemente der organischen und psychischen Ursachen bedingen
sich immer gegenseitig. Aufeinander folgende und voneinander unabhängig gedachte Abklärung von Organik und Psyche ist der falsche
Ansatz.

Es ist unsinnig, prozentuale Anteile von «psychisch» und «organisch» anzugeben. Einigen wir uns vielmehr darauf, daß Sexualstörungen ein Paradebeispiel für die Multikausalität einer Erkrankung sind.
Aus diesem Grund müssen Sexualstörungen immer von Anfang an auf
organischer und psychischer Ebene parallel diagnostiziert und therapiert werden. Nur dieser multidisziplinäre Zugang ermöglicht das
schnellste und effektivste Vorgehen. Ansonsten mündet die Abklärung

und Behandlung in einer langen und für den Mann unzumutbaren Leidensgeschichte mit fragwürdigem Erfolg.

Sexualstörungen sollten nicht allein beim Mann diagnostiziert und therapiert werden, sondern die PartnerIn sollte immer in diesen Prozeß einbezogen werden. Ein aktives Interesse an einer Verbesserung der sexuellen Beziehung sollten beide Partner haben. Zur Erlangung einer befriedigenden Sexualität sollten sich deshalb auch beide aktiv beteiligen.

An dieser Stelle wird nicht auf die individuell psychischen Aspekte und die Psychodynamik der Paarbeziehung eingegangen. Zu diesen Punkten wird an anderer Stelle des Buches Stellung bezogen.

Gefäßerkrankungen (AVK, venöse Leckage)

Es gibt sehr viele Erkrankungen, die zu Gefäßveränderungen führen. Wenn diese Veränderungen den arteriellen Teil betreffen, ist der Einstrom von sauerstoffreichem Blut in den Penis vermindert und damit der für eine Erektionsauslösung notwendige Aufbau des Drucks im Schwellkörper des Penis nicht ausreichend.

Ist dagegen der venöse Teil betroffen, fließt zuviel Blut aus dem Penis in den Körper ab, so daß die Erektion nicht aufgebaut oder aber nicht gehalten werden kann.

Von welcher Bedeutung die ausreichende Blutzufuhr ist, kann man daran erkennen, daß während der Erektion der Blutfluß in den Penis um durchschnittlich das Achtfache zunimmt, aber auch bis zum Sechzigfachen steigen kann. Der Druck in den Schwellkörpern steigt dabei von ca. 10 mm Quecksilber (mmHg) auf Werte von 150 mmHg. Dabei können Werte von über 500 mmHg entstehen. Um einem solchen Druck standzuhalten, bedarf es eines vollkommen intakten Bindegewebes, das die Schwellkörper umschließt, und einer relativen Unelastizität dieses Bindegewebes, so daß bei Maximalanspannung die entsprechende Gliedhärte (Rigidität) entsteht. Im Zustand der vollen Erektion kommt es aber nicht zu einem Stau von sauerstoffarmem, venösem Blut. Die Penisspitze (Glans penis) und der die Harnröhre umschließende dritte Schwellkörper (Corpus spongiosum) sind an der Erektion nicht beteiligt. Über diese Systeme fließt Blut ab, während über die Penisarterien (Aa. dorsalis penis, Aa. profunda penis) sauerstoffreiches Blut weiter zugeführt wird. So ist zur Aufrechterhaltung der Erektion ein Blutumlauf von ca. 50 ml/min. nötig. Diese enorme Blutzufuhr scheint über mehrere Mechanismen zu funktionieren. Einerseits erschlafft die Muskulatur, initiiert durch einen Überträgerstoff an den Nervenendigungen (Neurotransmitter), gleichzeitig werden Kurzschlußverbindungen, die im Ruhezustand ein ungehindertes Abfließen des Blutes gestatten, geschlossen.

Durch die Erschlaffung der Muskulatur kommt es auch zu einem Sog, der arterielles Blut in die Schwellkörper zieht. Außerdem wird durch Kontraktion der Muskeln an der Penisbasis der venöse Abfluß blockiert.

Wenn auf der venösen Seite trotz ausreichender Blutzufuhr zuviel Blut abfließt, kann die Erektion nicht entstehen oder nicht gehalten werden. Als Ursachen kommen zusätzliche Venen in Frage, über die das Blut abfließen kann, oder defekte Klappen in den Venen, ähnlich den bei den Krampfadern der Beine, oder aber Kurzschlußverbindungen bleiben erhalten, die eigentlich geschlossen sein sollten.

Folgende Erkrankungen führen zu Schädigungen der Gefäße und damit auch zu Sexualstörungen:

Bluthochdruck

Die Hypertonie an sich führt nicht zu Sexualstörungen, aber sie ist ein Risikofaktor für arterielle Durchblutungsstörungen. Andererseits haben Medikamente, die blutdrucksenkend wirken, eine besonders antierektile Eigenschaft. Die Bluthochdruckbeschwerden können lange Zeit fehlen. Typisch ist jedoch frühmorgendlicher Kopfschmerz, Ohrensausen, Nervosität, Herzklopfen, Druck und Schmerz auf der Brust, Nasenbluten und Kurzatmigkeit bei Belastung sowie Übelkeit und Erbrechen. Die Folge einer Hypertonie sind Einengungen oder Verschlüsse kleinerer und größerer Schlagadern, die auch eine Verminderung der Penisdurchblutung verursachen können, was sich wiederum in Erektionsschwäche äußert.

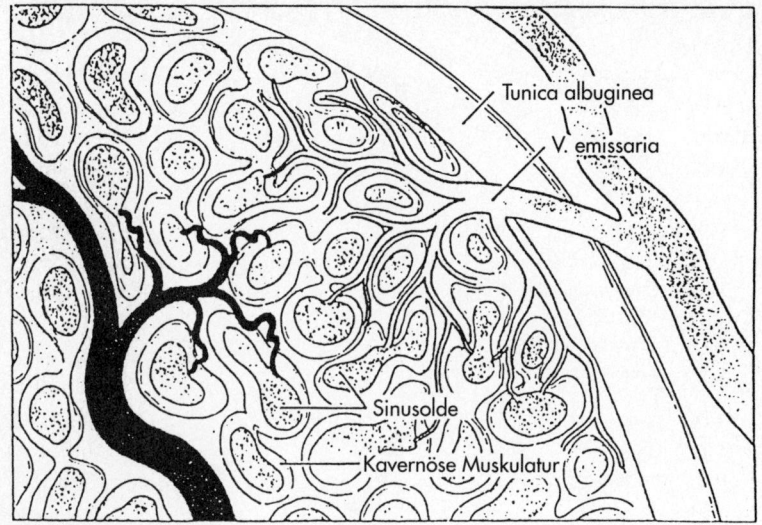

Ruhezustand

Abbildung 1

Erektion

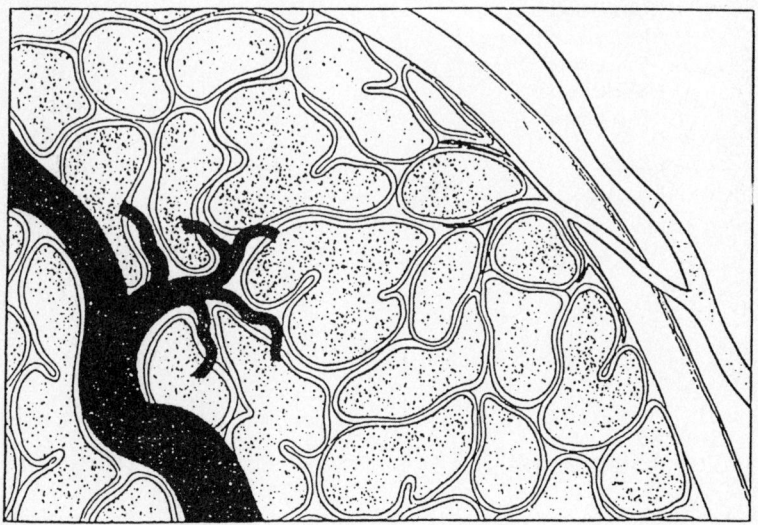

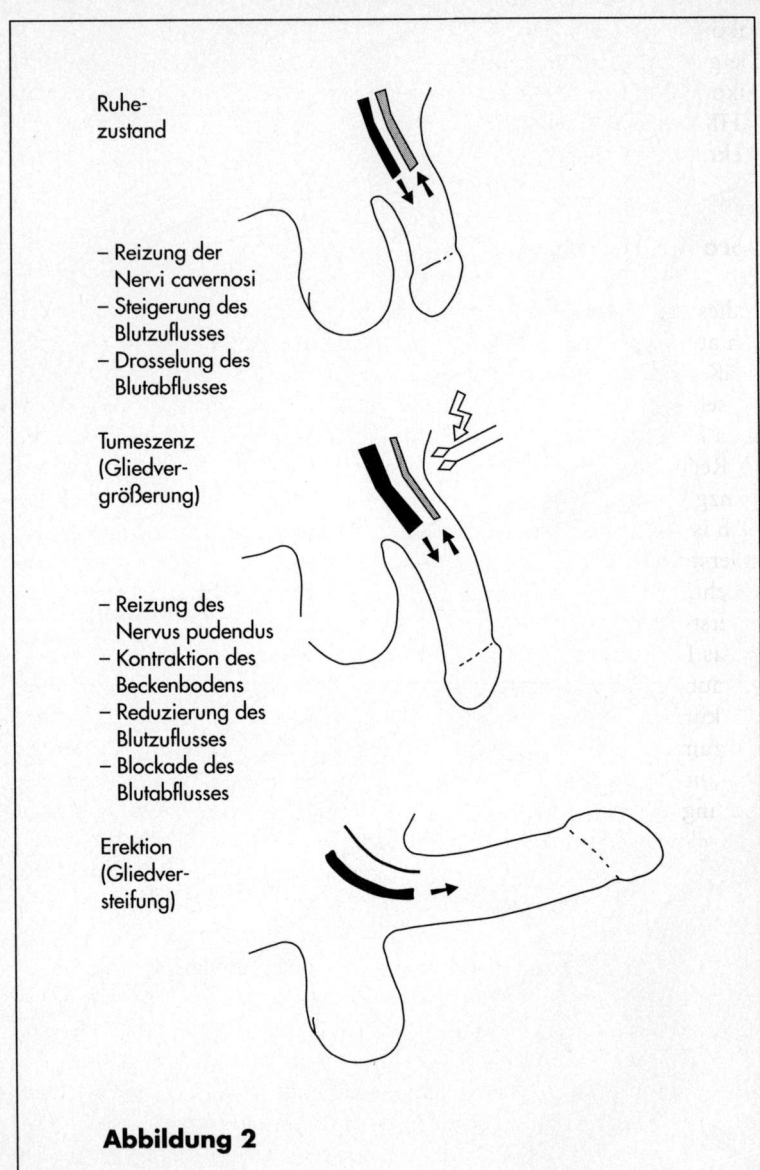

Ruhe-
zustand

– Reizung der
  Nervi cavernosi
– Steigerung des
  Blutzuflusses
– Drosselung des
  Blutabflusses

Tumeszenz
(Gliedver-
größerung)

– Reizung des
  Nervus pudendus
– Kontraktion des
  Beckenbodens
– Reduzierung des
  Blutzuflusses
– Blockade des
  Blutabflusses

Erektion
(Gliedver-
steifung)

Abbildung 2

Nikotin

Die gleiche Wirkung kann auch Nikotinkonsum haben. Chronischer Nikotinmißbrauch führt nicht nur zur koronaren Herzkrankheit (KHK), sondern auch zum Verschluß der Penisarterien und damit zu Erektionsstörungen.

Koronare Herzkrankheit (KHK)

In diesem Zusammenhang ist die KHK insofern von Bedeutung, als es sich auch hierbei um eine Verschlußkrankheit speziell der Herzkranzgefäße handelt. Nur hat es in diesem Fall, weil das Herzmuskelgewebe ein sehr auf Sauerstoff angewiesenes Gewebe ist, die fatalen Folgen eines Herzinfarktes zur Konsequenz. Bei Männern mit KHK läuft in der Regel der arterienverschließende Prozeß nicht isoliert an den Herzkranzgefäßen ab, sondern kann auch die Penisgefäße mitbetreffen. Jedoch ist der große Unterschied der, daß das Herz schon Minuten von Sauerstoffmangel schlecht toleriert und Herzmuskelgewebe dabei untergeht, während die Penis-Strukturen erst nach bis zu sechsstündigem Sauerstoffmangel geschädigt werden.

Das Leitsymptom der KHK ist der Brustschmerz (Angina pectoris), der durch körperliche oder psychische Belastung ausgelöst wird und von kurzer Dauer, meist wenigen Minuten ist. Diese Schmerzen können zum Hals, Unterkiefer, Schultergegend, linken (aber auch rechten) Arm, in den Rücken und in die Magengrube ausstrahlen. Bei Nichtbeachtung dieser Symptome können in der Folge Ruheschmerzen auftreten, oder es kommt zum Herzinfarkt, womit die Pumpfunktion des Herzens reduziert ist. Bei einem totalen Versagen dieser Pumpfunktion kommt es dann zum Herzstillstand. Daß bei der KHK oft jahrelang vorher Erektionsstörungen bestanden, wird von vielen Männern oder behandelnden Herzspezialisten wenig beachtet. Männer mit KHK werden mit vielen herz- und kreislaufwirksamen Medikamenten behandelt, die selbst antierektil wirken. Deshalb sollte bei der Wahl dieser Medikamente die Sexualfunktion immer mitbedacht werden. Bei entwässernden Mitteln (Thiazide) und Betablockern sind die antierektilen Eigenschaften bekannt, während bei den moderneren ACE-Hemmern diese Nebenwirkung bislang noch wenig beschrieben wurde.

Erhöhte Blutfettwerte

Wie für den Bluthochdruck trifft auch für die Hyperlipidämie (Übergewicht und Bewegungsmangel) das gleiche Wirkprinzip zu. Auch die Hyperlipidämie führt im Endeffekt zur Arterienverkalkung (Arteriosklerose) und damit zu einem erniedrigten Blutfluß in den Penisarterien. Oft sind die Störungen der Sexualfunktion die erste Manifestation der arteriellen Verschlußkrankheit (AVK), weil es sich bei den Penisarterien um sehr kleine Gefäße handelt.

Da die Männer aber über eine fehlende Erektion erst sehr spät klagen, wird die Diagnose der AVK oft erst mit dem Manifestwerden an den Beinarterien in Folge der Schmerzen beim Gehen gestellt. Erst belastungsabhängige Schmerzen (Schaufenster-Krankheit) in den Beinen, in der Endphase auch Ruheschmerzen und schlecht heilende Wunden an den Beinen, bzw. je nach Höhe des Verschlusses auch Rückenschmerzen (Bauchschlagader: Leriche-Syndrom), führen den Mann dann zum Arzt.

Krampfadern

Auch Varizen an sich sind keine Ursache für Erektions- oder Zeugungsfähigkeitsstörungen (Fertilitätsstörung). Krampfadern kommen aber nicht nur an den Beinen, sondern auch am Penis und an den Hoden vor. Wenn es sich bei den Krampfadern in den Beinen nicht um ein lokal begrenztes, sondern ein systemisches Geschehen handelt, ist auch mit Problemen am Penis und an den Hoden zu rechnen.

Am Penis kommt es aufgrund des vermehrten venösen Abflusses zu einer Erektionsschwäche und fehlenden Erektionshärte (Rigidität). Die Krampfadern am Hoden schädigen wegen der Überwärmung und wegen des Sauerstoffmangels den Hoden so weit, daß die Zeugungsfähigkeit deutlich eingeschränkt wird.

Blutzucker

Der Diabetes mellitus ist ein wichtiger Risikofaktor, der beim Mann zu Sexualstörungen führen kann. Im Verlauf dieser Erkrankung muß in der Hälfte der Fälle mit Erektionsstörungen gerechnet werden.[1] Die Erkrankungshäufigkeit ist desto höher, je schlechter der Diabetes eingestellt ist. Die wesentlichen Langzeitfolgen des schlecht eingestellten D. mellitus betreffen die Blutgefäße im Sinne einer Arteriosklerose (Verkalkung) sämtlicher Arterien. Sie führen damit zu Bluthochdruck, Sehstörungen, Schädigungen der Niere und des Nervensystems[2].

In bezug auf die Sexualität kommt es dabei zu Erektions- und Ejakulationsstörungen, die insbesondere durch die Durchblutungsstörungen und Nervenschädigungen bedingt sind. Deshalb ist es besonders wichtig, Patienten mit einer Blutzuckererkrankung ganz gezielt nach der Sexualfunktion zu fragen und den Blutzucker auch im Hinblick auf die anderen Folgeschäden optimal einzustellen und insbesondere starke Blutzuckerschwankungen zu vermeiden.

Alkohol

Beim chronischen Alkoholmißbrauch muß nicht nur mit Erektionsstörungen, sondern auch mit Ejakulations- und Libidostörungen gerechnet werden. Alkohol hat toxische Wirkungen auf die Hoden selbst, was zu einer verminderten Sexualhormonbildung führt. Ebenso wird das Hormon Prolactin vermehrt gebildet, das, wie später ausgeführt wird, eine erektionshemmende und libidosenkende Wirkung besitzt. Zum anderen senkt Alkohol auch die Ansprechbarkeit des hormonproduzierenden Gewebes in der Hirnanhangdrüse und im Hoden, so daß bei entsprechender Stimulation diese Gewebe nicht mehr adäquat reagieren. Alkohol hat giftige Wirkungen auf die Nerven, sowohl im zentralen Nervensystem (ZNS) als auch im peripheren Nervensystem.

Die durch den Suchtcharakter bedingte Belastung der Paarbeziehung ist offensichtlich und allgemein bekannt.

Daneben schädigt Alkohol die Leber, die Bauchspeicheldrüse, das Herz, den Magen und die blutbildenden Organe mit all den damit verbundenen Folgen. In psychischer Hinsicht enthemmt Alkohol, hat aber auf organischer Ebene eine Hemmung des Nervensystems zur Folge.

Eine Wirkung, die viele Männer bewußt nützen, um einen vorzeitigen Samenerguß zu verhindern. Dieser Effekt ist jedoch fragwürdig, da Alkohol im gleichen Maße zu einer Erektionsstörung führen kann – womit sich das Problem des vorzeitigen Samenergusses «von selbst erledigt».

Lebererkrankungen

Die Leber ist der Ort sehr vieler Stoffwechselleistungen. Eine Schädigung der Leber kann verschiedene Ursachen haben, wie z. B. virenbedingte Leberentzündung (Hepatitis), Übergewicht, Alkohol, Medikamente und lebertoxische Stoffe, Gallenwegserkrankungen und Geschwülste.

Neben so unterschiedlichen Beschwerden wie Übelkeit, allgemeine Schwäche, Gelbsucht, Blutgerinnungsstörungen, Nervenschäden u. a. bewirken Leberschäden auch Sexualstörungen.

In der Folge der Leberschädigung kommt es nämlich zu einem relativen Überschuß von weiblichem Sexualhormon (Östrogen) und damit zu einem Ungleichgewicht zwischen männlichem Sexualhormon (Testosteron) und Östrogen. Weiterhin wird der Bindungseiweißkörper für das männliche Sexualhormon (Sexualhormonbindendes Globulin, SHBG) vermehrt gebildet, womit weniger freies Testosteron, das die aktive Form des Testosterons ist, zur Verfügung steht.[3]

Schilddrüse

Im Rahmen von Schilddrüsenfunktionsstörungen kommt es häufig zu Sexualstörungen.

Die Schilddrüsenüberfunktion (Hyperthyreose) zeigt sich in Unruhe, Nervosität, Zittern der Hände, Schlaflosigkeit, Gewichtsverlust.

Als Sexualstörungen treten dabei vorzeitiger Samenerguß und Erektionsstörungen auf.

Die Schilddrüsenunterfunktion, die sich bemerkbar macht mit körperlicher und geistiger Leistungsminderung, Antriebsarmut, Müdigkeit, gesteigerter Kälteempfindlichkeit, Gewichtszunahme, hat in der Sexualfunktion eine Minderung der Libido zur Folge.

Schilddrüsenfunktionsstörungen sind sehr verbreitet. Aus diesem Grunde sollte der Mann, wenn Sexualstörungen dabei auftreten, seinen behandelnden Arzt davon in Kenntnis setzen.

Nierenfunktionsstörungen

Die Niere dient neben der Regulierung des Flüssigkeitshaushaltes ebenso wie die Leber der Entgiftung des Organismus. Eine Nierenfunktionsstörung führt neben vielfältigen Allgemeinsymptomen wie Bluthochdruck, Leistungs- und Abwehrschwäche, Blutarmut u.v.a. auch zu Sexualstörungen. Es kommt dabei in der Folge oder im Zuge der Behandlung der Grunderkrankung zu Erektionsstörungen. Die Störung der Nerven durch den vermehrt anfallenden Harnstoff dürfte die Ursache der Hodenschädigung mit verminderter Testosteronproduktion sein. Wenn die Nierenfunktion so weit eingeschränkt ist, daß der Anschluß an die künstliche Niere (Dialyse) notwendig wird, kommt es dann auch zu einer Erhöhung von Prolactin. Bei dialysepflichtigen Patienten kommt es auch immer zu einer Überfunktion der Nebenschilddrüsen (Hyperparathyreodismus), die wiederum zu Erektionsstörungen führen kann. Nur sollte dabei bedacht werden, daß nicht jede temporäre und minimale Nierenfunktionsstörung zu Sexualstörungen führen muß. Damit diese Störung sich auswirkt, muß sie über längere Zeit (chronisch) bestehen.

Enddarm- und Prostataerkrankungen

Zwischen den Genital- und Analorganen bestehen anatomisch und entwicklungsgeschichtlich enge Beziehungen.

Das «anoprostatische Syndrom» ist ein Symptomkomplex aus mehreren Erkrankungen im Bereich des Anus, des Enddarms und der Prostata. Dazu gehören z. B. Prostatavergrößerungen, Prostataentzündungen, Hämorrhoiden, Analekzeme, Analfissuren usw.

Die Symptome dieser Erkrankungen sind vielfältig. Sie können sich äußern in: Brennen in der Harnröhre, Druck oder Ziehen in den Hoden, mit Ausstrahlung in die Leisten oder in den Dammbereich, häufiger Drang zum Wasserlassen, Nachträufeln von Urin, Störungen oder Schmerzen während der Ejakulation oder Erektion. Insbesondere die letztgenannten Störungen werden als besonders lästig empfunden und führen im Laufe der Zeit zu Libidominderung und Erektionsstörungen. Eine Abklärung dieser Symptome ist von besonderer Bedeutung. Des weiteren sollten vor entsprechenden urologischen Eingriffen an Prostata oder proktologischen Eingriffen am Enddarm die möglichen Konsequenzen für die Sexualfunktion berücksichtigt werden.

Bandscheibenvorfall

Beim Diskusprolaps tritt ein Teil der Bandscheibe, die zwischen den Wirbelkörpern gelagert ist, seitlich aus und drückt damit auf die Nervenwurzeln, die an dieser Stelle aus dem Rückenmark austreten. Je nach Lokalisation, meistens im Lendenwirbelbereich, treten Symptome wie Mißempfindungen an einem oder beiden Beinen, Schmerzen, die in die Beine ausstrahlen, Schmerzen im Kreuz- und Lendenbereich, bis zu Lähmungserscheinungen der Beine auf. Wenn die ausgetretene Bandscheibe auf Nervenwurzeln Druck ausübt, die auch die Nerven für die Erektions- und Ejakulationssteuerung beinhalten, kommt es auch dementsprechend zu Sexualstörungen.

Aids

Aids ist glücklicherweise noch keine Volkskrankheit, muß aber, da es zu einer solchen sich zu entwickeln droht, auch hier Erwähnung finden.

Aus noch ungeklärter Ursache kommt es im Spätstadium von Aids zum bindegewebigen Umbau und zur Verkleinerung der Hoden. Sie verlieren damit ihre Fähigkeit, Testosteron und Samenzellen zu produzieren. Höchstwahrscheinlich ist der Mangel an männlichem Sexualhormon der Grund für die Sexualstörungen bei diesen Patienten.

Nervenerkrankungen

Die Nervenversorgung des Penis zur Auslösung, Unterbindung und Aufrechterhaltung der Erektion auf der einen Seite und Auslösung und Unterbindung der Ejakulation auf der anderen Seite ist nicht bis ins Detail erforscht. Bis jetzt ist bekannt, daß es drei verschiedene Zentren gibt, die an der Sexualfunktion beteiligt sind.

Als zentrale Stelle für die Sexualfunktion wird das Limbische System im Gehirn angesehen. Es erhält visuelle, auditive und imaginäre Informationen aus der Gehirnrinde (Cortex) und insbesondere aus den Schläfenlappen (Temporallappen). Nach Verletzungen des Temporallappens werden vermehrt Erektionsstörungen beobachtet.

Das Limbische System kommuniziert auf Rückenmarksebene mit dem psychogenen Erektionszentrum in Brustmarkhöhe und dem reflexogenen Erektionszentrum in Höhe des Lenden- und Kreuzbeinbereichs. Das psychogene Erektionszentrum gehört zum sympathischen (eher anregenden) autonomen Nervensystem und das reflexogene Zentrum zum parasympathischen (eher dämpfenden) autonomen Nervensystem. Das psychogene Erektionszentrum sendet und empfängt Impulse über Nervenfasern, die auf Rückenmarksebene umgeschaltet werden, aber dann weiter über sympathische Fasern die Schwellkörper erreichen und eine Erektionshemmung auslösen. Das reflexogene Erektionszentrum sendet und empfängt über Nervenfasern, die über Enddarm, Prostata und Harnröhre als weiterhin parasympathische Fasern die Schwellkörper erreichen und eine Erektionsauslösung hervorrufen. Zusätzlich gibt es Nervenfasern zwischen dem reflexogenen Erektionszentrum und der Haut von Peniswurzel, Penisschaft und Penisspitze, die Berührungsreize weiterleiten (somatosensorische Bahnen). Diesen Nervenfasern schreibt man die Erektionsvervollständigung und -erhaltung zu, während durch die anderen Zentren die Erektion initiiert wird.

Neben dem psychogenen Erektionszentrum ist in gleicher Höhe ein weiteres sympathisches Zentrum, das Ejakulationszentrum, lokalisiert, das den Samenerguß steuert.

Grundsätzlich kann damit die Erektion über das zentrale Nervensystem (ZNS) psychogen oder reflexogen auf Rückenmarksebene hervorgerufen bzw. verhindert werden. Wenn an den Schwellkörpern mehr hemmende Impulse vom Gehirn und Rückenmark ankommen,

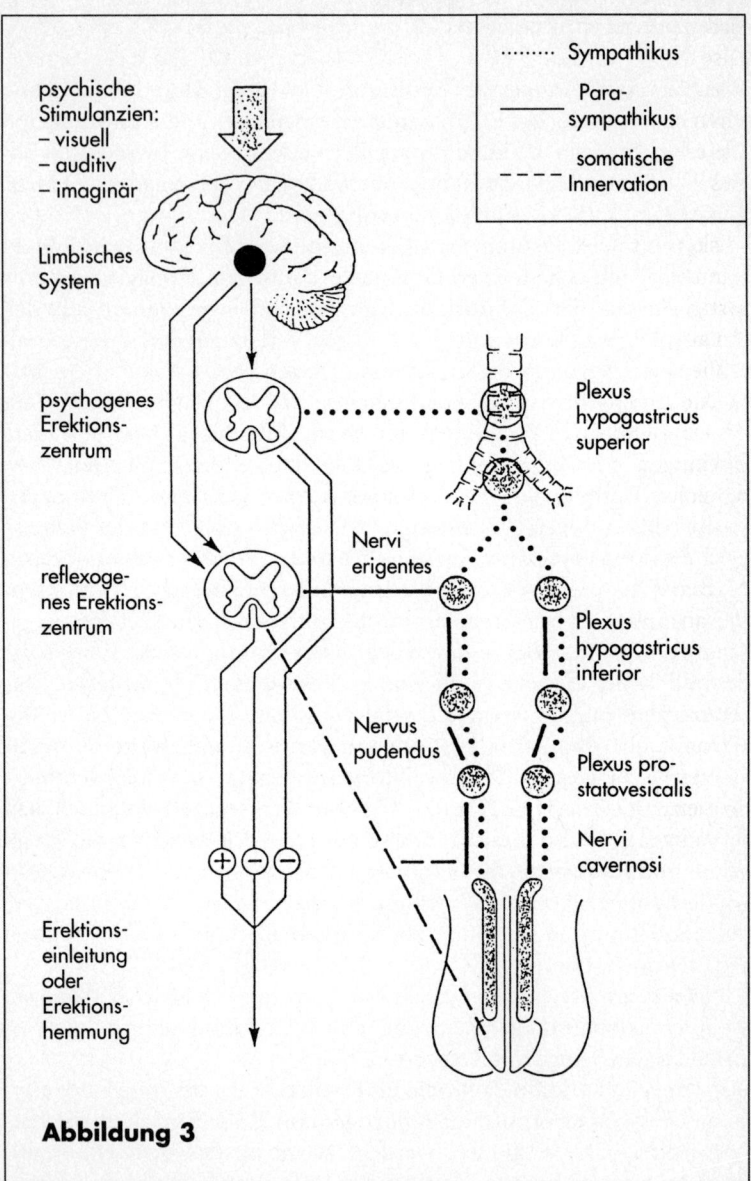

psychische
Stimulanzien:
– visuell
– auditiv
– imaginär

Limbisches
System

psychogenes
Erektions-
zentrum

reflexoge-
nes Erektions-
zentrum

Erektions-
einleitung
oder
Erektions-
hemmung

Nervi
erigentes

Nervus
pudendus

Sympathikus
Para-
sympathikus
somatische
Innervation

Plexus
hypogastricus
superior

Plexus
hypogastricus
inferior

Plexus pro-
statovesicalis

Nervi
cavernosi

Abbildung 3

236

wird die Erektion unterbunden, kommen aber mehr anregende Impulse über Gehirn und Rückenmark an den Schwellkörpern an, kommt es zur Erektion. Neuere ultrastrukturelle Untersuchungen an den Schwellkörpern zeigen, daß, ähnlich der Irismuskulatur der Augen, jede einzelne Muskelzelle von einer Nervenzelle angesprochen wird.[4] Dies bedeutet, daß für eine regelrechte Erektion das Nervensystem vollkommen intakt sein muß, um in einem bestimmten Zeitlimit alle Muskeln im Schwellkörper zu entspannen. Kommt es bei diesem Entspannungsprozeß zu Dissonanzen oder kann eine bestimmte grenzwertige Anzahl von Muskeln nicht entspannt werden, bleibt die Erektion aus.

Wie sich zeigt, ist auf organischer wie auf psychischer Ebene die Erektionsfähigkeit mit Entspannung und nicht – wie viele Männer meinen – mit einer «kräftigen» Spannung verbunden.

Erkrankungen, die das Nervensystem schädigen, wie z. B. Blutzuckererkrankung, Alkohol, multiple Sklerose, Vit.-B 12-Mangel, Entzündungen der Rückenmarkswurzeln, Schädel-Hirn-Verletzungen, Brüche oder Operationen im Becken-, Dammbereich, am Enddarm, der Blase, im Bereich der Körperschlagader und der Beckenarterien und an der Prostata, auch die Ausschabung der Prostata durch die Harnröhre, führen meist, wenn die Nerven dabei nicht geschont werden oder sich nicht wieder regenerieren können, zu entsprechenden Erektions- und Ejakulationsstörungen.

Man kann sich vorstellen, daß alle Eingriffe in diesen hochkomplexen nervalen Regelkreis, den wir immer noch nicht vollständig durchschauen, und jede Verletzung dieser feinen Nervenleitungen und Nervenendigungen durch Unfälle und auf das Nervensystem einwirkende Giftstoffe zwangsläufig die Sexualfunktion negativ beeinflussende Folgen haben müssen.

Hormone

Der hormonelle Regelkreis ist ein komplexes System mit hemmenden und stimulierenden Stellgliedern. Im Gehirn (Hypothalamus) werden Hormone gebildet, die die Hormonproduktion (FSH, LH) in der Hirnanhangdrüse (Hypophyse) anregen. Diese wiederum regen den Hoden zur Produktion von männlichem Sexualhormon (Testosteron) an.

Wenn eine bestimmte Menge an Testosteron im Blut vorhanden ist, hemmt dieses die Produktion der Hormone im Gehirn und in der Hirn-anhangdrüse. Dadurch wird wiederum die Testosteronproduktion in den Hoden reduziert. Somit entsteht ein sich selbst regulierender Kreis-lauf.

Aber neben diesen die Sexualfunktion direkt steuernden Hormonen bilden der Hypothalamus und die Hypophyse weitere Hormone (ACTH, TSH, PRL, GH), die indirekt Einfluß auf die Sexualfunktion haben.

ACTH bewirkt in der Nebennierenrinde die Produktion von Corti-sol. Sowohl eine Über- wie auch eine Unterproduktion von Cortisol hat negative Auswirkungen auf die Sexualfunktion.

TSH bewirkt in der Schilddrüse die Produktion von Schilddrüsen-hormonen (T 3, T 4). Die Wirkung von Schilddrüsenhormonen auf die Sexualfunktion wurde oben bei Hyper- und Hypothyreose beschrie-ben. Das Wachstumshormon (GH) und das Prolactin (PRL) haben Ei-genwirkungen mit negativem Effekt auf die Sexualfunktion.

1. Sexualhormone

Die Rolle der Sexualhormone bei Sexualstörungen ist umstritten. Tat-sache ist, daß bei der bisexuellen Embryonalanlage des Organismus die Entwicklung zum männlichen Fetus nur in Anwesenheit von männ-lichem Sexualhormon Testosteron stattfinden kann. D. h., auch bei der genetischen Anlage eines Jungen (XY-Chromosomen) entsteht nur dann ein männlicher Fetus, wenn auch Testosteron gebildet wird. Falls durch irgendeinen Defekt beim männlichen Fetus kein Testosteron ge-bildet wird, kommt es zur Entwicklung eines weiblichen Fetus. Diese bisexuelle Anlage findet sich auch im erwachsenen Menschen, indem Männer und Frauen in geringen Mengen auch das gegengeschlecht-liche Hormon bilden.

Auch eine Überproduktion von Testosteron im Erwachsenenalter ist mit Sexualstörungen und Zeugungsunfähigkeit verbunden.

Sicherlich ist die selektive Verminderung der Sexualhormone beim Mann nicht zwangsläufig mit Impotenz verbunden, weil die Hormone nur einer der Faktoren im multikausalen Geschehen der Sexualstörung sind. Dennoch sind sie die Voraussetzung für die regelrechte Se-xualfunktion. Das Testosteron bewirkt während der Pubertät die Ent-wicklung des typisch männlichen äußeren Erscheinungsbildes, mit

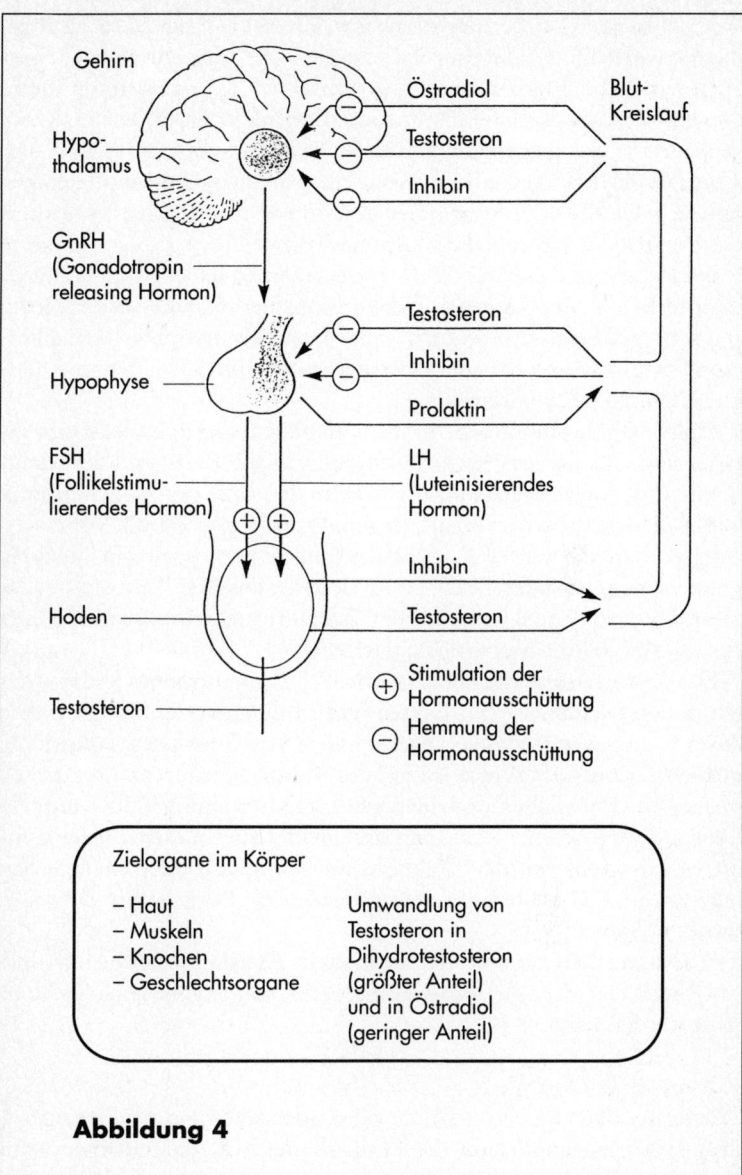

Abbildung 4

Wachstum von Bart, Körperbehaarung, Penis und Hoden, der Muskel- und Fettverteilung, Steuerung des männlichen Stoffwechsels usw. So ist auch zur Aufrechterhaltung dieses Zustandes das Testosteron unabdingbar. Zumeist hat eine Unterproduktion mit Überwiegen der Östrogene genau den gegenteiligen, feminisierenden Effekt, z. B. in der Therapie des Transsexualismus vor einer geplanten Umwandlungsoperation, oder bei der biologischen Kastration wegen einer bösartigen Geschwulst der Prostata durch Antiandrogene.

Bei Männern, die an einem Testosterondefizit leiden, können durch entsprechende Medikamente (Substitutionstherapie) die Sexualstörungen sehr gut behandelt werden. Aber wenn ein normaler Sexualhormon-Status vorliegt, hat eine weitere Zufuhr keinen oder negative Wirkungen auf die Sexualfunktion.

Eine Sexualhormonkonzentration im Normbereich bildet damit die Grundlage für die Ansprechbarkeit auf sexuelle Reize und die Bereitschaft zu sexueller Aktivität. Auch wenn das Testosteron nicht unmittelbar die Erektion hervorruft, so schafft es zumindest die Voraussetzungen, daß die weiteren sexuellen Funktionen regelrecht ablaufen können. Von besonderer Bedeutung ist dabei das freie Testosteron, das zwar nur einen Anteil von 3 % am Gesamt-Testosteron ausmacht, aber eben die biologisch aktive Form darstellt.

Das Testosteron weist tageszeitliche Schwankungen mit Spitzenwerten in den frühen Morgenstunden und Minimalwerten in den frühen Abendstunden auf. Das Zusammenfallen von hohen Sexualhormonkonzentrationen im Blut während des Morgens, während der Traumphase (REM) im Schlaf und der nächtlichen bzw. morgendlichen Erektionen, die typisch für den Mann sind, deutet auch auf eine Beteiligung dieses Hormons bei der Erektionsinduktion hin, auch wenn dabei keine hohen Testosteronkonzentrationen im Penis selbst gemessen werden können.

Wie man sehen kann, ist der hormonelle Kreislauf ein sehr feinfühliger Regelkreis, der sehr feindosiert reagiert, daher aber auch leicht gestört werden kann.

2. Hyperprolactinämie
Wie weiter oben bereits erwähnt, führt auch eine Überproduktion von Prolactin, einem Hormon der Hirnanhangdrüse, das normalerweise die Produktion der Muttermilch steuert, zu Sexualstörungen. Als Ursa-

chen für die Hyperprolactinämie kommen neben Geschwülsten der Hirnanhangdrüse vor allem auch Medikamente, wie z. B. Psychopharmaka, blutdrucksenkende Mittel, Magen-Darm-Mittel und Opiate in Frage.

Die Symptome dieser Erkrankungen können z. B. Kopfschmerzen, eingeschränktes Gesichtsfeld und Sehstörungen sein.

3. Akromegalie

Die Akromegalie ist ein Krankheitsbild, bei dem Körperend- und anhangsgebilde ein übermäßiges Wachstum zeigen, z. B. große Nase, vergröberte Gesichtszüge, große Hände und Füße und eine Vergrößerung des Penis. Weitere Symptome können sein: Kopfschmerzen, Bluthochdruck, Sehstörungen, Gesichtsfelddefekte, vermehrtes Schwitzen, vermehrte Behaarung und Vergrößerung innerer Organe. Der Grund dafür ist eine Überproduktion des Wachstumshormons (Somatotropin). In der Folge kommt es auch bei diesem Krankheitsbild zu Sexualstörungen.

Medikamente

Medikamente, die zur Therapie anderer Erkrankungen eingenommen werden, haben vielfältige, meist negative Auswirkungen auf die männliche Sexualität. Die offensichtlichste Wirkung haben Hormone, Stoffe gegen Hormone (Hormonantagonisten) und Stoffe gegen männliche Sexualhormone (Antiandrogene). Jedoch zeigt die folgende Auswahl, daß leider die Palette der Substanzen wesentlich größer ist.

So führen folgende Substanzen und Substanzgruppen, obwohl dies meist in den Informationsbeilagen zu den Medikamenten nicht aufgeführt wird, zu Sexualstörungen:

- Blutdrucksenkende Mittel
- Wasserausschwemmende Mittel
- Herzmedikamente
- Betablocker
- Medikamente zur Senkung der Blutfette
- Magen-Darm-Mittel
- Psychopharmaka
- Medikamente gegen Wurmbefall
- Antibiotika
- Gichtmittel
- Antisuchtmittel
- Cortisonhaltige Mittel
- Östrogene
- Gesatagene

- Appetitzügler
- Opiate
- Entzündungshemmende Mittel
- Migränemittel
- Medikamente gegen
  Pilzerkrankungen

- LH-RH Analoga
- Zytostatika
- Malariamittel
- Drogen

Therapie

Konservative und operative Verfahren

Viele Männer schwören auf Potenzsteigerungsmittel (Aphrodisiaka), die auf dem freien Markt erhältlich sind. Ein wissenschaftlicher Wirkungsnachweis ist bei all diesen Mitteln nur für das Yohimbin gesichert, der Rest der angebotenen Produkte scheint eher eine Placebowirkung zu besitzen.

Mittlerweile gibt es aber vielfältige Behandlungsmöglichkeiten bei Sexualstörungen des Mannes. Neben der Behandlung der oben aufgeführten Grunderkrankungen, immer mit Berücksichtigung der Sexualfunktion, gibt es im engeren andrologischen Bereich folgende Möglichkeiten:

Wenn Verschlüsse der größeren Schlagadern vorliegen, kann eine Operation dieser Gefäße oder eine Umgehung der Engstelle (Bypass, Arterialisation) erfolgen.

Dabei ist von besonderer Bedeutung, welche Gefäße betroffen sind. Handelt es sich um größere Gefäße (Makroangiopathie), ist oft, insbesondere wenn solitär nur ein Gefäß verengt oder verschlossen ist, durch eine Weitung der Engstelle (Perkutane Transluminale Angioplastie, PTA) oder auch durch einen Bypass operative Hilfe möglich. Handelt es sich jedoch um kleinere und kleinste Arterien, so ist auch durch Operationen unter dem Mikroskop (Mikrochirurgie) ein zureichender Blutfluß meist nicht zu erreichen.

Wenn es sich um kleinste Haargefäße handelt, dann kommt eine Therapie mit SKAT oder, falls die nicht greift, als letzte Möglichkeit eine Penisprothese in Betracht.

Der Überträgerstoff (Neurotransmitter) für die Nervenimpulse von den Nervenendigungen an die Muskelzellen in den Schwellkörpern ist das Vasoaktive Intestinale Peptid (VIP) und Prostaglandin E 1 (PgE 1). Diese beiden Stoffe können auch zur Erzeugung einer künstlichen Erektion benutzt werden. Das VIP ist noch sehr teuer in der Herstellung und noch nicht allgemein verfügbar, aber das PgE 1 steht in ausreichenden Mengen in Form der Penisspritze (SKAT) für eine dosierbare, künstlich hervorgerufene Erektion zur Verfügung.

Die Dosis muß dabei so gewählt werden, daß die Erektion nicht mehr als drei bis sechs Stunden besteht, weil eine Erektion, die länger als sechs Stunden, egal aus welchem Grund, besteht, zu Schäden im Schwellkörper mit der Folge eines absoluten Erektionsverlustes führt. Wenn der venöse Blutabfluß zu groß ist, kann zunächst einmal mit einer Penispumpe und einem Penisring behandelt werden. Diese nicht-invasiven Möglichkeiten sind einerseits umständlich und nicht gerade die Erotik fördernd, andererseits kommt es aber auch bei Anwendungen von maximal 30 Minuten dennoch zu leichten Blutergüssen als Folge des Blutstaus an der Penisspitze.

In einigen Fällen (solitäre, ektope Vene) kann durch die operative Unterbindung dieser Vene die Erektionsstörung behandelt werden. Wenn es sich aber um eine allgemeine Venenwandschwäche oder Klappendefekte der Venen handelt, dann ist es nur eine Frage der Zeit, wann nach der Operation sich das rückströmende Blut neue Bahnen schafft. Auch im Falle von mehreren Kurzschlußverbindungen zwischen den verschiedenen Schwellkörpersystemen des Penis (Corpora cavernosa und Corpus spongiosum) ist meist eine kausale Therapie nicht möglich, bzw. die Operationsergebnisse nicht zufriedenstellend.

Leider gibt es außer der operativen Entfernung der Krampfader, der Unterbindung oder Verödung, bis jetzt noch keine Möglichkeiten, die Venen selbst wieder funktionstüchtig zu machen. Die lokalen Salbenanwendungen und Tabletten, die insbesondere bei Krampfadern an den Beinen zum Einsatz kommen, sind nur eine zeitlich begrenzte Lösung des Problems.

Die Langzeitergebnisse nach Bandscheibenoperationen sind sehr frustrierend. Nicht nur, daß oft keine Besserung der Symptomatik eintritt; schlimm ist, daß auch eine Verschlechterung eintreten kann. Aus diesem Grunde gehen mittlerweile viele Orthopäden dazu über, Bandscheibenvorfälle erst dann zu operieren (und das auch ohne operativen Schnitt, sondern durch die Haut – perkutane Diskektomie –), wenn nachweisbare Lähmungserscheinungen an den Beinen vorhanden sind.

Wenn zu wenig Sexualhormone vorhanden sind, können diese als Tabletten oder auch als Spritzen verabreicht werden. Das ist aber, wie oben bereits dargelegt, nur im Falle von Androgenmangel angebracht, weil sie, in Überdosierungen verabreicht, neben virilisierenden Effekten selbst zu Sexualstörungen führen können. Hochleistungssportler, die Androgene zum Doping verwenden, leiden häufig an Erektionsstörungen.

Weiterhin muß bei der Substitution von Testosteron unbedingt eine regelmäßige Kontrolle der Prostata durchgeführt werden, um eine hormonbedingte Vergrößerung oder aber auch das Entstehen noch nicht aktiver bösartiger Zellen rechtzeitig zu erkennen.

Bei einer gesicherten Vergrößerung der Hirnanhangdrüse bei gleichzeitiger Überproduktion von Wachstumshormon und/oder Prolactin muß diese operiert werden. Falls die Prolactinproduktion medikamentös bedingt ist, normalisiert sie sich durch Absetzen des auslösenden Medikamentes. In anderen Fällen gibt es auch ein Medikament gegen Prolactin (Bromocriptin), das aber mit starken Nebenwirkungen verbunden ist.

Bei den operativen Behandlungsmöglichkeiten kann z. B. ein zu kurzes Bändchen (Frenulum breve), das zu Mißempfindungen oder Schmerzen beim Geschlechtsverkehr führt, sehr leicht verlängert werden. Eine Beschneidung ist selbstverständlich bei der Verengung der Vorhaut (Phimose) nicht nur im Hinblick auf den Geschlechtsverkehr, sondern auch aus hygienischen Gründen und der Vermeidung von bakteriellen Infektionen und pilzbedingten Entzündungen unter der Vorhaut.

Bei Verkrümmungen des Penis können je nach Ursache eine Röntgenbestrahlung der verhärteten Stelle (IPP) oder aber eine Operation (Nesbit-Op, besser Raffplastik) notwendig werden.

Penisprothese

Bei einigen Erkrankungen mit Erektionsstörungen kommt auch ein Implantat in Form einer Penisprothese in Betracht.

Durch die Implantation einer solchen hydraulischen oder halbsteifen Prothese wird das Schwellkörpergewebe nicht wiederherstellbar zerstört. Einen solchen Eingriff sollte Mann sich sehr genau überlegen. Da sollte der Mann sich zunächst Gedanken darüber machen, welchen

Preis er für die Erhaltung des Symbols der Männlichkeit bezahlt, ob sich das lohnt. Wenn es nur um den Erhalt der «Männlichkeit» geht, ist dieser Therapieweg eher kritisch zu betrachten.

Es ist zwar bedauerlich, wenn der Mann sein Selbstwertgefühl nur aus der Funktionstüchtigkeit seiner Sexualorgane bezieht, aber wenn es keine Möglichkeit gibt, andere Formen der Sexualität zu entwickeln und damit ein befriedigtes und ausgeglichenes Lebensgefühl zu gewinnen, kann zur Erhaltung seiner Stabilität und der Stabilität der Partnerschaft auch eine Penisprothese gerechtfertigt sein.

Das Opfer, das der Mann dabei bringt, ist kein erlebnisfähiges Sexualleben, aber dennoch eine befriedigende Partnerschaft zu haben.

SKAT (Schwellkörperautoinjektions-Therapie)
SKIT (Schwellkörperinjektions-Therapie)

Die Skat wird in der Öffentlichkeit oft als die «Penisspritze» bezeichnet. Medikamente sind Papaverin oder das risikoärmere, auch in der geringeren Dosierung wirksame Prostaglandin E 1 (PgE 1). Die Stoffe bewirken, wenn sie direkt in den Schwellkörper des Penis gespritzt werden, eine künstliche Erektion, indem sie die Muskulatur in den Schwellkörpern entspannen. Diese Spritze, die mittlerweile wahllos eingesetzt wird, ist nicht ohne Nebenwirkungen. Neben den zwangsläufig durch die Verabreichungsform möglichen Komplikationen wie Abszeß, Vereiterung der Schwellkörper, Verkalkungen an der Einstichstelle und Blutergüssen kann es auch zu einem bindegewebigen Umbau (Fibrosierung) der Schwellkörper kommen. Damit ist auch das Ende dieser Therapie erreicht, weil dann auch mit einer Spritze keine Erektion mehr möglich ist. Eine der häufigsten Komplikationen ist die verlängerte Erektion (prolongierte Erektion). Eine Komplikation, die bei Papaverin deutlich häufiger vorkommt als bei PgE 1. Wenn eine Erektion länger als sechs Stunden anhält, kommt es zu irreversiblen Schäden an den Organstrukturen des Penis. Erklärbar ist dies dadurch, daß sich sauerstoffarmes Blut staut und die Zirkulation des Blutes deutlich eingeschränkt ist und die empfindlichen Muskeln im Schwellkörper an Sauerstoffmangel zugrunde gehen. Man muß in diesem Fall notfallmäßig eine Gegenspritze (Adrenalin) in den Penis geben, allerdings mit dem Folgerisiko einer Bluthochdruckkrise, damit die Gefäße wieder eng werden und das venöse Blut abfließen kann. Wenn auch das nicht hilft, müssen die Schwellkörper gestanzt werden, bzw. das venöse Blut abgezogen werden und die Schwellkörper ausgespült werden, um somit die Erektion wieder rückgängig zu machen.

Es soll hier kein Plädoyer gegen die Skat an sich gehalten werden – sie ist ein sehr gutes Diagnosemittel zur Prüfung des Gefäßsystems am Penis –, sondern gegen die wahllose Verabreichung (SKIT) und Verschreibung zur Selbstinjektion (SKAT). Diese ist nur dann indiziert, wenn tatsächlich eine Störung der kleinen arteriellen Gefäße (Mikroangiopathie) oder eine neurologische Störung vorliegt.

Nach eingehender Diagnostik hat die Skat durchaus ihren Stellenwert in der Therapie der Erektionsstörungen.

Sexualtherapeutisches Konzept

Zum Schluß möchte ich noch ein Konzept vorstellen, das zum Ziel hat, die optimale Versorgung von Männern mit Sexualstörungen zu gewährleisten. Einer der wichtigsten Faktoren in diesem Diagnose- und Therapieprogramm ist die Kontinuität.

1. Der Patient darf, bei der Aufsplitterung der Männerheilkunde (Andrologie) und Sexualmedizin in viele verschiedene Fachgebiete, nicht alleingelassen werden. Der erstbetreuende Therapeut sollte für und mit dem Patienten die Koordination der weiteren Untersuchungen übernehmen. Falls das für den Therapeuten nicht möglich ist, sollte er sich nicht scheuen, an einen Behandler weiterzuverweisen, der dazu in der Lage ist. Ich meine, es ist unbefriedigend, eine nur das eigene Fachgebiet betreffende Arbeit durchzuführen und den Patienten mit den weiteren Untersuchungen und Behandlungen alleinzulassen.

2. Es sollte keine Auseinandersetzung mehr darüber geben, wie viele Prozente bei Sexualstörungen organisch und wie viele Prozente psychisch bedingt sind, sondern das multifaktorielle Geschehen angenommen werden. Aus diesem Grunde sollte von Anfang an versucht werden, die psychische Betreuung neben der organischen in die Wege zu leiten, damit endlich das Nacheinander von organischer und psychischer Diagnostik und Therapie aufhört.

3. Sobald und so schnell wie möglich sollte die PartnerIn in die Behandlung mit einbezogen werden, um die psychosexuelle Dynamik der Paarbeziehung für den Behandlungserfolg zu nutzen.

4. Der Therapeut/Arzt sollte über die lokalen Möglichkeiten der Diagnostik und Therapie informiert sein. Der Informationsaustausch «wer macht was» ist bei diesem multidisziplinären Konzept unerläßlich.

5. Last but not least wird es im ärztlichen Bereich langsam Zeit, Fachärzte für Sexualmedizin bzw. Fachärzte für Männerheilkunde auszubilden (wobei das Anforderungsprofil umfassender definiert sein müßte als in der heutigen Andrologie) und als Pendant zu den Fachärzten für Frauenheilkunde ins Leben zu rufen.

Zur Erreichung dieser Ziele könnten sexualmedizinische Informationszentren dienen, in denen Ärzte verschiedener Fachrichtungen, Psychologen und psychosoziale Einrichtungen zusammenarbeiten. Zum kontinuierlichen Austausch sollte eine Adressen- und Literaturdatenbank aufgebaut und die Fort- und Weiterbildung im Bereich der Sexualmedizin vorangetrieben werden. Weiterhin sollten diese sexualmedizinischen Informationszentren das Forum für einen regelmäßigen persönlichen Austausch unter den in der Sexualmedizin arbeitenden Kolleginnen und Kollegen bilden.

Wir begeben uns damit auf Neuland, gehen aber damit einen neuen multidisziplinären und ganzheitlichen Weg in der Therapie von Sexualstörungen bei Männern. Jeder «macht» zwar noch sein Fachgebiet, aber alle gemeinsam sind für alle Gebiete kompetent.

Das Hauptproblem für uns Männer ist, daß wir unsere Sexualstörungen nicht sehen können, nicht sehen wollen, die «Schuld» bei der PartnerIn suchen oder die Störungen schlichtweg verleugnen. Wir sprechen unter uns Männern nicht über unsere Sexualität. Störungen der Sexualität als «hervorstehendes» Symbol unserer Männlichkeit passen meist nicht in unser Bild vom Mann. Tatsache ist aber, daß erst das Erkennen dieser auch nur zeitweise auftretenden Unzulänglichkeiten Problemlösungen ermöglicht. Fazit ist, daß Männer freier über ihre Sexualität und die Probleme, die dabei auftauchen, miteinander sprechen sollten und nicht nur und gerade mit der PartnerIn, wo sie «versagt» haben. Des weiteren wäre es wünschenswert, wenn Männer sich nicht über längere Zeit damit vertrösten, daß «sich das wieder gibt», vielmehr ist es wichtig, rechtzeitig professionelle Hilfe bei Sexualberatern, Ärzten und Psychologen in Anspruch zu nehmen.

Viele der oben beschriebenen Erkrankungen sind durch eine gute Mitarbeit und Lebensführung des Mannes vermeidbar bzw. wesentlich besser behandelbar. Bevor z. B. erhöhten Blutfettwerten mit Medikamenten zu Leibe gerückt wird, wäre es angebracht, erst mal dem meist vorhandenen Übergewicht «zu Leibe» zu rücken. D. h. dem Mann deutlich machen, daß Diät und Sport Arterienverkalkung verhindert oder verzögert, auch die weiteren Komplikationen wie Bluthochdruck, Blutzuckererkrankung, KHK usw.

Wenn der Mann nicht willens ist, seine Lebensweise zu ändern, sollte er eindringlich darauf hingewiesen werden, daß seine Sexualstörung eben genau mit dieser Lebensweise zusammenhängt.

Das soll nicht heißen, daß dem Mann die mögliche Behandlung verweigert wird, es sollte jedoch deutlich Abstand genommen werden von der mechanistischen Denkweise, daß einfach ein «funktioneller Defekt» isoliert repariert werden könnte, ohne die Begleitumstände und Hintergründe wahrzunehmen und zu beeinflussen.

Das psychische und soziale Umfeld des Mannes ist bei jeder organotherapeutischen Intervention von besonderer Bedeutung. Es ist tatsächlich sehr wichtig zu hinterfragen, ob es gerechtfertigt ist, falschen Vorstellungen von z. B. Sexualität als Leistungssport Vorschub zu leisten, oder ob es nicht sinnvoller ist, den Mann zu einem neuen Selbstverständnis zu sich als Mann anzuleiten. Der betreuende Arzt und Therapeut hat in diesem sensiblen Bereich neben der rein organo- und psychotherapeutischen Aufgabe auch eine wichtige soziale und gesellschaftspolitische Funktion – im Sinne einer Veränderung des Männerbildes in Richtung Gesunderhaltung und Prävention –, die er täglich durch das Handeln oder Nichthandeln zum Ausdruck bringt, indem er den Mann z. B. in überkommenen Vorstellungen von Männlichkeit fixiert oder ihm neue Wege eröffnet.

Wir Männer sollten uns die Möglichkeiten schaffen, die verschiedenen Perspektiven und die große Bandbreite männlicher Sexualität für jeden von uns begreifbar und erfahrbar zu machen. Nur so wird es möglich sein, unsere eigenen sexuellen Möglichkeiten kennenzulernen, um uns selbst in dieser großen Bandbreite realer einschätzen und einordnen zu können.

Literatur

1 Hartmut Porst, Erektile Impotenz, Ferdinand Enke Verlag, Stuttgart 1987.
2 Gerd Herold, Innere Medizin, Eigenverlag, Köln 1991.
3 Walter Krause/Carl-Friedrich Rothauge, Andrologie, Ferdinand Enke Verlag, Stuttgart 1991.
4 C. Stief, Erektile Dysfunktion, F. M. Wiest, Eigenverlag, Unterhaching 1990.

Abbildungsnachweis

1 Walter Krause/Carl-Friedrich Rothauge, Andrologie, S. 40, Ferdinand Enke Verlag, Stuttgart 1991.
2 Hartmut Porst, Was jedermann über Sexualität und Potenz wissen sollte, S. 18, Trias Verlag, Stuttgart 1991.
3 Hartmut Porst, a. a. O., S. 19.
4 Hartmut Porst, a. a. O., S. 21.

Die Autoren

Harry Askitis: Geboren 1953, Diplom-Psychologe. Von 1974 bis 1980 in der Schwulenbewegung in Hamburg aktiv. Nach der Arbeit in einem Kleinkindergarten und in einer Beratungsstelle (mit Erwachsenen und Jugendlichen) seit 1983 in einer psychologischen Gemeinschaftspraxis als Psychotherapeut tätig. Etwa seit zwei Jahren hat sich der Arbeitsschwerpunkt zunehmend auf die psychotherapeutische Arbeit mit schwulen Männern verschoben.

Matthias Bisinger: Geboren 1959, ist Diplom-Sozialpädagoge, Psychotherapeut und Heilpraktiker. Er arbeitet seit einigen Jahren mit körperorientierter Psychotherapie in freier Praxis und als Mitarbeiter der «mannege. information und beratung für männer e. V.» in Berlin.

Volker van den Boom: 35 Jahre, verheiratet, ein Kind; Diplom-Sozialpädagoge und Sexualberater, seit acht Jahren beratend mit Männern und Frauen tätig, Arbeit in der Erwachsenenbildung, seit zwei Jahren eigene Praxis in Aachen.

Karl Feldkamp: Geboren 1943 in Lübeck, arbeitet in Köln als Erziehungsberater, berät unter anderem auch Väter; Arbeit in der Erwachsenenbildung. Mitglied im Schriftstellerverband, hat Hörspiele, Satiren, Lyrik und Prosa veröffentlicht.

Burkhard Forstreuter: 33 Jahre, lebt in Duisburg und ist Sozialwissenschaftler. Ist seit Anfang der 80er Jahre in Männergruppen aktiv und als Initiator von verschiedenen Männerprojekten im Ruhrgebiet bemüht, zur herrschenden Männlichkeit Alternativen aufzuzeigen. Zur Zeit arbeitet er in einem Wuppertaler Jugendzentrum mit dem Schwerpunkt «antisexistische Jungenarbeit».

Frank Früchtel: Geboren 1962, Sozialarbeiter und Soziologe, wissenschaftlicher Mitarbeiter und Lehrbeauftragter an der Universität Bamberg. Beschäftigt sich zur Zeit mit einer empirischen, qualitativen Untersuchung zur «Modernisierung des Mannes».

Haydar Karatepe: Geboren 1957 in Karatepe in der Türkei, Kindheit und Jugend in Ankara, Studium der Medizin in Hamburg und Frankfurt, lebt und arbeitet als praktischer Arzt in Frankfurt/M., betreut das Sexualmedizinische Informations-Zentrum Frankfurt, ist beratend im Männerzentrum Frankfurt tätig. In der Männerbewegung seit 10 Jahren.

Hans-Joachim Lenz: Jahrgang 1947, freiberuflicher Sozialwissenschaftler und Publizist. Ich setzte mich schon seit meiner Jugendzeit auf unterschiedlichen Bewußtseinsebenen mit Männlichkeit auseinander. Es gab viele Enttäuschungen und Verletzungen durch die herrschende Männlichkeit und auch durch Frauen, aber auch einige wenige Lichtblicke. Vor 15 Jahren bot ich zum erstenmal im Rahmen der Erwachsenenbildung eine Männergruppe an. Momentan arbeite ich an einer Studie zur «Männerbildung».

Tim Rohrmann: Geboren 1963. Aufgewachsen mit einer nahen Mutter und einem fernen Vater, besonders nach der Trennung der Eltern im Alter von 11 Jahren. Ausgelöst durch Auseinandersetzungen mit Frauen, ist mein «Mann-Sein» seit vielen Jahren für mich ein wichtiges Thema; einige Männergruppen und viele Freunde helfen mir dabei. In letzter Zeit habe ich mich theoretisch und auch praktisch mit Jungen beschäftigt. Ende 1992 habe ich mein Psychologiestudium mit einer Diplomarbeit zur Frage «Wie Jungen zu Männern werden» abgeschlossen.

Frank Schnell: Geboren 1955, lebt in Hannover, Pädagoge, hat Musik und Englisch studiert und arbeitet als Gitarrenlehrer. Hat eine starke Beziehung zu menschlichen Beziehungen. Versucht, die eher «weibliche», gefühlsbetonte Welt der Musik mit seinem Intellekt zu verbinden.

Christian Stahl: Geboren 1965 in Niederbayern, arbeitet trotz Psychologie-Diplom zur Zeit als Buchhändler; hat sich im Laufe seiner Diplomarbeit lange mit männlicher Sexualität beschäftigt, als er junge Männer zu ihren «sexuellen Skripts» befragte.

Hermann Tertilt: Lebt in Frankfurt/M., geboren 19. 4. 1961, Kulturanthropologe M. A. Forschungsschwerpunkt: Türkische Jugendgangs.

«Der Mann kann vieles tun. Er kann Herrschaft faßbar machen. Überall ist jemand über ihm, der ihn beherrscht. Dagegen kann er aufbegehren. Überall beherrscht der Mann selber Menschen, ist er Vater, Ehemann, Chef, Direktor, Ausbilder, Ressortleiter... Damit kann er aufhören.»
Volker Elis Pilgrim

Tahar Ben Jelloun
Die tiefste der Einsamkeiten *Was ist aus mir geworden? Ich bin kein Mann mehr. Es ist gefroren, das ist der Tod, der mich zwischen den Beinen packt. Man muß mich operieren. Kannst du keine Röntgenaufnahme machen?*
(rororo mann 8252)
Der Autor schreibt von der sexuellen Not afrikanischer Fremdarbeiter in Frankreich. Vermittelt werden Einblicke in eine verborgene Welt männlicher Scham, Verzweiflung und Heimatlosigkeit.

Lutz Van Dijk
«Ein erfülltes Leben – trotzdem...»
Erinnerungen Homosexueller
1933 – 1945
(rororo mann 8278)

Harry Friebel
Die Gewalt, die Männer macht
Lese- und Handbuch zur Geschlechterfrage
(rororo mann 8267)

Horst Herrmann
Vaterliebe *Ich will ja nur dein Bestes*
(rororo mann 8248)

Walter Hollstein
Machen Sie Platz, mein Herr!
Teilen statt Herrschen
rororo mann 8277)

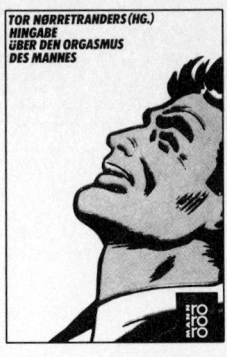

TOR NØRRETRANDERS (HG.)
HINGABE
ÜBER DEN ORGASMUS
DES MANNES

Mathias Jung (Hg.)
Männer lassen Federn *Unbelehrbar oder im Aufbruch?*
(rororo mann 8269)

Tor Nørretranders (Hg.)
Hingabe *Über den Orgasmus des Mannes*
(rororo mann 8216)

Burkhard Schröder
Spuren der Macht *Memmen, Macker, Muskelmänner*
(rororo mann 8264)
Ab-Schnitte *Über Macht und Ohnmacht der Gefühle nach einer Trennung*
(rororo mann 8250)
Unter Männern *Brüder, Kumpel Kameraden*
(rororo mann 8236)
Rechte Kerle *Skinheads, Faschos, Hooligans*
(rororo mann 8271)

Das gesamte Programm der Taschenbuchreihe *mann* finden Sie in der *Rowohlt Revue*. Jedes Vierteljahr neu. Kostenlos in Ihrer Buchhandlung.

Andro
Laß Dir Zeit für Deine Lust... oder anderes als das Gewöhnliche wagen
(rororo mann 8279)

M Bisinger / U. Büntjen / S. Haase / H. Manthey / E. Schäfer (Hg.)
Der ganz normale Mann *Frauen und Männer streiten über ein Phantom*
(rororo mann 8275)

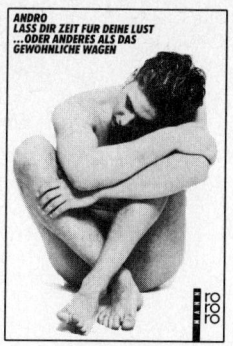

M. Frings / E. Kraushaar
Liebesdinge *Bemerkungen zur Sexualität des Mannes*
(rororo mann 8213)

Haydar Karatepe / Christian Stahl (Hg.)
Männersexualität
(rororo mann 8281)

LUST *Die Lust der Frauen. Die Lust der Männer. Unsere geheimen Lüste*
Redaktion von «Ottar, Buchzeitschrift über Sexualität, Zusammenleben und Gesellschaft» (Stockholm / Schweden) Hg.
(rororo mann 8224)
In diesem Buch versuchen Frauen und Männer ihre erotische Lust darzustellen – wie sie sich erinnern, wie sie Lust empfinden und wie sie ihre Lust gerne ausleben würden.

Bernd Nitzschke
Die Liebe als Duell *...und andere Versuche, Kopf und Herz zu riskieren*
(rororo mann 8272)
Der Autor legt hier eine Sammlung seiner Texte über Liebe und Sexualität vor.

H. u. W. Nutt (Hg.)
Brüderlein fein *Geschichten über ein schwieriges Verhältnis zwischen Männern*
(rororo mann 8262)

Helmut Ostermeyer
Zärtlichkeit
(rororo mann 8259)

D. Schnack / R. Neutzling
Kleine Helden in Not *Jungen auf der Suche nach Männlichkeit*
(rororo mann 8257)

Jürgen Volbeding (Hg.)
Die Kraft ist schwach, allein die Lust ist groß *Ein MANN-Lesebuch*
(rororo mann 8242)

Das gesamte Programm der Taschenbuchreihe *mann* finden Sie in der *Rowohlt Revue*. Jedes Vierteljahr neu. Kostenlos in Ihrer Buchhandlung.